Advance in Diagnosis and Treatment of Tinnitus 2nd Edition

耳鸣诊治新进展

第2版

主 编 李 明 王洪田

U0391707

编 委（按姓氏拼音为序）

卜行宽 南京医科大学第一附属医院耳鼻咽喉科
崔 红 解放军总医院医学心理科
胡 岢 中国聋儿康复中心
黄治物 上海交通大学附属第九人民医院耳鼻咽喉头颈外科
李 明 上海中医药大学附属岳阳中西医结合医院耳鼻咽喉科
刘 博 首都医科大学附属北京同仁医院耳鼻咽喉头颈外科
刘 蓬 广州中医药大学第一附属医院耳鼻咽喉科
孟照莉 四川大学华西医院耳鼻咽喉头颈外科
石勇兵 Metokos责任有限公司
谭君颖 上海中医药大学附属岳阳中西医结合医院耳鼻咽喉科
王洪田 解放军总医院耳鼻咽喉头颈外科
薛希均 解放军昆明总医院耳鼻咽喉头颈外科
余力生 北京大学人民医院耳鼻咽喉头颈外科
曾祥丽 中山大学附属第三医院耳鼻咽喉头颈外科
张剑宁 上海中医药大学附属岳阳中西医结合医院耳鼻咽喉科
David Windstorm 美国俄勒冈医科大学

人民卫生出版社

图书在版编目（CIP）数据

耳鸣诊治新进展/李明，王洪田主编．—2版．—北京：人民卫生出版社，2017

ISBN 978-7-117-24082-6

Ⅰ．①耳…　Ⅱ．①李…②王…　Ⅲ．①耳鸣 - 诊疗　Ⅳ．①R764.4

中国版本图书馆 CIP 数据核字（2017）第 029313 号

耳鸣诊治新进展

第 2 版

主　　编：李　明　王洪田
出版发行：人民卫生出版社（中继线 010-59780011）
地　　址：北京市朝阳区潘家园南里 19 号
邮　　编：100021
E - mail：pmph @ pmph.com
购书热线：010-59787592　010-59787584　010-65264830
印　　刷：北京虎彩文化传播有限公司
经　　销：新华书店
开　　本：850 × 1168　1/32　**印张：**13　**插页：**4
字　　数：337 千字
版　　次：2004 年 7 月第 1 版　2017 年 4 月第 2 版
2025 年 3 月第 2 版第 5 次印刷（总第 6 次印刷）
标准书号：ISBN 978-7-117-24082-6/R · 24083
定　　价：68.00 元

谨以此书献给中国和世界的广大耳鸣患者，

希望能给大家带来福音。

主编简介

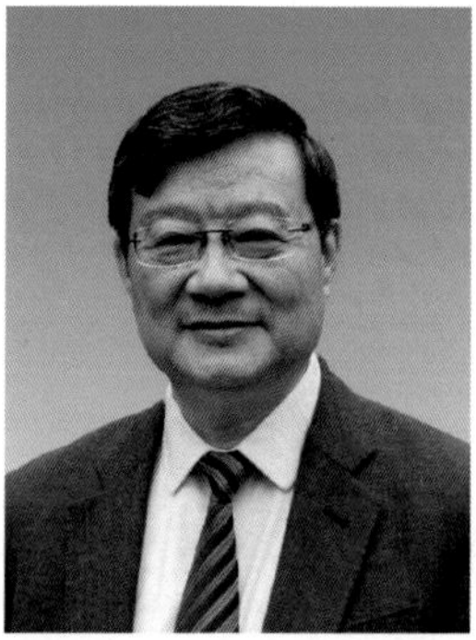

李明，男，上海人，主任医师，教授，博士生导师。1974—1977年就读于哈尔滨医科大学，获学士学位，1977—1986年在佳木斯医学院附属第一医院耳鼻咽喉科工作，1986—1989年在长春白求恩医科大学耳鼻咽喉科攻读硕士学位，1999年2~5月于美国布法罗大学做高级访问学者，1989—2001年在佳木斯医学院附属第一医院耳鼻咽喉科工作，2001年至今在上海中医药大学附属岳阳中西医结合医院工作；现主要从事耳鸣、耳神经外科基础和临床研究。至今已举办国家级继续教育耳鸣研讨班10届，在国内外相关杂志上共发表论文100多篇，参与编写论著10部，多次获得省市级科技进步奖和科技成果奖，目前承担部市级在研课题9项。在耳神经外科中创建神经梳理术治疗三叉神经痛，同时在围术期结合应用中医辨证施治防治各类并发症疗效达到了国内领先水平、在运用PET/CT研究耳鸣中枢方面达到了国际先进水平，重复经颅磁刺激技术治疗耳鸣临床研究为国内领先，耳鸣相关理论研究及中西医结合诊治耳鸣的基础和临床研究取得了阶段性成果，形成了《耳鸣综合疗法》治疗体系，疗效显著。在国内外相关杂志上共发表耳鸣相关论文50余篇，其中5篇被SCI收录。现担任中国中西医结合耳鼻咽喉科学专业委员会秘书长，上海分会副主任委员，耳鸣专家委员会主任，上海市中华

医学会耳鼻咽喉科学分会顾问，第一、第二届中国耳鼻咽喉科医师协会理事，耳内科组副组长，中国医疗保健国际交流促进会耳鼻咽喉头颈外科分会副主委，国际耳内科医师协会（IAPA）中国分会副主席，《中华耳鼻咽喉头颈外科杂志》编委，《中华耳科学杂志》编委，《临床耳鼻咽喉头颈外科杂志》编委，《中国耳鼻咽喉头颈外科杂志》编委，《听力学及言语疾病杂志》编委，《中国听力语言康复科学杂志》编委，《中国眼耳鼻喉科杂志》编委，《中国中西医结合耳鼻咽喉科杂志》常务编委，《中国医学文摘耳鼻咽喉科学》编委。

主编简介

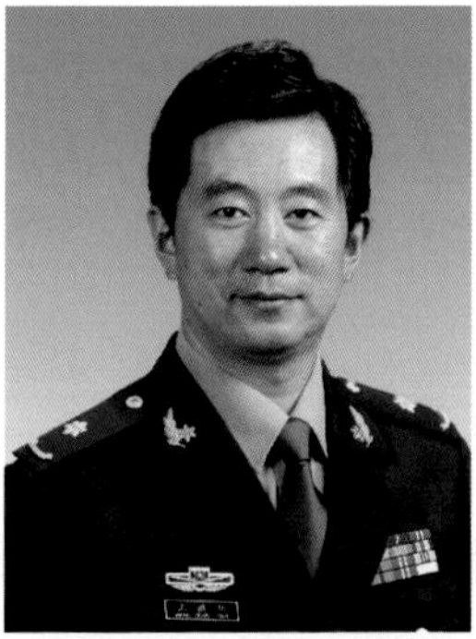

王洪田，男，山东滨州人，解放军总医院耳鼻咽喉头颈外科教授、主任医师、博士研究生导师。1981—1986年就读于青岛医学院，获学士学位；1986—1993年在滨州市中心医院工作；1993—1998年就读于武汉同济医科大学，获博士学位；1998—2000年解放军总医院耳鼻咽喉科博士后，博士后研究课题是耳鸣的基础和临床。2001年特招入伍留在解放军总医院耳鼻咽喉头颈外科工作至今。经过对几千例耳鸣患者的临床观察和研究，对耳鸣的病因、发病机制、诊断和治疗有独到的认识和见解，治疗有效率达80%以上，形成了“系统化和理论化的耳鸣观”。从2002年开始专注鼻内镜微创外科及过敏性鼻炎的基础与临床研究。先后发表专业学术论文70多篇，主编专著3本，参与编写专著20本。曾在美国、德国、瑞典等参加短期研修和国际会议。获发明专利2项，实用新型专利4项，解放军总医院科技进步二等奖1项，医疗成果一等奖1项。承担国家科技支撑计划分课题、国家自然科学基金、吴阶平医学临床专项基金、军队科技攻关课题、解放军总医院临床科研扶持基金、海南省科技厅重大科技项目和重点科技项目等课题。担任中国医疗保健国际交流促进会耳鼻咽喉头颈外科专业委员会常务委员，中国医师协会住院医师规范化培训耳鼻咽喉科专业委员会委员，北京市住院医师规范化

培训耳鼻咽喉科专业委员，中华激光医学会耳鼻咽喉科专业委员，北京市中西医结合变态反应学会常务委员，北京市变态反应学会委员，*World Journal of Otolaryngology head Neck Surgery*、《中华耳鼻咽喉头颈外科杂志》通讯编委，*Journal of Otology*、《听力学及言语疾病杂志》《临床耳鼻咽喉科杂志》《国际耳鼻咽喉头颈外科》《中国医学文摘耳鼻咽喉科学》等编委。任多本英文期刊审稿人。

序　一

庆贺《耳鸣诊治新进展》(第2版)即将出版发行!

此书第1版出版于2004年,曾为耳科临床医师、研究人员、攻供读学位者及病人广泛传阅。12年过去了,书中的大部分内容已成为故事,为众人熟识与应用;与此同时,新的研究成果和临床发现逐渐积累,这些新的进展、新的知识需要再次综合梳理。作者为此再次纵览全局,吸取精华、聚集成书,产生了《耳鸣诊治新进展》第2版,在它即将发行时,我应命作序。

为广集各方临床实践与基础研究的最新进展,并呈现于书中,第1版主编王洪田教授有意扩大编者队伍,吸纳国内、外新老专家参与其中。此次,李明教授的踊跃加入,使本书内容更加丰富、充实,导向性更强。本版仍以介绍耳鸣发病机制、诊断和治疗的新观点和新方法为主,新增了国内耳鸣流行病学资料,客观性耳鸣研究进展,乙状窦憩室外科治疗及助听器、人工耳蜗对耳鸣的治疗作用等崭新内容。为读者提供了丰富的文献总结,为临床诊治和基础研究提供了方法和引导性的建议。

耳鸣诊治研究的目标依旧是:客观地测定耳鸣“有”和“无”,耳鸣的频率和响度,进而弄清耳鸣的性质、病位及致病原因,找到相应的治疗方法和提出预防措施。近12年,我们向这个目标迈进了多少步?离此目标还有多远?以后的研究重点、方针和选用的方法是什么?开阅本书会给你一个当前完整的答案，所谓开卷受益。在《耳鸣诊治新进展》（第2版）发行之际，谨向我们的同行及有兴趣自我探索的病友们郑重推荐，并祈望诸君在攻克耳鸣这个顽症的道路上顺利前进。

解放军总医院耳鼻咽喉头颈外科
主任医师、教授、博士生导师
杨伟炎
2016年5月10日

序　二

耳鸣是临床最常见的症状之一，位于耳科难症之首。主观性耳鸣的发生机制至今仍未完全阐明，大多缺乏特效治疗方法。虽然对耳鸣的深入研究难度很大，但是在国内外专家们的不懈努力下，近年来对主观性耳鸣的基础和临床研究都有了新的进展，对搏动性耳鸣的诊断和治疗也有了长足的进步。

《耳鸣诊治新进展》第 1 版自 2004 年出版发行以来，至今已 10 余载。在本书作者们的辛勤工作下，第 2 版即将面市。第 2 版介绍了许多新的内容，如耳鸣的发病机制、诊断和治疗的新观点、新方法，国内外耳鸣流行病学调查资料，主观性耳鸣的诊断方法，耳鸣的习服和掩蔽治疗以及心理咨询与治疗等。搏动性耳鸣虽然少见，但并不罕见，常被漏诊，因此，应当受到临床医师应用的重视。此外，第 2 版的编著者队伍也有了扩充，增加了许多知名耳科专家，他们将其在国内外工作岗位上对耳鸣研究和临床实践中积累的经验进行了总结，编著成书，供广大读者学习、参考。

华中科技大学同济医学院附属协和医院耳鼻咽喉头颈外科

主任医师、教授、博士生导师

汪吉宝

2016 年 9 月于武汉

前 言

时光似流水，转瞬之间，距出版已经 12 年。在过去的 12 年里，耳鸣基础和临床研究有许多新进展。《耳鸣诊治新进展》第 1 版自面世以来，本书受到读者的青睐。作者深受鼓舞和鞭策，本着为广大读者负责，为广大耳鸣患者负责，为耳鸣研究继续抛砖引玉，我们决定将本书修订。

耳鸣是临床最常见症状之一，耳部的、全身的、心理的疾病均可引起耳鸣。因为耳鸣的发生机制仍不清楚，目前仍没有特效药物和特效治疗方法。由于个体间对耳鸣及其不良心理反应（紧张、焦虑、抑郁）的处理应对能力存在显著差异，故对所有病人采用统一的治疗方案是不可能的。耳鸣的“主观特性”使得制作耳鸣动物模型异常困难，而动物模型正是许多科学研究最常采用的方法。因此，耳鸣成为临床和基础研究的一大困难课题。

无法回避这样的事实：许多临床医师不愿意接诊耳鸣患者；既使接诊也是仅给患者开点药物“试试”，并无可奈何地说“没有什么好办法”。但近年来，这种局面有所好转。国内许多专家学者开始重视和研究耳鸣，有许多单位举办耳鸣专题会议和研修班。

我们知道，仅当耳鸣是首要症状或第一主诉时，才需要针对耳鸣进行专门治疗；如果耳鸣是次要症状，则不必单独治疗耳鸣。因此，本书的主要研究对象是耳鸣为第一主诉，特别是所谓病因不明的“特发性主观耳鸣”患者。

本书以主观性耳鸣和耳鸣的对症治疗为重点，主要介绍了耳鸣发病机制、诊断和治疗的新观点和新方法。对于引起主观性耳鸣的原发疾病的诊断和治疗，其他书籍中已经有详细的描述，在此不再赘笔。至于客观性耳鸣，一般认为是由外耳或中耳及其周围病变引起的，在这些原发病变进行诊断和治疗后，耳鸣会随之消失，耳鸣不消失的患者需要对症治疗。故本书修订时也增加了客观性耳鸣的内容。

本书第 2 版扩大了编者队伍，新增编者对耳鸣的基础和临床研究有广泛兴趣，而且做了许多有益和探索性的工作。他们把积累的经验写出来，特别是石勇兵教授特邀他的同事 Willim S.T. 博士参与编写，使本书更增加了可读性。本版从内容来看，可能前后略有重叠之处，但这也体现了不同作者对耳鸣“百家争鸣，百花齐放”的观点。

本书主要供耳鼻咽喉头颈外科、神经科、内科、内分泌科医师以及研究生、进修生、保健医师等参考。希望本书能指导耳鸣的临床诊断和治疗，给读者以启迪，并能对耳鸣的基础和临床研究起到抛砖引玉的作用。

由于笔者学识和水平有限，本书尚存一些不足之处，敬请各位专家、同道和读者批评指正。

李　明　王洪田

2016 年 10 月

目 录

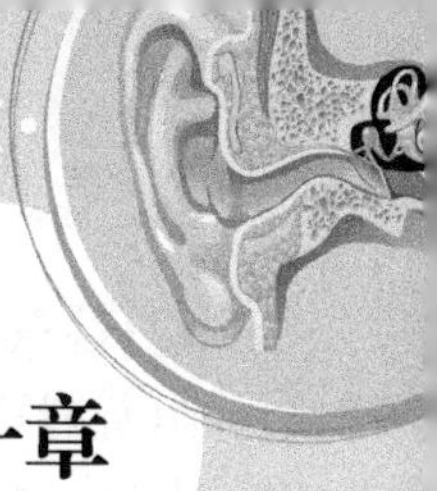

第一章

耳鸣的医学史

耳鸣(tinnitus)是人类的一种主观感受,可以肯定地说,自从有了人类即有了耳鸣,也就是说耳鸣历史与人类史一样长。自从有了语言,才有了耳鸣的主诉;自从有了文字,才有了耳鸣的记载。因为在大多数情况下,耳鸣是听觉系统功能障碍的一个症状,从外耳、中耳、内耳、听神经、中枢听觉通路直至大脑听皮层的病变都有可能出现这一症状。既然近代人类可因各种疾病而产生耳鸣,那么古代人类就难免也会有这个症状。或许有人会争辩,工业噪声环境与耳毒性药物只是西方产业革命以来的事情,这些的确是近代导致耳鸣的重要因素的组成部分。然而,中耳感染、老年性听力损害等引起耳鸣的常见因素,古代人类就不能幸免。

远在 3000 年前,在我国殷墟甲骨文中,已有涉及耳病的记载,但未明确记述耳鸣或耳聋。在我国古籍《山海经》中已有许多关于治疗耳聋的方法,可以推论,在那个时代,耳聋患者中有一部分肯定会伴随耳鸣的症状。有关记述耳鸣的古代医学文献,首推我国最早的医学经典著作《黄帝内经》。这部书问世于 2000 多年前的春秋战国时期(公元前 707 年—公元前 221 年),由《灵枢》与《素问》两卷组成,是祖国医学的理论基础。在《黄帝内经》中有多种关于耳鸣的提法,如耳鸣、耳中鸣、耳苦鸣、耳数鸣等。如《灵枢·口问篇》说:“人之耳中鸣者,何气使然? 岐伯曰:耳者,宗脉之所聚也,如胃中空则宗脉虚,虚则下溜,脉有所竭者,故耳鸣。”又说:“上气不足,……耳为之苦鸣。”《灵枢·决气篇》说:“液脱者,……耳数鸣。”《素问·脉解篇》说:“太阳所谓耳鸣者,阳气万物盛上而跃,故耳鸣。”《素问·六元正纪大论》说:“少阳所至为耳鸣”。在以后近2000年的封建社会中,有关耳鸣症状的描述及治疗方法可见于历代医书中,如晋代皇甫谧撰著的《针灸甲乙经》、唐代孙思邈的《千金翼方》、唐代王焘的《外台秘要》、直至明代杨继州的《针灸大成》等,均根据祖国医学的经络学说提出了手少阳三焦经、足少阳胆经、手太阳小肠经与足太阳膀胱经的有些穴位可调整听觉功能而治疗耳鸣。在明代《景岳全书》的卷二十七中有专门一章论述耳证,其中有一段对耳鸣辨证描述非常细致:“耳鸣当辨虚实。凡暴鸣而声大者多实,渐鸣而声细者多虚,少壮热盛者多实,中衰无火者多虚,饮酒味厚素多痰火者多实,质清脉细素多劳倦者多虚,且耳为肾窍,乃宗脉之所聚,若精气调和,肾气充足,则耳目聪明,若劳伤血气、精脱肾惫,必至聋聩,故人于中年之后,每多耳鸣,如风雨,如蝉鸣,如潮声者,是皆阴衰肾亏而然。”经曰:“人年四十而阴气自半,半即衰之谓也……”。由这段论述中可见,中年之后,每多耳鸣者当属老年性感觉神经性耳鸣,祖国医学认为这多半是肾虚性耳鸣,治则为固肾培根。

国外有关耳鸣的记述,似乎也可追溯到约3000年以前的古埃及人、亚述人与美索不达米亚人的时代。在公元2世纪,古埃及人对耳鸣的治疗方法是通过一芦苇杆把玫瑰油、树脂等药物吹入外耳道中。从出土的公元前700年的陶片中,可见到古代亚述人与美索不达米亚人对耳鸣的描述与疗法。他们把耳鸣按鸣声的性质分为三型:一为“歌声或啼鸣”;二为“耳语音或飒飒响”;三为“谈话声”。其治疗方法包括咒语及药物,药物治疗有烟熏法及外耳道局部用药法,用于烟熏的有草药及动物角和骨骼,外耳道局部用药有砷化物、玫瑰油、松节油、琥珀、没药、杉树汁等。

在古希腊及古罗马医学中,由于体液学说盛行,因此曾用泻药治疗耳鸣,但当时的著名医学家希波克拉底(Hippocrates,公元前 460 年—公元前 377 年）反对这种方法，他认为用泻药不仅对耳鸣没有好处，而且会妨碍耳鸣症状的自发缓解过程。他还对耳鸣的掩蔽效应进行了最早的描述："如果人们发出一种声音，为什么耳内的噪声就停止了？是否因为较强的声音驱除了较弱的声音？"在亚里士多德（Aristotle，公元前 384 年—公元前 322 年）著作的英译本中即可发现这个论述，但有的研究工作表明，这些论述应归属于公元 12 世纪 ~13 世纪的 Salerno 学校。早年对耳鸣治疗比较肯定的论述见于公元 30 年在罗马出版的《医学概要》一书，在该书的第四卷第七节中专讲耳疾，其中有三段论述耳鸣，提及了耳鸣的不同原因与采用的不同疗法，包括治疗局部耳病、锻炼、按摩、沐浴、局部用药与饮食控制，如劝说患者忌饮葡萄酒，这或许是为缓解耳鸣而减少酒精饮料摄入的最早例证之一。在罗马时代另一位著名的医师是盖伦（Galen，公元 130 年—公元 200 年），据说他除了用局部药物治疗耳鸣以外，还用阿片或曼陀罗花这类镇静剂来使耳鸣病人的大脑反应变得迟钝。

在中世纪，艾詹那教皇（Aegina，625—690 年）在其医学著作的第三卷第二十三节中，把耳鸣按病因分为三类：发热、黏稠体液的蓄积以及慢性噪声所致的耳鸣。Ibn-Sina（980—1036 年）是伊斯兰医学的先驱者之一，他的著作 *Canon* 是中世纪时代的主要医学教科书。在此书中，他首先提出某些耳毒性药物可致耳鸣："有时耳鸣是由于某种药物所致，此药物引起体液的蓄积并在脑内的某一部分引起风声。"他描述的其他类型耳鸣及疗法是：

1. 由黏稠体液蓄积于耳所致者，治疗用沐浴、催吐药、泻药等。

2. 由发热所致者，用退热药物治疗。

3. 由感觉兴奋所致者，用麻醉药物治疗，可将阿片制剂或黑莨菪制剂滴入耳内。

4. 由冷的黏稠体液所致者，治疗用圣诞玫瑰、藏红花和硝石为主的药物。

这个基本治疗模式在中世纪及以后的年代中影响深远。Guy de Chauliac（1300—1370 年）是中世纪末法国最有头脑的外科医师之一，他曾描述过耳鸣及其疗法，并引用了亚历山大（Alexander）所报道的事实，即在不同场所散步可使耳鸣患者平静下来。

从文艺复兴时期到 18 世纪末叶，尽管耳的解剖学与生理学的某些知识有很大进展，但对耳鸣治疗学的知识却几乎没有更新，基本上是重复中世纪甚或更早期的疗法。例如在 1649 年首次出版的 *Culpeper's Herbal* 一书中，对耳鸣的四种治疗方法是：

1. 甜菜根汁滴鼻。
2. 黑莨菪子油滴耳。
3. 煎牛膝草，将其热蒸汽通过漏斗输入外耳道中。
4. 野薄荷汁滴耳。

对耳鸣的外科治疗始于法国医师 Jean Riolan（1580—1657 年），其指导思想可溯源于古希腊对耳鸣机制的描述，即认为耳鸣是因为有一股“风”陷于耳内并在其中往复运行，因此用手术钻开乳突使耳内之“风”外逸，从而缓解耳鸣。

德国医师 Loreng Heister（1683—1758 年）建议用长约 23cm 的银管插入外耳道并用负压来治疗耳鸣。Nicola Nicolec（1347—1430 年）早已用此技术来缓解听力损失，看来对分泌性中耳炎、鼓室负压所致的传导性聋可改善听力。

于 18 世纪发明了电流以后，当时的医学界几乎打算用电流治疗一切疾病。1768 年，D.Wild 首先用电刺激治疗耳鸣，他报道电刺激对耳鸣与耳聋均有效，但对其所用技术的细节并未阐明。

在 19 世纪初叶，医学界开始摆脱传统医学理论的束缚。法国著名医师 J.M.G.Itard（1775—1838 年）在巴黎的聋哑研究所进行了许多开创性测听学研究工作，被誉为是听力学之父。英国医师 J.H.Curtis（1778—1860 年）建立了伦敦的第一家耳科医院，即皇家耳科医院（the Royal Ear Hospital）。Itard 在 1821 年指出，大部分病人的耳鸣与其听力损失有联系，为明确二者的关系，他建立了压迫颈动脉试验。他认为，如果试验结果指示耳鸣和听力损失都消失则表明听力损失是由耳鸣引起的。他对耳鸣的分类如下。

1. 真性耳鸣　真性耳鸣由体内生理噪声过响所致，一般为血管性的，且常与听觉传声通路受阻有关。

2. 假性耳鸣　假性耳鸣（pseudotinnitus）与正常体内生理噪声无关，此型又可细分为三类。

（1）特发型：与其他病症无关，常由噪声暴露所引起。

（2）症状型：与其他病症有关，可见于办公室工作人员、疑病性者、癔症妇女、寄生虫或其他原因的腹痛者、月经过多的患者等。其耳鸣可自然缓解或其耳鸣性质可自然发生变化。

（3）幻觉型：为心理障碍所致的幻听，治疗应主要针对心理障碍。

对于真性耳鸣的治疗，Itard 指出，由于听觉传声通路受阻所致者，仍用传统方法针对受阻情况医治；如果为血管性的，就要设法减少流至头部的过量血液，诸如用刺激性药物洗脚，切割隐静脉放血，用水蛭在大腿、颈部甚或耳周吸血，有时甚至行切割颈外静脉法放血。与放血疗法应用的同时，还提倡配合使用头部的冷水浸浴。

对于假性耳鸣的治疗，Itard 使用镇痛药物全身应用或局部应用。然而他指出，这些疗法常常不奏效，但医师的作用是使患者对耳鸣较容易忍受、不过分担心，并改善他们的睡眠。值得注意的是，他强调指出，用外加声音常可有效地掩盖住内部的耳鸣噪声，而且要尽可能地使外加声音在性质上与耳鸣声音匹配。例如，风声样耳鸣可被熊熊燃烧的火焰声掩蔽；铃声样耳鸣可被滴水声掩蔽；车轮声样耳鸣可用钟的机械转动声掩蔽。他还报道一例顽固的严重耳鸣患者，只要居住在水磨房中就足以使其耳鸣持续缓解。

Curtis 则强调了耳鸣的心理学问题，他提倡对耳鸣患者采用心理学治疗以及休息、温泉浴等，同时也意识到了耳鸣早期治疗的重要性，认为长期心理障碍可使耳鸣转化为幻听。

在 19 世纪中叶，耳科权威 W.Wilde（1815—1876 年）医师于 1853 年仍然在他写的教科书中鼓吹用水蛭和放血疗法医治耳鸣。然而，基于科学技术的进展，西方医学在 19 世纪中叶和末叶产生了革命性的变化。巴斯德（Pasteur）、霍克（Koch）和他们的助手们发现了病原微生物，使医学界开始认识到很多疾病是由细菌感染造成的。一方面开拓了灭菌、消毒与无菌外科技术领域的发展；另一方面促进了药理学在分离与合成有效抗菌成分的化学技术与制药工艺的发展。遗憾的是，这一时期的医学长足进步对耳鸣的治疗并无明显贡献，基本上还是沿袭既往逐渐形成的疗法，只是在应用技术上做了某些改进而已。例如，在用电刺激抑制耳鸣方面，Brenner（1868 年）提出，阳极电刺激对耳鸣的抑制最有效。继之，McNaughton Jones（1891 年）又对此技术有所发展，他把一块盐水海绵置入外耳道作为刺激电极，把一盘形金属片放在颈部作为参考电极，甚至采用一精致的刺激装置通过咽鼓管来对咽鼓管肌和鼓室肌施加电刺激。在用声刺激对耳鸣进行掩蔽方面，Gey de Chauliac 曾提出应使用可控制的声源；Wilson（1893 年）采用电话的电声换能器；但是直至 19 世纪末叶，这方面的工作并未引起同行的热情反响，医学界仍囿于 Itard 所提出的简陋掩蔽法。在 20 世纪初，Spalding 重新强调了掩蔽疗法的价值。随着电子技术的发展，Jones 与 Knundsen 于 1928 年首先采用谐波振荡发生器产生的声音用于掩蔽耳鸣，从而使掩蔽技术达到用可调电子仪器的水平。

有关耳鸣的外科治疗问题，由于既往外科手术术后感染率与死亡率很高，因此人们对手术有很强的恐惧心理，使外科途径一直受到限制。自从 Lister 发展了灭菌手术操作法以及 19 世纪中叶广泛采用麻醉下施行手术以后，才使耳鸣的外科治疗有可能发展。然而在19世纪的耳鸣外科治疗中，一般仅限于血管结扎术。如Reyfurn在1879年首先进行了枕后动脉结扎术；1896年Bellows做了耳后血管结扎术。大约在90年后（即1989年），加拿大多伦多的一组医师为血管性耳鸣做了乳突导静脉结扎手术，疗效不错。此外，Burnett在1894年为3例长期耳鸣患者做了砧骨切除术。鉴于血管结扎术仅对血管性耳鸣有效，至20世纪初，为缓解严重耳鸣患者的症状，Dench于1912年首先试用第八对脑神经切断术治疗耳鸣；在1915年Duel进而用迷路切除术来缓解患者的耳鸣，遗憾的是，治疗并未成功。

在药物治疗方面，局面一直比较混乱，和现在的情况雷同。选用过的药物很多，然而没有一种药物是理想或特效的。早在1891年，McNaughton Jones就列出了许多治疗耳鸣的药物，包括硝酸甘油、乙醚、奎宁、亚硝酸异戊酯、毛果芸香碱、氢溴酸等。Brown等（1981年）列出可影响耳鸣的药物已多达数十种之多，根据不同作者的报道，这些药物对耳鸣患者均可在某种程度上缓解症状，然而一般的情况似乎是，可选用的药物越多，就意味着越难选中一种最理想的抑制耳鸣药物。

鉴于对患者耳鸣特征的描述及诊断与鉴别诊断的需要，在20世纪逐渐发展了为耳鸣进行测试的方法。Josephson于1931年采用了一套音频振荡器、衰减器、放大器及电压表组成的系统，首先用匹配法对耳鸣的响度、音调进行测试，并观察了掩蔽效应。Fowler于1944年建议用对侧耳做耳鸣音调与响度的匹配试验，他还用白噪声确定对耳鸣的掩蔽级。Sardand于1970年用不同频率的纯音掩蔽耳鸣，将结果绘于听力图上并称之为“耳鸣图”。1971年，Feldmann对200例耳鸣患者进行了宽带噪声、窄带噪声与纯音掩蔽效应与听力曲线关系的研究，并把测试结果分型。不仅如此，他所描述的对侧掩蔽与残余抑制现象，对指导耳鸣临床中有效地采用掩蔽疗法颇有意义。

国内近年来陆续发表了不少有关耳鸣研究工作的文章，愈来愈多的同道开展了耳鸣的临床与基础研究工作，2000年，王洪田等发表了用耳鸣动物模型评价药物治疗耳鸣效果的论文，2003年，发表在国内专业学术期刊上的有关论文及综述多达20余篇，如赵小燕等报道了200例（262耳）耳鸣患者耳鸣特性的临床观察，他们对耳鸣响度及主调的测试结果与既往文献相符；陈平、黄治物等阐述了水杨酸盐耳鸣动物模型耳蜗基因表达谱的特征；陈勇明、杨红姬对53例老年性耳鸣患者的多普勒超声结果做了分析；刘冰、王槐富报道，用微波治疗耳鸣的有效率高达74%~92%。表明国内耳科学界对耳鸣这一难题已给予足够重视。在专题学术活动方面，李明教授精心组织了刘蓬、王洪田、黄治物、胡岢等多年从事耳鸣研究工作的同行，每年举办一届耳鸣诊断治疗学习班，将国内外耳鸣研究专家汇聚一堂，分享耳鸣的研究成果，这是个好的征兆，表明我国的耳科与听力学界对耳鸣的研究兴趣正在增加。2012年耳鸣专家共识会议于2012年4月7日在上海召开，会议旨在统一国内耳鸣领域的重要认识，指导和推动耳鸣临床和基础研究工作的开展。期间达成如下共识：①临床上原因不明的一类耳鸣统称为“特发性耳鸣”，已知病因的耳鸣除外。“神经性耳鸣”因误导患者耳鸣成为了不治之症，所以这一名词不再在临床使用。②耳鸣是由多因素造成的，可以伴有听觉过敏表现。临床上起病3个月以内为急性期耳鸣，4~12个月为亚急性期，超过12月为慢性期。③对耳鸣患者需要综合疗法，治疗方案包括耳鸣咨询、声治疗、对症治疗。通过综合疗法多数特发性耳鸣可以得到有效控制。④特发性耳鸣当前治疗的重点是针对因耳鸣诱发的心理反应，心理疏导解惑是耳鸣治疗过程中的重要环节。“完全适应”推荐归为显效。⑤对伴有听力下降的耳鸣，助听器是可以选择的方法。人工耳蜗是极重度感应神经性聋伴有严重耳鸣患者的选择之一。⑥推荐采用一个广泛认可的国内评估量表——《耳鸣严重程度及疗效评估表》，对耳鸣的严重程度和疗效进行评估。同时研究更简洁、易记、易用、易推广、符合国情的评估方法。2014年11月29日中国中西医结合耳鼻咽喉科专业委员会在上海眼耳鼻喉科医院召开，由此成立耳鸣专家委员会。

耳鸣的治疗进展比较缓慢，至今尚无公认的突破性成就。原因是多方面的：很多耳科医师与听力学专家对此专题缺乏兴趣；对患者痛苦的程度领悟不够；此外，耳鸣一直不太为公众所关注的原因之一是，耳鸣患者的痛苦并无肯定的客观外在指标，正常人无法理解耳鸣噪声是如何地烦人；耳鸣对社会造成的压力不如耳聋严重等。因此对此专题研究投入的人力及物力无法与耳聋相比。

为了加强耳鸣的基础理论研究、临床治疗研究、学术交流、唤起公众对此问题的注意，在1971年，长期致力于耳鸣研究的Dr J.Vernon和加州一位患耳鸣的医师C.Unice共同发起成立美国耳鸣协会（American Tinnitus Association，ATA），其主要目的是为耳鸣研究募集资金。当时仅在Portland大学有个办公室和一些志愿者。1975年Dr G.Reich任执行总裁；至1978年ATA已收到了10多万封信件；在1980年，将第一笔12 000美元的科研基金提供给Meikle博士，她用这个经费开展了耳鸣病人的登记工作，这项研究使她能从美国国立卫生院（NIH）不断得到资助；1980年开始出版ATA通讯，当年的读者约为14 000名耳鸣患者。至1986年，ATA已收到130 000封信件，这些赞助使ATA顺利发展；在20世纪80年代至90年代，耳鸣研究的重大进展是明确耳鸣是如何发生的以及耳鸣时听觉系统受累及的部位；2001年11月10日Dr Verenon因其对耳鸣研究的贡献而获得Portland杰出卫生工作者奖；2002年ATA赞助了中大西洋耳鸣研讨会；2005年ATA提出耳鸣研究方案，分四个部分，分别侧重于耳鸣产生的机制与部位和耳鸣的治疗；2006年由D.Fagerlie出任首席执行官；2007年Brown女士出资30多万美元用于耳鸣研究，在华盛顿州是最多的；2008年Dr G.Reul出任新的首席执行官；2008年ATA提供科研基金达595 462美元；2009年Dr G.Reul退休，成为董事会主席，由Dr Malusevic接替其首席执行官职务；2009年ATA提供科研基金为200 500美元。

经过近30年的努力，ATA已发展成为推动世界耳鸣研究工作的重要机构。继之，1977年7月9日在伦敦率先成立了英国耳鸣协会（British Tinnitus Association，BTA），这是由专业人员和耳鸣患者共同组成的机构，据1984年的统计资料，BTA已有7000多名会员，并有80多个地方性耳鸣患者自助组在活动，定期出版内部通讯刊物，为支持科研及各项有关工作积极筹措资金。以后在新西兰等国家也陆续建立了耳鸣自助小组，和BTA、ATA的宗旨、组织形式、活动方式相似。

古今中外的名人有很多患耳鸣的例子。在英特网上搜查“耳鸣”，可见海量信息。有饱受耳鸣折磨的患者求医问药、分享治疗方法或互勉的帖子，有许多种治疗耳鸣的广告或秘方，也有耳鸣诊断与治疗方面的文章。大量的信息源里面最惹人注意的应该是“某某政治家患耳鸣”“某某歌手患耳鸣”“某某音乐家因耳鸣而影响工作”等之类。信息社会里名人已经透明化，因名人的知名度高，其个人生活也越来越受到人们的关注。这里不妨分享一下互联网上“名人、耳鸣”的资料。

不少外国政治家都曾受到耳鸣的困扰。希特勒也曾患严重耳鸣，一本传记曾描述腓特烈皇帝三世（Friedrich Ⅲ）死于喉癌，希特勒也害怕患喉癌，因此在他过量服用新巴勒斯妥类药物后，发生了药物中毒而遗留严重耳鸣。德国16世纪的宗教改革家马丁·路德（Martin Luther）也罹患耳鸣，饱受耳鸣之扰。法国启蒙思想家、文学家卢梭（Rousseau）是国外文学界里耳鸣患者的代表。年轻时的卢梭患有严重失眠症，伴随症状之一就是耳鸣。波兰裔法国籍女物理学家、放射化学家玛丽·居里（Marie Curie）曾先后两次获得诺贝尔奖。提及这位已逝去的智慧的女科学家时人们会想起她美丽的容颜。然而随着岁月流逝，她美丽健康的容貌悄悄地隐退，也变得眼花耳鸣。著名的古希腊医学家希波克拉底（Hippokrates of Kos，公元前460年～公元前377年）被西方尊称为医学之父、欧洲医学奠基人。他自身就是一位严重的耳鸣患者，他以亲身经历摸索出了掩蔽疗法。贝多芬(Beethoven)就是因为耳鸣影响到听力,最后变成全聋。著名音乐家舒曼(Robert Schumann)在给友人的信中描述耳鸣的感受:“那可怕的 A 调 do 持续地在双耳响个不停,一种黑暗的感觉冷酷地困扰着我、摧残着我”,1854 年 2 月的一天,舒曼整个通宵都被天使和魔鬼的声音折磨,他悄悄来到莱茵河桥上投河自杀,幸亏被人发现,但 2 年后逝世于精神病院,年仅 46 岁。画家梵高(van Gogh)也是因耳鸣、眩晕,在当时被当成精神病来治疗,终因受不了耳鸣的困扰,梵高最后竟做出自割耳朵的疯狂行为。美国娱乐界的传奇人物巴巴拉·史翠珊(Barbra Streisand)年幼时因长期精神压力及营养不良导致的免疫系统失调使她患上“神经性耳鸣”。德国著名 U2 乐队的主唱 Bono 患有耳鸣而影响乐队的演出。英国神话般的摇滚歌星科莱普顿(Clapton)因耳鸣和听力开始下降而备受苦恼,其原因是太过激烈的大量摇滚演唱造成的。

雍正皇帝胤禛就是古代皇帝罹患耳鸣的典型代表。据清代宫廷史料记载当年雍正皇帝被耳鸣耳聋折磨,御医也没办法。曾国藩是中国清朝时期的军事家、理学家、政治家,“中兴名臣”之一,不仅有顽固的牛皮癣,还深受耳鸣之扰,在其四封家书中都有谈及耳鸣之苦。宋代诗人范成大有一首题为“耳鸣”的诗是这样写的:“风号高木水翻洪,历历音闻不是聋。一任大千都震吼,便从卷叶订圆通”。如此心领神会的描述不得不给我们一个判断,诗人范成大也患有耳鸣。海子是现代浪漫派诗人的代表人物,给贫困时代注入了“灵魂”因素。1989 年 3 月 26 日,年仅 25 岁的他,在山海关卧轨自杀。他在遗书中讲到他的思维混乱、头疼、耳鸣。郭沫若可谓我国文学史上标榜似的人物,也深受耳鸣之苦。郭沫若曾在造访陈寅恪时留下一副对联:“壬水庚金龙虎斗,郭聋陈瞽马牛风”。上联中,壬水指郭沫若自己,壬辰(1892 年)出生,陈寅恪 1890 年出生,按五行算,壬属水、庚属金;同时按生肖算,辰属龙、寅属虎,所谓龙虎斗,这是指学术上互相竞赛。下联中,则指出了二人生理上的缺陷,郭沫若 17 岁时患重症伤寒，两耳得中耳炎，鼓膜内陷，以致耳鸣重听，成为半聋；陈寅恪49岁时因营养不良，著述勤劳，右眼视网膜剥离，54岁时跌跤，左目又失明，至此双目近乎失明而成为盲人。郭沫若对陈寅恪的来访显然有惺惺相惜之意。中国儿童慈善奖得主、著名作家、诗人王明韵也是一位耳鸣患者，他8岁时就出现耳鸣，并且自始至终地伴随着诗人。琼州大学教授杜光辉自述"因耳鸣而差点失聪"，他以最大的韧性和耐力克服困难，完成了160万字的三部著作，即《秦土飞扬》、《情殇可可西里》、《黄河那个滩》。

影星、歌星、主持人罹患耳鸣的例子还有很多。诸如，影片《星舰迷航记》的演员沙特纳（William Shatner）和尼摩伊（Leonard Nimoy）、演员史提夫·马汀（Steve Martin）等都在用"音乐掩蔽法"治疗耳鸣。运动明星中也不乏耳鸣的例子。

总之，耳鸣的医学史虽然源远流长，趣闻轶事亦很多。然而其理论、临床、特别是治疗学方面进展缓慢，尽管在目前的耳鸣专科门诊中可试用很多方案来缓解病人的痛苦，但是仍然缺乏理想或特效的疗法。

（张静　胡岢）

参考文献

1. 蔡青，李骏，陶泽璋，等．耳鸣患者的心理分析．临床耳鼻咽喉科杂志，2004，18：219
2. 曹永茂，银力，龙墨．耳鸣掩蔽治疗条件的测定．听力学及言语疾病杂志，2000，8：143
3. 陈翰申，周重新．耳鸣治疗的进展．听力学及言语疾病杂志，2001，9：251
4. 胡岢，耳鸣．北京：北京医科大学中国协和医科大学联合出版社，1994，67-273

5. 姜泗长,顾瑞．临床听力学．北京:北京医科大学中国协和医科大学联合出版社,1999,431-439
6. 姜泗长．耳鼻咽喉-头颈外科诊断与鉴别诊断．北京:中国协和医科大学出版社,2001,18-33
7. 梁勇,钟乃川．水杨酸钠对豚鼠单离外毛细胞外向钾电流和静息电位及膜电容影响．中华耳鼻咽喉科杂志,1999,34:217
8. 刘雅凌,胡春潮,宋为明．单侧颈静脉轰鸣四例报道．听力学及言语疾病杂志,2002,10:280
9. 罗克强,胡岢,张华,等．中西医结合治疗突发性聋伴耳鸣、眩晕的疗效观察．中国中西医结合耳鼻咽喉科杂志,2004,12:66
10. 施建蓉,胡寿铭．耳鸣研究进展．中华耳鼻咽喉科杂志,1999,34:125
11. 王洪田,姜泗长．用耳鸣动物模型评价药物治疗耳鸣效果．中华耳鼻咽喉科杂志,2000,35:143
12. 王忠植,张小伯．耳鼻咽喉科治疗学．北京:北京医科大学中国协和医科大学联合出版社,1997,314-353
13. 吴红敏,殷善开,于栋祯．白噪声发生器治疗耳鸣的临床观察．听力学及言语疾病杂志,2004,12:110
14. 余力生,徐永良,于德林,等．耳鸣的诊断与治疗．临床耳鼻咽喉科杂志,1998,12:147
15. 中华耳鼻咽喉头颈外科杂志编辑委员会耳科专业组．2012耳鸣专家共识及解读．中华耳鼻咽喉头颈外科杂志,2012,47(9):709-710
16. Baguley DM,Andersson G. Factor analysis of the tinnitus handicap inventory. American Journal of Audiology,2003,12:31
17. Baguley DM,Humphriss RL,Hodgson CA. Convergent validity of the tinnitus handicap inventory and the tinnitus questionnaire. J Laryngol Otol,2000,114:840
18. Bartnik G,Fabijanska A,Rogowski M. Effects of tinnitus retraining therapy (TRT) for patients with tinnitus and subjective hearing loss versus tinnitus only. Scan Audiol Suppl,2001(52):206
19. Berry JA,Gold SL,Frederick EA,et al. Patient-based outcomes in

patients with primary tinnitus undergoing tinnitus retraining therapy. Arch Otolaryngol Head Neck Surg, 2002, 128: 1153

20. Markou K, Lalaki P, Barbetakis N. The efficacy of medication on tinnitus due to acute acoustic trauma. Scan Audiol Suppl, 2001 (52): 180

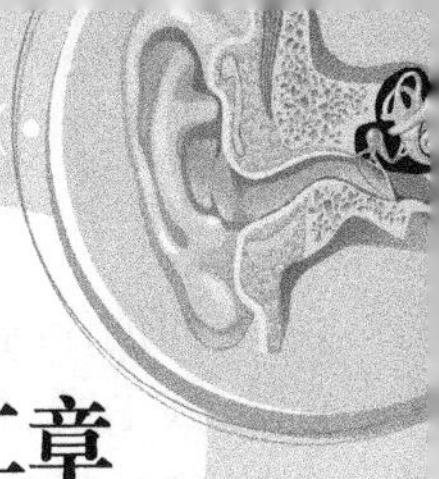

第二章

耳鸣的定义、性质与分类

一、定义

耳鸣（tinnitus），是在无外界相应声源或外界电磁等刺激源的情况下耳内或颅内有响声的一种主观感觉。这是主观性耳鸣的定义，它包括两方面的含义：其一是没有外界相应声源或电刺激，其二是主观感觉。耳鸣不能被他人听到，而仅能被患者本人感觉到。

根据上述定义，就不应该有"主观和客观"耳鸣之分。但临床上确有一类耳鸣，耳内或颅内的响声不但自己能听到而且还能被他人听到，在头颈部存在相应的声源，称为客观性耳鸣。头颈部声源如血管搏动声、血液湍流声、肌肉活动声、耵聍在鼓膜上活动的声音，等等。为了便于区分二者，习惯上仍一直沿用客观性耳鸣这一名称。临床上，主观性耳鸣多见，客观性耳鸣较少见。

耳鸣应该与听幻觉（auditory hallucination）和幻听（phonism）相鉴别。英文文献在解释"tinnitus"时常用"phantom auditory perception"或"hallucination"，两词均有幻觉的含义。但在汉语中，应该严格区分幻觉和错觉。耳鸣只能定义为听错觉，而不能定义为听幻觉。幻听是精神病人的常见症状，其内容为有意义的语言，就像有人与患者对话一样。耳鸣则是单调和无语言意义的噪声。另外有一种情况，是音乐家或歌唱家特有的现象，称听幻觉或听像（auditory imagery），他们在冥思苦想式地音乐或歌曲创作时，常有完整的乐曲或歌声之感，这不是一般意义的耳鸣或幻听，常预示着音乐家暂时已经进入痴迷状态或已有短时轻微的精神异常。

二、性质

1. 耳鸣是否为第一主诉　如果耳鸣是第一主诉或首要症状，则心理问题与耳鸣正相关，如果耳鸣是次要症状或不是第一主诉，则心理问题不与耳鸣正相关。这与耳鸣治疗效果和预后有关。

2. 首先分清是耳鸣还是颅鸣　颅内肿瘤、血管畸形或意外、颅脑外伤后常有颅鸣，但双耳鸣也常表现为颅鸣。

3. 耳鸣时间特征

(1) 急性(acute)、亚急性(subacute)、慢性(chronic)：Feldmann认为，在近期数天至3个月内发生的耳鸣为急性，病程在4~12个月之间为亚急性，病程大于12个月为慢性。

(2) 间断、持续、波动或搏动性耳鸣：耳鸣不足5分钟可见于许多正常人，间断耳鸣提示听觉系统发生了短暂功能障碍，可以恢复。从不间断的耳鸣称持续性耳鸣。梅尼埃病的耳鸣常随病情波动，动静脉瘘或颈静脉球体瘤等则引起搏动性耳鸣。

4. 耳鸣音调

(1) 低调、中调、高调：感音神经性耳鸣常呈高调，中耳疾病常引起低调或中调耳鸣。

(2) 单调、复调、可变调：后二者常提示有多个病变部位和多种病理过程，可变调常提示颈椎病。

(3) 类似声音：持续的蝉鸣、机器轰鸣、电流声、下雨声、刮风声、嗡嗡声、汽笛声等常为主观性耳鸣，吱吱声、咔哒声、血管搏动声则常为客观性耳鸣，音乐声则常为音乐家特有的耳鸣。

三、分类

耳鸣的分类方法很多，但分类原则应该是，为耳鸣的诊断和治疗提供最有价值的信息。

1. 根据生理性与病理性分类　正常人堵塞双耳后可听到耳鸣，当走进非常安静或隔音的室内也可感受到耳鸣，侧卧位一耳接触枕头时常听到血管搏动声，这些都是生理性耳鸣，或称体声。疾病如炎症、肿瘤、畸形、外伤等引起的耳鸣称为病理性耳鸣。

2. 根据主观性与客观性分类　因为耳鸣被定义为一种主观感觉，所以，“主观耳鸣”与“客观耳鸣”的分类不准确。但确有一类耳鸣，患者不但自己能听到耳鸣，他人也能听到他的耳鸣，这种耳鸣被称为客观性耳鸣，故临床上仍有主观与客观耳鸣之分。

3. 根据病因分类　①炎症；②肿瘤；③变态反应；④代谢性；⑤免疫性；⑥耳中毒；⑦耳硬化；⑧年龄；⑨噪声暴露。

4. 根据病变部位分类　首先分耳源性与全身源性，耳部疾病引起的耳鸣称为耳源性耳鸣，全身疾病引起的耳鸣则为全身源性耳鸣。耳部疾病又可分为外耳、中耳、内耳、听神经、脑干和听中枢等部位的损害。需要指出的是，这些病变部位是根据听力学的检查来判定的，实际上是听力损失的病变部位。基于耳鸣与听力损失之间的密切关系，人们习惯于把上述部位认为是耳鸣的可能病变部位。但临床上经常有这样的现象，即在中耳炎、耳硬化症治愈后耳鸣仍然存在。所以，耳鸣的病变部位可能与听力损失的病变部位不一致。但目前，尚没有直接确定耳鸣病变部位的检查方法。

5. 根据患者的主观陈述分类

（1）耳鸣的侧别：左耳鸣、右耳鸣、双耳鸣、颅鸣。

（2）耳鸣响度分级：0 级 - 无耳鸣；1 级 - 耳鸣轻微响，似有似无；2 级 - 耳鸣轻微响，但肯定可听到；3 级 - 耳鸣中等响度；4 级 - 耳鸣很响；5 级 - 耳鸣很响，有吵闹感；6 级 - 耳鸣极响，难以忍受。

（3）耳鸣严重程度分级：轻度 - 间歇发作，或仅在夜间或安静环境下出现轻微耳鸣，偶尔心烦；中度 - 持续耳鸣，在嘈杂环境中仍感受到耳鸣，中度心烦；重度 - 持续耳鸣，严重影响听力、情绪、睡眠、工作和社交活动；极重度 - 长期持续耳鸣，难以忍受耳鸣带来的极度痛苦。

6. 根据耳鸣掩蔽听力图分类　能掩蔽耳鸣的最小声级称最小掩蔽级（minimum masking level，MML），将各频率的最小掩蔽级在听力图上连线称掩蔽听力图。根据最小掩蔽级曲线与纯音听力曲线的关系将所有耳鸣患者分为 5 型。

Ⅰ型：又称汇聚型（convergence），高调耳鸣伴高频听力损失，听力曲线与掩蔽曲线逐渐靠拢，约占 22%，见于噪声性聋。

Ⅱ型：又称分离型（divergence），低调耳鸣伴低频感音神经聋，听力曲线与掩蔽曲线从低频到高频逐渐分离，此型极少见，约占 2%。此型的掩蔽治疗效果最差，几乎不能掩蔽。见于听力正常但原因不明的耳鸣患者。

Ⅲ型：又称重叠型（congruence），低调耳鸣伴感音神经聋，听力曲线与掩蔽曲线近乎重合，可见于梅尼埃病和耳硬化患者，约占 53%。此型的掩蔽治疗效果最好，而且任何频率的声音都能起到掩蔽作用。

Ⅳ型：又称间距型（distance 或 dispersion），听力曲线与掩蔽曲线平行，二者之间有 10dB 以上的间距，此型并不少见，约占 17%，主要为老年性聋。提示此型患者需要较大的声音才能掩蔽耳鸣。

Ⅴ型：又称不能掩蔽型（persistence），在重度感音神经聋（如突发性聋后）患者，因为听阈很高，用任何强度的纯音或噪声都不能掩蔽耳鸣，约占 6%。

以上分型临床应用已经较少，但与掩蔽治疗效果有密切关系。

7. 根据与耳鸣相关的临床症状分类　①伴或不伴听力损失；②伴或不伴前庭症状；③伴或不伴全身症状：头痛、肢体麻木或运动障碍、脑神经症状等。

8. 根据代偿情况分类 代偿性耳鸣和失代偿性耳鸣:耳鸣非常轻微,未成为第一主诉,仅在追问病史时才感觉到耳鸣存在;或虽有耳鸣但不心烦,已经适应和习惯,此即代偿性耳鸣。如耳鸣伴有严重的心烦和焦虑,影响睡眠、听力及工作,尚未适应和习惯,为失代偿性或尚未代偿性耳鸣。

9. 根据治疗反应分类 利多卡因试验阳性还是阴性,对卡马西平的治疗反应,对掩蔽疗法的反应,对电刺激的治疗反应,对针灸的反应,对心理治疗的反应,对外科手术的治疗反应,对耳鸣习服疗法的反应,等等。耳鸣是一个症状而不是独立的疾病,应该首先对因治疗,但有时候,病因不明确,或病因明确但久治不愈,或病因治愈后仍遗留长期严重的耳鸣,此时应该更多地采取对症治疗措施。根据过去曾用过的治疗方法的反应分类,有利于确定效果较好的综合治疗方案。

10. 根据有、无器质性病变分类 无器质性病变的耳鸣称功能性或精神性耳鸣,是指有癔症倾向的人在突然受到重大精神打击时易发生精神性或癔症性耳鸣。另有一种伪装性或夸大性耳鸣,是指患者为了达到某种政治或经济目的而伪装或故意夸大耳鸣及其痛苦。显然,这是一种欺诈行为。临床上应该仔细鉴别,应给予不同的治疗方法。

四、耳鸣患者与耳鸣人群

耳鸣可使人出现注意力不能集中、睡眠障碍、焦虑、心烦、抑郁等不良心理反应,部分人对耳鸣存在认知错误,以致于无法摆脱耳鸣造成的困扰,耳鸣对此部分人为不良刺激,必须通过医疗干预,纠正错误认知,才能尽快减轻患者不适症状、缩短适应耳鸣时间。将有耳鸣且有临床症状(如伴睡眠障碍、心烦、恼怒、注意力无法集中、焦虑、抑郁等不良心理反应),以耳鸣为第一主诉就诊并需要医疗干预的人称为耳鸣患者,这部分人符合由Jastreboff提出的耳鸣神经生理模型,社会中大约占10%,常指经综合治疗后可以达到适应者。耳鸣对一部分人为中性刺激,将有耳鸣但无临床症状、不需要医疗干预的人称为耳鸣人群，社会中大约占 90%，包括主动适应耳鸣者、被动适应耳鸣者（无奈适应）、不知不觉适应耳鸣者及经治疗后适应耳鸣者。

（王洪田 李明）

参考文献

1. 王洪田，姜泗长，杨伟炎，等．一种耳鸣分类调查表的介绍．听力学及言语疾病杂志，2001，9(1)：48-49
2. 王洪田，冯杰，翟所强，等．癔病性耳鸣耳聋的治疗．听力学及言语疾病杂志，2008，16(2)：106-108
3. 王洪田，李明，刘蓬，等．耳鸣的诊断与治疗指南（建议案）．中华耳科学杂志，2009，7(3)：185
4. 胡岢．耳鸣．北京：北京医科大学协和医科大学联合出版社，1993，63-68
5. 钟乃川．1998. 耳鸣．// 黄选兆，汪吉宝．实用耳鼻咽喉科学．北京：人民卫生出版社，1227
6. 中华耳鼻咽喉头颈外科杂志编辑委员会耳科专业组．2012 耳鸣专家共识及解读．中华耳鼻咽喉头颈外科杂志，2012，47(9)：709-710
7. David ET, Carol AB, Gordon HS, et al. Clinical Practice Guideline: Tinnitus. Otolaryngology Head and Neck Surgery, 2014, 151(2): 1-40
8. Jastreboff PJ, Jastreboff MM. Tinnitus retraining therapy for patients with tinnitus and decreased sound tolerance. Otolaryngol Clin North Am, 2003, 36: 321
9. Nodar RH. Tinnitus reclassified: new oil in an old lamp. Otolaryngol Head Neck Surg, 1996, 114(4): 582-585
10. Shulman A. 1991. Classification of tinnitus//Shulman A. Tinnitus: Diagnosis/Treatment. Philadelphia: Lea & Febiger, 248-252

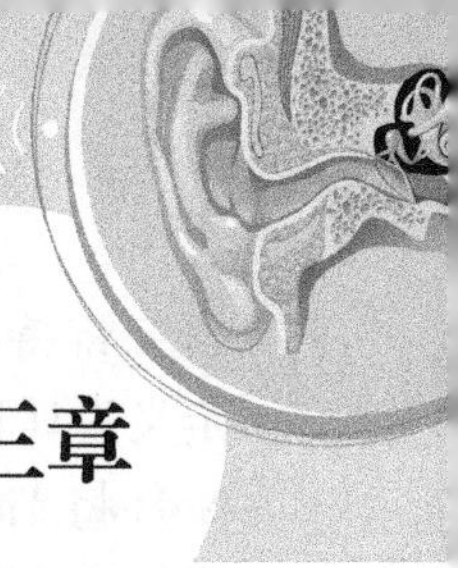

第三章

国内外耳鸣流行病学调查

第一节　耳鸣的流行病学

一、耳鸣流行病学调查的基本方式和内容

耳鸣的流行病学调查可以采用信函、电话、电子邮件、直接面谈等方式。英国、美国、意大利等都曾进行过大规模的流行病学调查。国外最早采用的是信函调查，调查的内容包括：性别、年龄、职业、噪声暴露情况、耳鸣性质、耳鸣影响因素、社会经济状况等（基本同第二章的内容）。问卷的主要问题则是：耳内或颅内是否曾经感受到噪声？

已有的流行病学调查是 Hinchcliffe（1961）、Leske（1981）、英国人口普查办公室（1983）、英国国家听力学会（1984）、Axelsson 和 Ringdahl（1989）、Brown（1990）、Davis（1995）等。他们均采用问卷形式对随机人群进行调查。

不管是现在就有或曾经有过，也不管耳鸣是偶尔出现还是持续的，持续 5 分钟以上的耳鸣都应该计算在内，少于 5 分钟的偶尔耳鸣不属调查范围。

二、国外耳鸣的患病率

英国国家听力研究（National Study of Hearing，NSH）进行了一项包括耳鸣的听力和听力疾病的 15 年多阶段研究（1980—1995 年），记录了年龄、性别、噪声暴露、社会经济群的变量。此研究将持续性自发性耳鸣(prolonged spontaneous tinnitus,PST)定义为耳鸣必须持续5分钟或以上,并且不是噪声暴露的结果。NSH将Tier A问卷邮寄给英国4个城市48 313人(18~80岁),应答率81%。从有听力障碍和耳鸣的应答者中取样3234人参与Tier B的临床检查。结果表明成人PST患病率为10.1%,单侧5.1%,双侧5%。5%为中等或严重令人烦恼,5%影响睡眠。

Quaranta等对意大利不同地理和社会经济分布的5个城市中的3000人(≥18岁)按年龄分层,进行调查。PST的患病率为14.5%。

Pilgramm等在德国进行了≥10岁人群耳鸣的流行病学调查。以德国地区人口分布情况为基础进行三级抽样,由出生登记资料选择家里有电话的应答者10 000人,再经过严格的排除后,对有统计学代表性的3000人成功地进行了电话访问。持续性耳鸣的患病率13%,样本中接近2%的认为耳鸣在中等和难以忍受之间。

Fabijanska等在波兰随机抽样12 000人(≥17岁),男性52.7%,女性47.3%。耳鸣持续5分钟以上为20.1%,耳鸣持续性存在的为4.8%。

Axelsson和Ringdahl发现瑞典成人(20~80岁)随机样本耳鸣的患病率为14%。Johansson和Arlinger在瑞典的单一省进行了包括耳鸣的成人(20~80岁)听力障碍的流行病学调查。根据个人身份证号码抽样1805人,并排除了有职业噪声暴露史。耳鸣患病率为13.2%。

丹麦的哥本哈根男性研究是一项心血管病的前瞻性队列研究,开始于1970年,其健康参数中包括听力和听力疾病。在10年随访检查时,原队列中的5050人有67%问及10个听力和耳鸣相关的问题。参与者年龄53~75岁,中位数63岁。耳鸣问题:①"你有持续5分钟以上的耳鸣吗?"②"你的耳鸣烦恼到影响睡眠、看书和注意力的集中吗?"结果显示该研究的参与者中17%的耳鸣持续5分钟以上,3%的耳鸣影响睡眠、看书和注意力的集中。

美国听力障碍的流行病学的纵向性研究提供了 3753 人（48~92 岁）耳鸣患病率的基线数据和 5 年随访的发病率数据。平均年龄 65.8 岁，42.3% 为男性。调查研究包括涉及内科病史、耳科病史、噪声暴露史的问卷和听力学测试。作者将有意义耳鸣定义为中等程度或影响睡眠或两种情况都有的耳鸣，以此耳鸣患病率为 8.2%。有耳鸣的 308 人中 92.5% 为中度，1.5% 为严重，其余为轻度。

澳大利亚蓝山听力研究（Blue Mountains Hearing Study，BMHS）起于眼疾调查研究，在随访中同时结合了听力研究。参与者年龄 49~97 岁。眼疾调查的起始参与者有 88% 进入听力研究的第一阶段（n=2015），其将持续性耳鸣（prolonged tinnitus，PT）定义为耳鸣持续 5 分钟或以上，以 55 岁及以上澳大利亚人口标准将参与者的年龄和性别标准化后，耳鸣的患病率为 30.3%。耳鸣者中 35% 整天都有耳鸣，64% 认为“经常”或“整天都有”，4% 认为耳鸣相当令人烦恼。

Sanchez，Boyd 和 Davis 报道了 1453 人（≥70 岁）耳鸣的患病率和发病率，他们提供了基线和 2 年随访时的耳鸣资料。基线时耳鸣的患病率为 17.8%。49.1% 为偶有耳鸣，即少于每周 1 次。

Palmer 等研究了英国普通人口中工龄人群的听力障碍和耳鸣的患病率，以了解听力障碍与耳鸣的关联以及职业噪声暴露对耳鸣和听力障碍的危险性。样本量 22 194 人（16~64 岁），其中 993 人来自军队。问卷应答率 58%。27% 男性和 25% 女性报告有不经常的耳鸣，而持续性耳鸣的男女患病率分别为 6% 和 3%，且与听力减退和噪声暴露有关。

Hannaford 等在苏格兰随机抽取 12 100 户家庭，将有关耳鼻咽喉疾病的问卷邮寄到各户，其中 7244 户寄回问卷（应答率 64.2%），共 15 788 人（≥14 岁）参与了调查，20% 的人群报告耳鸣持续 5 分钟或以上。耳鸣者中 20.9% 为轻度，7.0% 为中度，

2.2% 为严重。

三、国内耳鸣的患病率

国内耳鸣的流行病学调查大多采用耳鸣持续 5 分钟或以上的诊断标准。

黄魏宁等对北京市≥60 岁老年人采取随机、整群抽样 1434 人，耳鸣的患病率为 34%，并且主要为高音调耳鸣，占 71.9%。

朱勇采用随机整群抽样、问卷的方式对陕北地区 12 县市近 300 个自然村的 28 000 人进行耳鸣的流行病学调查，耳鸣的患病率为 7.8%，男性 8.5%，女性 7.0%。耳鸣患者中轻度占 35.3%，中度 44.2%，重度 20.5%。

笔者采用按容量比例概率抽样方法在江苏省抽取≥10 岁的 6854 人进行耳鸣调查，实际调查 6333 人，应答率 92.4%，耳鸣患病率为 14.5%，男性 14.1%，女性 14.9%。城镇耳鸣患病率为 11.9%，农村为 15.6%。耳鸣患者中，高音调耳鸣占 64.3%，中低音调 32.5%，难以描述的 3.2%。不影响情绪的占 58.1%，轻度影响 35.2%，中度 6.0%，重度 0.7%。对生活无影响的占 75.8%，轻度影响 20.8%，中度 3.0%，重度 0.4%。

Chang 和 Chou 从台北某社区 >65 岁的老年人群随机抽样 1221 人，持续性耳鸣的患病率为 13.9%。

四、儿童耳鸣的患病率

Baguley 和 McFerran 报道的正常听力儿童耳鸣的研究：样本为 11~18 岁的 2000 人的患病率为 15%，样本平均年龄为 5.7 岁的 93 人的患病率为 29%，可能是年龄差距对交流技能的影响造成两者间有较大差异。

Coelho 等报道 5~12 岁学龄儿童中，近 37% 诉有耳鸣感受，17% 诉耳鸣恼人，耳鸣相关因素包括年龄、听力损失、噪声暴露史、情感脆弱和听觉过敏。

Aksoy 等报道土耳其安卡拉中心初高中的学生中耳鸣的患

病率为 15.1%，性别间无差异。

Chadha 等对 40 名 3~15 岁的人工耳蜗植入的患儿进行耳鸣调查，有 15 名儿童报告有耳鸣（38%）。

五、耳鸣的部位

Sindhusake 等发现 BMHS 参与者中大部分耳鸣为双侧（48.2%），感觉在颅内的占 16.7%，左耳（15.5%）较右耳（12.0%）常见。德国参与者诉中线耳鸣（39%）比左侧（38%）和右侧（22%）稍高。Davis 和 El Refaie 在 NSH 中发现除 18~30 岁组外的各个年龄组双侧耳鸣均比较普遍，>40 岁组左侧耳鸣多见；<40 岁组的男性左侧多见，女性右侧多见。当听阈在 5dB 以内时，耳鸣更多"在颅内 / 双耳"（62%）。

朱勇在陕北的耳鸣调查显示单侧耳鸣 66.2%（左侧 32.9%，右侧 33.3%），双侧耳鸣 33.8%。笔者在江苏的调查则发现耳鸣患者中，双侧耳鸣占 57.5%，右侧（23.3%）比左侧（19.2%）稍高。

六、耳鸣的发病率

许多临床研究仅对现在已有耳鸣的患者进行分析，但没有确立耳鸣的发病率，即一定时期内的新病例数。Nondahl 等用听力损失流行病学纵向性研究记录了非临床人群 2800 人的耳鸣的发病率，这些人在基线研究后随访 5 年。样本包含 82.2% 现存并合格的原始参与者，其中 41.4% 为男性。随访时平均年龄为 69.3 岁，耳鸣 5 年发病率为 5.7%，各年龄组和性别间差别没有统计学意义。5 年内耳鸣发展的危险因素为基线时的听力损失、头部外伤史，高血清总胆固醇和耳硬化病史。

Sanchez 等澳大利亚人口老龄化的纵向性研究提供 1453 名（≥70 岁）老人中耳鸣发病率资料，他们在基线和 2 年随访时均进行了访问和听力测试。基线和 2 年随访时都有耳鸣者为 17.8%，两个时期均无耳鸣者为 64.8%，仅在基线时有耳鸣者为 10.5%，仅在随访时有耳鸣者为 7.0%。由此这些老年者耳鸣的

2 年发病率为 7.0%,没有发现年龄和性别的影响。

第二节　影响耳鸣患病率的相关因素

一、听力状况

祖国医学认为,耳鸣是多种病症的常见症状,常与耳聋合并出现,《医学入门》卷五说:"耳鸣乃是聋之渐也"。《杂病源流犀烛》卷二十三指出"耳鸣者,聋之渐也,唯气闭而聋者,则不鸣,其余诸般耳聋,未有不先鸣者"。

Davis 和 El Refaie 指出 PST 是听力减退,尤其是患耳高频(4000、6000、8000Hz)听力损失的最好提示。Davis 从 NSH 中确认的其他相关因素是耳流脓,儿童期中耳炎病史,噪声环境中言语辨别困难。NSH 的资料显示耳鸣的患病率和严重度与听力减退程度有关,而耳鸣由中等到严重令人烦恼则可能与高频听力损失逐渐加重有关。

Sindhusake 等测试较好耳和较差耳的 4 个频率纯音平均值(4FA:500、1000、2000、4000Hz)和高频纯音平均值(HFA:4000、6000、8000Hz)来评估耳鸣与听力损失的关系。BMHS 中有耳鸣的 597 人和无耳鸣的 1397 人进行听力比较,结果有耳鸣者 4FA 和 HFA 均差于无耳鸣者,年轻者(<65 岁)耳鸣和听力损失的关联性比年老者(≥65 岁)大,特别在较差耳的高频更为明显。

Sanchez 等在澳大利亚人口老龄化的纵向队列研究中用较好耳和较差耳 4FA 分析听力水平和耳鸣的联系。基线和 2 年随访时都有耳鸣的较差耳的听力比无耳鸣、基线时才有耳鸣、2 年随访时才有耳鸣的要差。未控制年龄因素($P<0.01$)和将年龄作为复合变量分析时($P<0.05$)都有统计学显著性差异。

Nondahl 等在威斯康星州 Beaver Dam 乡的社区样本调查中研究了基线和 5 年随访时耳鸣的潜在危险因素。他们以 4FA 描述听力损失,声导抗反映中耳状况,记录其他自诉情况和生活习惯。运用 logistic 回归模型分析确定听力损失为耳鸣患病率的单独高危因素（比值比 OR：3.9，95% 可信区间 CI：2.89~5.27）。

Palmer 等的英国研究发现耳鸣的高患病率与自诉听力障碍相对应。自认为听力障碍严重或使用助听器者有持续性耳鸣的人数是轻微或没有自诉听力障碍者的 3 倍。PT 的患病率随着自诉听力障碍的加重和职业噪声暴露持续时间的增加而逐渐上升。

Dias 和 Cordeiro 研究发现 284 名有职业噪声暴露的工人中耳鸣者占 46%，并且听力损失和耳鸣之间有统计学上的联系，即听力损失越严重，耳鸣所造成的不适也越严重。

Demeester 等发现耳鸣在高频陡降型听力损失的患者中比平坦型听力损失的患者更为多见。

笔者在江苏的调查结果显示听力损失耳患耳鸣的危险性是听力正常耳的 6.718 倍（5.985~7.540）。高频听力损失与高音调耳鸣有确切联系，比值比（OR，odds ratio）为 6.610；这种关联也存在于低频听力损失与中低音调耳鸣之间，OR 为 4.368。

二、性别和年龄

耳鸣和听力减退相关的证据暗示耳鸣可能在老年人群中更明显。以前的耳鸣流行病学研究普遍支持耳鸣与年龄增长有关。

NSH 提供了耳鸣与年龄和性别关系详细数据，PST 患病率在 61~70 岁年龄组的峰值为 15.8%，而在 71~80 岁年龄组则稍低，为 14.3%。PST 的总体患病率男性为 10.2%，女性为 11.0%。尤其在 45 岁以下，有女性明显多于男性的趋向。

Johansson 和 Arlinger 研究年龄 20~80 岁的群体，耳鸣在男性的患病率为 17.6%，女性为 8.9%，男性耳鸣的 OR 为 2.23（P<0.0001）。

Parving 等报道 60~69 岁组的耳鸣患病率较 60 岁以下组稍高，和 70 岁以上组相同。

Fabijanska 等发现耳鸣患病率随年龄增长而增加。PT 的患病率 <25 岁组为 9.7%，≥75 岁组为 52.8%，并且男性(21.3%)显著高于女性(18.8%)，但在恒定性耳鸣的患病率上没有性别差异。

Palmer 等在工龄人群(16~64 岁)研究中发现 PT 的总体患病率男性 6%，女性 3%，男女中患病率都随年龄而增加。在 55~64 岁组中有 PT 的男性 13%，女性 5%。

Quaranta 等报道耳鸣患病率随年龄而增加，在 >79 岁的男性则无进一步增加。Pilgramm 等报道耳鸣患病率在 50 岁到 80 岁间随年龄增加，男性患病率比女性稍高。

Nondahl 等研究的年龄为 48~92 岁，性别和年龄未调整时耳鸣患病率没有统计学显著性差异，在≥60 岁组耳鸣和年龄却有负相关。运用 logistic 回归模型分析耳鸣患病率的危险因素，结果显示女性较男性易患耳鸣(OR：1.38，95%CI：1.06~1.80)。

笔者的研究发现随着年龄的增长，耳鸣患病率逐渐上升，年龄组间的差别有高度显著性，男女性耳鸣的患病率差异无显著性。但在≥60 岁的人群中，年龄组间的差别无显著性。

BMHS 中年龄≥55 岁，没有发现耳鸣患病率与年龄和性别间有显著的联系。

Sanchez 等报道的耳鸣资料来自澳大利亚人口老年化纵向研究(Australian Longitudinal Study of Ageing，ALSA)，人群年龄 > 70 岁，资料显示耳鸣状况、性别、年龄间没有联系。

三、社会经济和人口统计学的因素

Davis 和 El Refaie 报道的 NSH 资料显示耳鸣患病率和社会经济状况有关，无特殊技能阶层的耳鸣较专业阶层多。Palmer 等确定耳鸣患病率与职业有关，从事运输、机器操作、捕鱼、农业、伐木的男性工人耳鸣患病率(10.7%)远高于男性教师(2.5%)和其他男性职业者(3.7%)。女性职业噪声暴露耳鸣患病率峰值在清洁工为 5.1%，无噪声暴露的为 2.6%。Quaranta 等认为手工工作是 PST 一个明显的危险因素。Lindgren 等调查的飞行员中 40% 诉有耳鸣，并且耳鸣与年龄、脉冲噪声和听力损失（3000、4000、6000Hz）有关。

与耳鸣患病率相关的地理区域和种族资料有限。Pilgramm 等发现耳鸣患病率德国南部（6.0%）高于东部（2.7%）。Lockwood 等报道的美国 1996 年国内健康访问调查中的耳鸣资料显示患病率南部几乎是东北部地区的 2 倍，白种人患病率较黑种人高。NSH 报道令人烦恼的耳鸣的地区差异，诺丁汉为 0.4%，格拉斯哥为 2.8%。Fabijanska 等发现研究的 3 个地区里社会经济水平最高的波兰中心地区的居民耳鸣患病率最高（23%），而社会经济水平最落后的东北部则为 15.2%。笔者的研究显示农村的患病率（15.6%）高于城镇（11.9%）。这可能与经济落后地区卫生条件差、保健意识不强有关。

四、中耳、鼓窦和乳突感染

Newall 等发现高胆固醇和乳突炎、中耳和鼓窦感染同样是耳鸣的单独危险因素。Davis 显示"耳流脓"史、儿童期中耳炎病史、慢性化脓性中耳炎更可能造成单侧耳鸣。Nondahl 等发现 5 年随访耳鸣加重者很可能有传导性听力损失，特别是耳硬化症。笔者的调查显示有中耳炎病史耳患耳鸣的危险性是无中耳炎病史耳的 5.902 倍。所以，做好中耳炎的预防工作，不但对防止其并发症和保持良好的听力有积极作用，同样对降低耳鸣的患病率也有重要意义。

五、噪声暴露

多个研究发现过多的噪声暴露是耳鸣患病率的一个主要因素。

Davis 和 El Refaie 在 NSH 中发现耳鸣患病率在没有或很少噪声暴露的人群为 7.5%，有长时间噪声暴露的人群为 20.7%。年龄和性别未调整的听力流行病学研究的基线耳鸣患病率资料显示有明显耳鸣的更可能有职业性噪声暴露史（$P<0.05$）。但运用多元 logistic 回归模型分析时，噪声暴露并不被认为是影响耳鸣患病率的主要危险因素。

Dias 和 Cordeiro 报道有职业噪声暴露的工人中，约 46% 有耳鸣。

Holgers 和 Juul 发现因耳鸣来门诊就诊的 8~20 岁青少年中，54% 的耳鸣出现在噪声暴露后，经常是听音乐后。耳鸣的诱发因素为高频听力损失、焦虑和忧郁。

笔者研究亦发现噪声接触史是耳鸣的危险因素（*OR*：2.743）。

六、吸烟

Palmer 等报道吸烟史和自诉听力损失或耳鸣间的关系不明确。Nondahl 等发现对“吸烟新手”来说，5 年间其吸烟并不构成出现耳鸣的危险因素。

七、其他健康因素

Nondahl 等发现基线调查时有意义耳鸣的患病率和心血管病史有关。5 年发病率与总胆固醇水平间的联系加强了心血管疾病对耳鸣的危险性。Quaranta 等报道脂质紊乱和高血压是 PST 的重要危险因素。Zoger 等发现耳鸣的严重程度与忧郁和焦虑的严重程度有显著相关性。

第三节　临床随访

鉴于耳鸣的高患病率和个人对耳鸣反应的多样性，所以估计出耳鸣者中有多少需要寻求专业帮助的比例有重要的流行病学意义。Pilgramm 等发现德国 81% 的慢性耳鸣患者寻求一个或多个医师帮助，大部分是向耳鼻咽喉专家咨询（89%）。澳大利亚的 BMHS 中 37% 耳鸣者寻求专业帮助，其中就诊于普通医师占64.5%，耳鼻咽喉专家占25.6%，听力学家占5.2%。Coles报道的NSH资料显示对英国家庭医师的听力方面的主诉约1/3是耳鸣。不管是单独耳鸣，还是伴随听力障碍的耳鸣，英国成年人群有不少于7%的进行耳鸣相关的药物治疗。Fabijanska等估计其调查人群中，PT患者有27%，恒定性耳鸣者有49.2%寻求专业性帮助。

耳鸣是人群中的一种常见症状。近来的研究确认听力差者易有耳鸣，并且听力损失越重，尤其是高频，耳鸣越可能是持续的和（或）令人厌烦的。在年龄和性别等其他主要变量上这些研究并不一致。只有对耳鸣的专业性定义取得一致，使用更一致的方法，进一步的流行病学研究才可能获得更多的信息和结论。同时大样本的研究应包含更广范围的不同民族或种族人群。近来研究显示潜在的重要的临床相关因素，如中耳病史、传导性听力损失、心血管疾病，这些为进一步调查提供了依据。耳鸣患病率可能随忧郁、自觉健康状况或"事件相关发作（event-related onset）"而波动，尤其在老年人中，这也需要进一步的调查，并可为治疗方法提供信息。

（徐霞 卜行宽）

参考文献

1. 黄魏宁，于普林，刘桂芳，等．老年人听力下降及耳鸣的流行病学调查．中国老年学杂志，2003，23（2）：82-83
2. 徐霞，卜行宽，邢光前，等．江苏地区老年人主观性耳鸣的流行病学调查．中华老年医学杂志，2006，25（7）：548-550
3. 徐霞，卜行宽．耳鸣的流行病学研究．中华耳科学杂志，2005，3（2）：136-139
4. 朱勇．陕北地区耳鸣流行病学调查．疾病控制杂志，2005，9（6）：665-666
5. Aksoy S，Akdogan O，Gedikli Y，et al. The extent and levels of tinnitus in

children of central Ankara. Int J Pediatr Otorhinolaryngol, 2007, 71(2): 263-268

6. Coelho CB, Sanchez TG, Tyler RS. Tinnitus in children and associated risk factors. Prog Brain Res, 2007, 166: 179-191
7. Chadha NK, Gordon KA, James AL, et al. Tinnitus is prevalent in children with cochlear implants. Int J Pediatr Otorhinolaryngol, 2009, 73(5): 671-675
8. Davis A, El Rafaie. Epidemiology of tinnitus. In: Tyler R, editor. Tinnitus Handbook. San Diego: Singular, 2000. 1-23
9. Dias A, Cordeiro R. Association between hearing loss level and degree of discomfort introduced by tinnitus in workers exposed to noise. Braz J Otorhinolaryngol, 2008, 74(6): 876-883
10. Demeester K, van Wieringen A, Hendrickx JJ, et al. Prevalence of tinnitus and audiometric shape. B-ENT, 2007, 3 Suppl 7: 37-49
11. Chang HP, Chou P. Presbycusis among older Chinese people in Taipei, Taiwan: a community-based study. Int J Audiol, 2007, 46(12): 738-745
12. Hannaford PC, Simpson JA, Bisset AF, et al. The prevalence of ear, nose and throat problems in the community: results from a national cross-sectional postal survey in Scotland. Fam Pract, 2005, 22(3): 227-233
13. Holgers KM, Juul J. The suffering of tinnitus in childhood and adolescence. Int J Audiol, 2006, 45(5): 267-272
14. Johansson MS, Arlinger SD. Prevalence of hearing impairment in a population in Sweden. Int J Audiol, 2003, 42(1): 18-28
15. Lindgren T, Wieslander G, Dammstrom BG, et al. Tinnitus among airline pilots: prevalence and effects of age, flight experience, and other noise. Aviat Space Environ Med, 2009, 80(2): 112-116
16. Newall P, Mitchell P, Sindhusake D, et al. Tinnitus in older people: it is a widespread problem. Hearing J, 2001, 54(11): 14-18
17. Nondahl DM, Cruickshanks KJ, Wiley TL, et al. Prevalence and 5-year incidence of tinnitus among older adults: the epidemiology of hearing loss study. J Am Acad Audiol, 2002, 13: 323-331

18. Palmer KT, Griffin MJ, Syddall HE, et al. Occupational exposure to noise and the attributable burden of hearing difficulties in Great Britain. Occup Environ Med, 2002, 59(9): 634-639
19. Quaranta A, Assennato G, Sallustio V. Epidemiology of hearing problems among adults in Italy. Scand Audiol Suppl, 1996, 42: 9-13
20. Sanchez Linnett. The Epidemiology of Tinnitus. Audiological Medicine, 2004, 2: 8-17

第四章

耳鸣病因及诱发因素

第一节　耳鸣与病因及诱发因素之间的关系

耳鸣与病因及诱发因素之间并非一一对应的关系。耳鸣是一种常见的临床症状，约 1/5 的人在一生中体验过耳鸣的感觉。由于耳鸣是在没有明显声音来源的情况下能听到的声音，特指在外界不存在声刺激或电刺激时具有的听觉感受，是一种具有主观性特征的临床症状。实际上听觉通路任何部分的异常均可引起耳鸣；而且持续存在、令人烦恼的耳鸣也常与心理因素的作用有关，并受多种因素的影响。

众所周知，引起耳鸣的病因很多而且复杂，耳鸣的原因可以是单因素的也可以是多因素的。正常人在某些特殊条件（非常安静的地方，如隔声室）下也可感受到耳鸣，这类耳鸣特称为生理性耳鸣。

临床上较为常见的、可引起耳鸣症状的疾病涉及耳鼻咽喉科、神经内科、内分泌科、血液科、口腔科、骨科等多个学科。但由于引起耳鸣的病因极其复杂，因此耳鸣的客观诊断相对困难。下面择要介绍一下耳鸣的特点以及常见病因。

一、耳鸣的基本特征

许多人都曾有过耳中出现尖锐滋滋声或嗡嗡声的经历，这就是通常所说的耳鸣。对于大多数人来说，耳鸣只是一种暂时且无危害性的奇怪现象，造成它的原因很多。但是对于相当数量的人来说，耳鸣却是一种久治不愈的疾病，尤其对于有听力损失或者年纪较大的患者而言更为严重。

二、临床表现

由于耳鸣是一种感觉，因此人们对耳鸣的描述具有不确定性，但多与人们的生活经历相关，常常将耳鸣与日常生活中存在的声音比较，并借此描述。据不完全统计，曾被患者描述的耳鸣声可达30余种，较为常见有嗡嗡声、马达轰鸣声、整流器震动声、电视台无声时的声音、沙沙声、树叶声、吱吱声、摩托车声、汽笛声、滴水声、流水声、吹风声、铃声、浪涛声、咚咚声、放气声、蝉鸣声、嘶嘶声、蟋蟀叫声、钟声、甚至心跳声等。高音调的严重耳鸣可影响工作和睡眠，甚至产生心理和情绪上的障碍。耳鸣严重者可能会同时存在精神上的压力和思想包袱，甚至出现厌世的不良情绪。

出现耳鸣的程度与时程依病情、环境和心理等多方面条件而定，有时耳鸣为持续性的，有时为间歇性的；安静时耳鸣容易被感受，但在嘈杂环境时相对不易被察觉；另外当耳鸣症状较轻时不易引起人们重视，严重时则扰人不宁，使人烦躁不安。虽然某些生理性动作，如咀嚼、呼吸及吞咽等都可以产生声音被人耳察觉，但不应将此当作是耳鸣。短暂性的耳鸣常常表示病变轻微，如果耳鸣呈间断性或强度不定的波动性耳鸣，同时伴有眩晕、恶心、呕吐等，则应考虑梅尼埃综合征的可能。

耳鸣的临床表现可以为搏动性耳鸣（pulsatile tinnitus，PT）和非搏动性耳鸣，搏动性耳鸣是一种被患者描述为与心跳一致的呼呼样声音，如果将听诊器置于患者颈部或耳部，可听到这种耳鸣的存在。非搏动性耳鸣即我们经常接触的耳鸣，是一种较为常见、连续而稳定的声音，可描述成如上所述的多种声音。耳鸣存在的时间不一，有时仅为瞬间出现的症状；有时尽管存在时间较长但可自然消失；但也有的耳鸣可持续数月、数年、甚至终生，多方治疗收效甚微。

耳鸣时间过久，可能会发展为耳聋并伴发眩晕；或由单耳耳鸣过渡到双耳耳鸣；其发展时间快慢不同。也可在出现耳鸣的同时，伴有听力下降或眩晕等其他症状，也可出现全身疾病的伴随症状。因此在对疾病进行诊断和鉴别诊断时，除要详细记录耳部病史，如耳外伤史，耳毒性药物使用史和眩晕发作史、耳部流脓史、听力变化情况、有无异物等，也要注意其他全身性疾病的病史，如内分泌和代谢紊乱的糖尿病、甲状腺功能亢进、脑供血不足、药物中毒、老年性神经病变等。

由于耳鸣的确切病因较难定位，而且耳鸣的病人常常伴有心理和精神甚至功能性疾病等方面的问题，因此有时会将耳鸣诊断为功能性症状而未引起足够重视，使患者不能得到及时、正确的检查、诊断和处理，甚至延误病情。例如某些耳鸣可能成为某些严重疾病的先兆症状，如内耳道或小脑脑桥角肿瘤早期有时仅以耳鸣症状出现；而且某些脑血管疾病加重的早期也是以耳鸣症状作为先驱症状出现的。此时，耳鸣可成为对某些疾病诊断具有重要的参考意义的症状存在，因此医师应根据患者的具体情况给予耳鸣足够的重视和相应的检查并予以正确诊断、治疗。

三、有关耳鸣产生的解剖部位

通常认为耳鸣是外周病变和中枢病变共同影响的结果，也有文献报道，耳蜗病变区域并不是决定耳鸣音调的唯一因素，单纯的中枢病变也可能产生耳鸣，如：一侧耳鸣会逐渐变为双侧耳鸣等，且双侧耳鸣音调相同；切断或破坏耳鸣侧的耳蜗神经，耳鸣的感觉仍然存在；几乎无听觉的患耳亦可有耳鸣存在；耳鸣患者听觉系统和边缘系统之间存在着异常联系的现象，为边缘系统参与耳鸣的形成推论提供了客观依据。耳鸣的起因是多样的，由于目前缺乏对耳鸣产生机制的深入认识，因此目前还不能确定耳鸣产生的确切解剖部位。

耳鸣作为病理性兴奋，其形成过程与正常听觉产生的过程不同。有学者在阐述耳鸣形成的可能机制时曾指出：有些耳鸣可能源于耳蜗或蜗神经，在听觉通路上以异常时间构型的方式被辨认，经过皮层下中枢的加强，最后形成耳鸣的感觉。但严重的、难治的耳鸣其病理过程复杂，病变部位可能源于脑内的某些部位，其中边缘系统、前额皮层与耳鸣引起的感觉及不良情绪有密切关系；大脑的可塑性变化在严重耳鸣的形成过程中也起着重要作用，甚至形成不良情绪与耳鸣之间的恶性循环。

大量耳鸣响度匹配结果显示，自觉性耳鸣并非一种非常响的声音，但患者却感到很烦恼，这可能意味着中枢注意机制可能有加强耳鸣的伤害感受作用，使得耳鸣响度与其导致的烦恼程度无关，而且耳鸣可能表达了中枢许多脑区共同参与、相互作用的共同结果。

中医根据诊脉、查舌、舌质、舌苔等传统检查手段，认为耳鸣可分实证与虚症两类。虚症主要表现为肾虚，可分为肾阴虚和肾阳虚，也可有心血虚和脾气虚；实证有风热、肝火旺和痰火旺等。自古以来就存在肾与耳相表里的观点，肾疾可通过耳部症状表现。而现代医学通常认为：耳鸣、听力下降与听觉神经系统的功能障碍有关，也和中枢神经系统的调控障碍有关。但不可否认的是，用现代医学观点来分析内耳与肾脏，二者的确有些相似之处，有些治疗肾脏疾患的药物具有一定的耳毒性，而有些肾脏病人会有耳鸣症状。

耳鸣音调可分高调型、低调型和混合型；如果按病人感觉部位可分为：耳鸣、颅鸣；如果按患者感觉和别人的感觉又分为自觉性耳鸣和他觉性耳鸣。但无论哪种耳鸣分类多与导致耳鸣产生的病变部位和特点有关。

如果从耳鸣治疗的角度分析出发，也证明脑部的不正常活动的确是促使耳鸣形成的原因。最近神经科学家们已得出新的概念，假设耳鸣与慢性疼痛间具有某种相似之处，根据这样的概念，只有患者才能听得到的声音就与虚构的痛觉一样，也是一种虚构的听觉感受，对于这种耳鸣或许能利用磁波进行经颅磁刺激的方式进行治疗。由于在听觉相关区域的生理功能上与耳鸣有关，因此以这些相关区域为首要目标进行以脑部刺激为基础的治疗手段成为可能，经颅磁刺激目的就是希望能暂时干扰他们的听觉相关区域脑电活动，控制耳鸣。德国研究人员认为，他们通过用集中的磁刺激“阻塞”大脑的电活动，从而减缓了不明原因的严重耳鸣。而这也证明了一些不明原因的耳鸣是由大脑的异常活动所造成。

第二节　听觉系统相关的耳鸣病因

由于耳鸣的产生机制不清，因此耳鸣的分类标准并不统一。根据有无病理意义可分为生理性耳鸣和病理性耳鸣，前者指人体在正常生理活动中出现的耳鸣，如侧卧位时耳朵压在枕头上出现的嗡嗡声、进入到隔声室后听到的嗡嗡声以及吞咽或呼吸后出现在耳内的声音等。后者是指有一定临床意义的耳鸣，可进一步将其分类，常见的分类方法有：①根据耳鸣的原因分为耳源性耳鸣和非耳源性耳鸣，前者指病变发生于听觉系统的病变，包括外周性和中枢性病变，后者指与听觉器官无关的疾病引起的耳鸣；②根据耳鸣是否能被周围人听到，可将耳鸣分为主观性耳鸣（subjective tinnitus）和客观性耳鸣（objective tinnitus），这是临床上最常使用的分类方法，主观性耳鸣占临床病例的绝大多数。

临床上经常见到的耳鸣多数均为主观性耳鸣，耳鸣的性质多种多样，如前所述，耳鸣的音调可为任何声音，可以是低调也可为高调或者混杂出现；耳鸣可为单侧也可为双侧同时发病。另外，耳鸣与听觉感受异常同时出现，无听觉经历的先天性耳聋者多无耳鸣的描述；而大于 85% 的耳鸣患者具有听力减退现象。

主观性耳鸣不能被仪器直接检测到，要找到确切的病因也比较困难。常见的主观性耳鸣病因主要由听觉系统病变和

(或)其他系统病变共同产生。

1. 外耳病变　多表现为声音传导障碍,常见的病因有:外耳道耵聍栓塞(ceruminal impaction)、外耳道异物、外耳道疖肿、外耳道皮肤病(如湿疹、真菌感染和皮炎等),也可见于肿瘤。

外耳疾病引起的耳鸣多音调低沉,其发病可能与堵塞物直接刺激鼓膜有关,也可能由于堵塞物掩盖了外界噪声使生理性的活动被人耳察觉而出现耳鸣;另外,如果外耳道堵塞症状严重导致外耳道内气压升高也会使内耳迷路压力升高,也是导致内耳感音功能变化而出现耳鸣的原因。如果堵塞外耳道的物体较小,则会随体位改变而出现位置变化,那么耳鸣就会随体位的变化而变化。

2. 中耳病变　中耳疾病引起的耳鸣也可随体位变化而有所改变。常见导致的耳鸣的中耳病变有:外伤性鼓膜穿孔、咽鼓管病变、急慢性中耳炎、肿瘤等;也可见于鼓室硬化、耳硬化和鼓室内血管病变,如鼓室血管瘤、颈静脉体瘤、镫骨动脉残留等;另外,鼓室周围的血管病变也可引起耳鸣,如颈静脉球体瘤和颈静脉解剖异常等,这类疾病多可引起他觉性的搏动性耳鸣,又称脉管性耳鸣。

中耳疾病引起耳鸣的原因多与鼓膜、听骨链或鼓室的病变改变了中耳传音结构的阻抗有关,其结果是由于不同程度传导性听力障碍导致环境噪声掩蔽作用下降引起耳鸣;咽鼓管病变导致的耳鸣多与病变使中耳压力变化,进一步影响内耳迷路内的压力平衡,干扰蜗窗膜的作用有关;但如果耳鸣是由于分泌性中耳炎引起,耳鸣多会由于中耳内的液体流动产生,并随体位改变出现明显变化;鼓室内粘连或听小骨活动受限引起的耳鸣,多是由于中耳在传导功能不良条件下,相对出现骨传导增强现象,其结果导致体内自我声音传导增强,表现为耳鸣现象;另一个重要原因就是中耳内或中耳周围血流速度改变可引起与脉搏一致的耳鸣。

3. 内耳病变　多数主观性耳鸣与内耳病变有关,但引起耳鸣的机制并不十分清楚，目前比较认同的几点原因均围绕着毛细胞损伤和神经自主活动异常展开。比较常见的内耳疾病和引起内耳损伤的因素包括：梅尼埃病、突发性聋、耳硬化、药物中毒、噪声、老年退行性病变、病毒感染等。

其中一种机制认为，由于耳蜗毛细胞损伤导致的持续去极化状态引起神经元持续兴奋，产生异常的神经冲动信号，被中枢强化后成为被患者察觉的耳鸣。另外，也有学者认为，耳鸣的产生与中枢对外周的抑制作用减弱有关，由于中枢抑制作用的产生需要耳蜗功能的完整，因此当耳蜗损伤导致听觉感受环路障碍、抑制作用紊乱时就可以引起末梢放电的异常，出现耳鸣。

通常，梅尼埃病（Meniere's disease）的耳鸣多为持续性低调，呈吹风样或流水声，随着病程的延长，耳鸣可转化为高音调如蝉鸣。另外，耳鸣在眩晕间歇期多减轻，极少数可消失，但在眩晕发作前多加重，甚至可作为眩晕发作的先驱症状，同时出现听力下降。梅尼埃病的耳鸣发作与听力下降常常与精神紧张、过度疲劳、变态反应、内分泌疾病等因素有关。

突发性聋（sudden deafness）多同时伴有耳鸣，也有的耳鸣发生于耳聋前数小时，极少数耳鸣发生于耳聋之后。但耳鸣音调多不同，有的为低频嗡嗡声、流水声、机器轰鸣声，也有的为高调金属声、蝉鸣声、汽笛声。可能的发病原因包括：血循环障碍、病毒感染和蜗窗膜破裂。不同的致病因素均可导致内耳毛细胞的破坏，引起耳鸣。受冷、受热、疲劳、精神紧张、情绪波动都是引起血管痉挛、内耳供血不足的重要因素。随着耳聋的恢复耳鸣也将逐渐减弱或消失；也有的患者首先出现耳鸣消失继而得到耳聋改善。

药物中毒（drug intoxication）引起的耳鸣、耳聋在临床上是非常常见的，一般来说，有的药物并不直接引起耳聋，而仅仅表现为耳鸣，如有些口服抗生素（磺胺类和大环内酯类）、抗精神病药、抗组胺药、中枢神经兴奋药、某些血管扩张药、利尿药和抗癌药。药物致聋的可能发病机制与用药后引起神经递质紊乱有关;还有一些引起耳鸣和耳聋的药物与用药剂量和时间密切相关,例如水杨酸制剂,这种耳鸣是一种浓度依赖性的,常常随着用药浓度的增大而渐出现耳鸣甚至出现暂时性的听力下降,其发病机制与药物引起听觉外周功能改变有关。但也有的药物可引起永久性的听力损伤,如临床上比较常见的氨基糖苷类抗生素耳中毒现象,其可能的发病机制与药物损害了耳蜗的组织形态,导致神经放电的异常有关,进而引起耳鸣。

噪声可对全身多系统产生影响,其中强噪声是引起耳鸣和听力下降最主要的因素。一般而言,当外界噪声大于 90dB(A)时,内耳就会受到影响,由于个体差异的存在,表现为不同程度的耳鸣、耳聋。

4. 蜗后病变　听觉的正常感受需要听觉通路的结构完整和功能正常,一旦某个环节出现问题都可导致听觉感受的异常。

最常见的蜗后病变是听神经瘤(acoustic neurinoma),由于听神经瘤的最好治疗方法是手术切除,因此早期发现很有必要。而听神经瘤的最早期症状通常表现为单侧的间歇性耳鸣,随病程进展可发展成持续不断的高调耳鸣,然轻重程度不等;耳鸣同时还可出现听力下降和眩晕等其他症状。晚期可出现其他神经受损的相关症状,如面部麻木、头痛、共济失调以及其他脑神经受累的压迫症状等。

其他蜗后病变还有小脑脑桥角病变、脑干病变、颅脑外伤,甚至听觉通路上其他核团的病变以及颅内肿瘤等,这些疾病都会对听觉传导通路的电活动产生干扰,引起神经放电率异常和中枢感受障碍,因此产生耳鸣。

第三节　耳鸣相关的心理因素

耳鸣是一种症状,是耳部疾病或许多全身性疾病累及听觉系统而产生病理变化的结果。但无论是耳源性的还是非耳源性的耳鸣,均存在心理因素的影响,而耳鸣症状又可能导致某些心理障碍的发生，心理因素与耳鸣相互作用的结果可能使耳鸣症状得到长期维持。

一、物理量与心理量的关系

心理活动引起生理变化或者诱发疾病的事实很早就被人们观察到了，如精神紧张时肢端冰凉，所谓吓得面色苍白，或者羞得面色通红，即不同的情绪反应引起不同的血管变化。直至20世纪50年代诞生了心理生理学，研究者采用多道生理记录仪，放大记录6种主要的生理反应，包括心率、血压、血容量、皮肤电位、肌电和脑电波，对心理因素如何影响生理活动有了数量化的说明，研究发现心理因素对生理活动的影响突出表现于感知觉和自主神经支配的内脏功能，其中心理因素对感知觉功能的影响有下列几种现象。

1. 感觉适应　感觉适应（sensory adaptation）是指刺激物作用于同一感受器而使感受性发生变化的现象。由于刺激在时间上持续作用于某个感受器，导致对后来刺激侧感受性发生变化。感觉适应既可表现为感受性的降低，如“入兰芷之室，久而不闻其香”，也会表现为感受性的提高，如个体经过训练提高对声音和气味的辨别力。在耳鸣患者中，一部分人由于对耳鸣的感觉适应而症状减轻，以至于对日常工作和生活没有任何影响，也有些人由于对耳鸣的持续关注而使感受性提高，症状加重，甚至造成社会功能严重受损。

2. 感觉对比　感觉对比（sensory contrast）是指不同性质的刺激作用于同一感受器产生相互作用，使感受性发生变化的现象。感觉对比增强了人的感觉差别，从而使人能够更好地辨别事物。耳鸣患者通常会主诉入睡前耳鸣加重，这就是夜深人静的环境中感觉对比导致的耳鸣症状更加突出，所以耳鸣患者常常合并睡眠障碍，而睡眠障碍又增加患者对了耳鸣的恐惧。

3. 联觉　联觉（synaesthesia）是一种感觉引起另一种感觉的心理现象，是感觉相互作用的表现。如红、橙、黄色类似于太阳和烈火,往往会引起人的温暖感觉。日常生活中鼾声虽然是噪声,但如果它标志着自己的亲人陪伴在身边,有时却会有助于睡眠。人们如果将偶然发生的耳鸣视为疾病信号,则会使感受性增强,从而对耳鸣保持持续的高警觉水平而使症状得到维持,而成为耳鸣患者。

以上感觉的心理现象个体差异很大,其鲜明程度和产生的难易程度也因人而异,从而对耳鸣症状产生不同的作用。

二、感觉刺激与情绪记忆

听觉刺激到达丘脑后一部分神经元投射到听觉皮层,另一部分投射到杏仁核(图 4-3-1)。

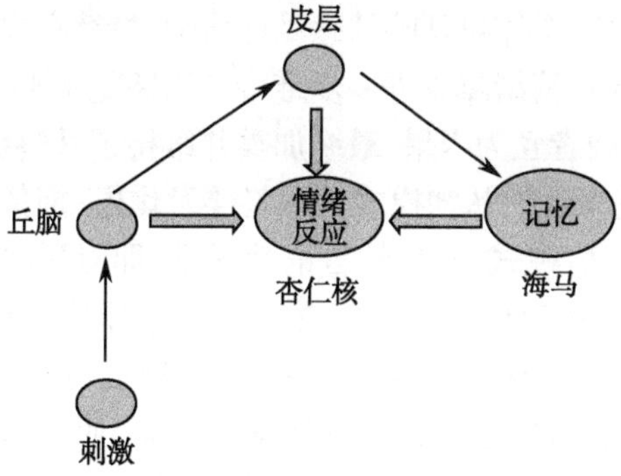

图 4-3-1 听觉信息的传导路线

1. 丘脑 - 杏仁核通道与情绪唤起有关 勒杜认为,丘脑 - 杏仁核这一通道与恐惧的迅速唤起有关。它为危险的听觉信号(如异常声音)的接收提供了一个快捷的警示系统。

2. 听皮层 - 杏仁核通道有认知加工的参与 丘脑 - 听皮层 - 杏仁核则是一个较慢的通道,它在恐惧反应中执行对听觉信息认知加工的任务,对异常声音做出更细致的知觉,如果进一步的加工证实危险确实存在,那么,由快捷路线产生的恐惧就会加强,但若信号被解释为良性的,它则会抑制杏仁核激起的恐惧反应。即在听觉信息传导中，认知加工增强或抑制杏仁核而与情绪反应相关联。

由于听觉与情绪记忆具有相关性，因此，已有焦虑的患者警觉水平增高，对耳鸣的声音更加敏感，而耳鸣患者在负性认知的调节下更容易产生焦虑。

三、脑的认知加工调节感觉阈限

1. 心理因素调节感觉阈限　感觉阈限（sensory threshold）部分地受心理因素控制已在痛觉研究中得到证实。在耳鸣患者中，耳鸣所伴随的认知加工过程包括负性思维活动、慢性的过度唤醒、失控感以及对声源线索的高度警觉。首先患者以灾难性的方式对耳鸣进行解释，形成对耳鸣的恐惧性认知，从而使生理唤醒程度增高，个体对耳鸣的感受性增强，持续存在则导致高水平的负性情绪，情绪障碍进一步维持了高警觉水平，这样一个恶性循环导致两者互为因果，最终加重并维持了耳鸣症状。

2. 耳鸣患者的认知模式　耳鸣伴发焦虑、抑郁障碍患者的认知模式包括：模式一：负性言语性思维，即对耳鸣病因的灾难性认知，对耳鸣后果的夸大等；模式二：选择性注意与监控，关注与耳鸣同时存在的环境因素和内脏感觉。由于认知活动的参与，耳鸣易于诱发焦虑、抑郁等情绪障碍，而情绪障碍又增强了耳鸣的主观感受性，心理治疗主要是针对这两种认知模式进行认知矫正与重构，以达到消除情绪障碍和提高耳鸣适应性的目的。

四、心理社会易感因素

耳鸣患者是否伴发焦虑，通常是三种主要因素相互作用的结果，这三种因素包括生物学的、心理-社会的和行为的。其中遗传的易感性是重要的先决条件，而患病作为应激源如同导火索，对症状的条件性反应导致了症状的强化。

患者病前的心理特征和状态与耳鸣是否伴发情绪障碍有

着密切相关。常见的易感因素包括人格特征、心理应激负荷程度和社会支持状况等。有研究认为A型行为患者应激反应更为强烈,A型人格者的交感神经系统长期处于高唤醒状态,导致肌肉紧张和交感神经系统长时间处于激活,具有更多的应激症状,比B型人格者具有更强的疾病相关;许多研究报道了生活事件应激与疾病的发生、发展和转归的相关关系,长期承受工作、经济和人际等各方面压力的患者更易伴发情绪障碍;来自家庭及社会的支持系统一方面对应激反应起缓冲作用,同时对患病中的个体保持良好的情绪体验具有重要的作用。

(崔红)

参考文献

1. 罗伯特·费尔.普通心理学(英文版).北京:人民邮电出版社,2004
2. 徐俊冕.躯体化与躯体形式障碍.中国行为医学科学,2004,13(3):359-360
3. Lyness SA. Predictors of differences between Type A and B individuals in hear rate and blood pressure reactivity. Psychological Bulletin,1993,114:266-295

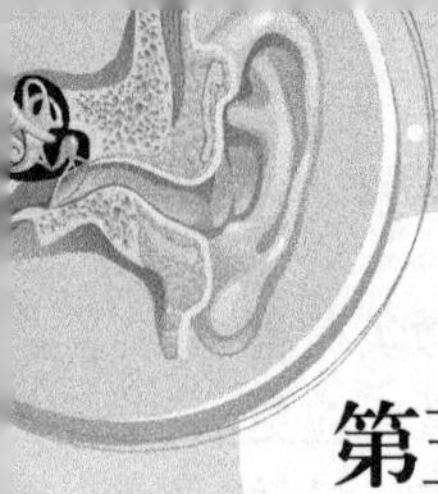

第五章

耳鸣的发生机制

第一节　耳鸣的病理生理模型

人们对听觉系统认识的局限性限制了对耳鸣诊断及治疗的深入研究。目前人们主要从以下几个方面试图了解耳鸣：①生理学方面，例如听觉生理；②心理物理学和生理学方面，例如，生理学与心理学之间的关系以及声学的物理特性；③临床方面，例如听觉障碍、眩晕等耳部疾病伴发的耳鸣的临床特征。

由于缺乏合适的动物模型，研究耳鸣的每一步（其目的是认知耳鸣并最终有效治疗和控制耳鸣）在很大程度上受到限制。在第一、第二届国际耳鸣研讨会上，专家们呼吁尽快建立合适的动物模型，在第三届会议上又提出了同样的呼吁。耳鸣模型，以所知的各种病因和发生机制为基础，被不断改进，从感觉、生化反应和心理等方面反映耳鸣多方面的临床特性，这些都为耳鸣的病理生理提供资料，在临床上可用于识别耳鸣的临床类型。

本节将概括曾用过或被建议过的几种耳鸣模型，回顾模型的基本内容以及它们是如何被应用于耳鸣的。有效的耳鸣生理模型需满足以下条件：①容易并可靠地产生耳鸣效应；②该效应能反映出所有的耳鸣行为；③模型允许对耳鸣进行长期客观地评估。

以能量的转换过程为基础建立的耳蜗模型，能为临床上识别耳鸣的耳蜗类型提供依据；以神经冲动的传导为基础建立的中枢听觉系统模型能为识别耳鸣的中枢类型提供依据;复合模型,可以解释复合耳鸣。模型的不断改进不论对耳鸣症状的评价如感觉的、生理的、行为的,还是对临床上耳鸣病因的确定,都将为耳鸣的治疗和控制提供新的手段。

一、基本模型

模型最重要的特点是能揭示所研究系统的特性,为各种假说提供验证手段。实验结论应该具备理论或实践的意义。在耳鸣模型原理中有 3 个基本类型:黑匣模型、生理模型和组合模型。

1. 黑匣模型(black box model)　在传统的黑匣模型中,输入和输出信号是可以被检测的,但模型的内部(如模型本身的细节、能量转换、传导过程中信号的变化等)是无法直接观察并测量的。在输入或模式一定的情况下,模型将产生一种输出,它与研究对象产生的反应基本一致。一种经典模型就是声刺激下的信号探测理论模型。在这种模型中,输入的信号是在环境噪声中以一定概率出现的声信号,研究对象的反应代表模型的输出,反应可以是被测试者陈述或按键。

多年来有许多不同类型的信号探测理论模型被提出。这些模型的共同特点是,对噪声中出现的信号进行统计学分析和判断。在多数情况下,人们认为是由一位“理想的观察者”进行统计推论,例如,模型假定了一种结论,在这个前提下确定了统计学意义。然而,在实际观测中人们往往不能做出分析判断。结果,在整个过程中,从信号输入至产生反应,形成这样一种模式,似乎是人们用统计学手段观测信号和噪声,因此,有一定的主观性。

黑匣模型应该尽可能简单,不能太复杂,简明的观察结果就可以洞察复杂的过程。

2. 生理学模型(physiological model)　在这个模型中,发生在听觉系统中的反应[机械的、电的和(或)化学的]可以被检测。其共同点是,观察对象所发生的各项反应均可以被检测到。这种模型依据直接的观察结果建立假设,比如,系统中将可能检测到的结果作为条件,与不能被检测到的现象相关联,从而推论将要发生的各项反应。结果是,直观的检测结果越多,此模型就越精确。

这类模型中的一类重要的例子是 Flanagan 的基底膜运动模型。他注意到在基底膜振动中,有一个共振频率,基底膜位置不同,共振频率也不相同。通过分析,得出了基底膜运动的一个数学模式,通过这个模式,可以预知基底膜位移时其上任何点的位置。这个模型的发展与中耳的声传导特性联系起来,从而可从鼓膜的声压值预知基底膜的位移。这种模型经改进后被用于研究耳蜗机制。

3. 复合模型(complex model) 它既有生理模型特点,又有黑匣模型的特点。这种模型曾被 Sieber 报道过。输入黑匣的是神经纤维释放的信号数据,它们在频率强度各方面均不相同。通过检测各项反应及输出而完成试验。此模型最重要的是基底膜机械运动位移转变为神经冲动。尽管这些模式仅能在猫身上观察到,但并不意味着其他生物没有此种机制。

临床上在合适的对象(包括人)使用耳蜗电图和听性脑干反应检测耳鸣的电生理特性。相类似的,通过对听觉系统(外周和中枢)中葡萄糖代谢率,我们了解了神经细胞的代谢而进一步认识了耳鸣的代谢。Gibson 等在 67 名梅尼埃病患者测得耳蜗电图,动作电位常随直流电位的改变而改变。Schreiner 发现,在给予水杨酸盐后,猫的听神经可记录到自发放电活动。水杨酸能诱发人类耳鸣发作,而且可以改变单根听神经纤维自发的电活动。利多卡因能提高动物对异常刺激的敏感性,水杨酸致听神经的异常放电活动代表了外周性耳鸣的生理特性。

耳鸣症状的临床异质性反映了不同的临床类型。本文所讨论的各类模型均具有一定的局限性,它们仅能对耳鸣的某些临床类型进行解释,如仅能解释听觉系统中功能失调部分的起源和产生机制。目前,形态学、解剖学、神经学、生理学及生化科学研究的进展,为改进耳鸣模型提供了理论基础。

二、神经纤维自发放电的检测与耳鸣

Kiang 等观察到了神经细胞自发放电的存在。引起放电的因素包括细胞膜电位的波动、化学失衡和机械压力等。不同神经的放电模式不同,而且检测受研究动物的限制。人类的听觉神经也被证实有自发放电活动。既然如此,为什么人耳没有察觉到体内的这种电活动呢?答案在于听觉认知中的信号检测系统标准的合适度。低于此标准的自发放电将不被察觉,但是大量的自发放电,超过此标准,则将被听到。可以认为患有耳鸣的人其频繁的放电活动超过此标准。有证据表明这个标准可通过外部手段调节。在消声室中听觉正常的人经常报道可听见体内产生的声音,这些声音可能是空气分子的布朗运动撞击鼓膜所产生。相同原理,患有耳鸣的人在某些情况下可以借助噪声发生器暂时解除病痛,因为在环境噪声中听力检测标准上升,自身放电低于此标准,耳鸣也就听不见了。信号检测理论代表了一类有力的理论工具,可以模仿耳鸣的效果。这套理论在解释与听神经自发放电活动相关的耳鸣时是适用的。

生理模型原则上适用于对研究对象进行直接检测。外周听觉系统的自发电活动可以通过有效、灵敏的设备测得。Flanagan 改进的模型中先假定声音从外耳至中耳最后到基底膜是非线性的,声波从外耳传到基底膜受到干扰,基底膜将声波传至中耳、外耳道时也有变化。从外耳道可以记录到这种声反射。耳声发射即可检测到这种反射出的声信号。

为了验证这些假说,Flanagan 模型做出了一些重要的改进。这些改进有两种基本类型。一种是非线性滤过系统代替线性滤过系统。在 Hall 提出的模型中,还提出振动调谐系统。这类模型能说明基底膜上频率敏感性随强度变化,以及其他的非线性效应。另一种假设认为基底膜附近有能源,从本质上假设了一种积极的非线性过程。Davis 多年来一直提倡这种积极的模式。最近 Kim 等提出了一种自发的、积极的、非线性基底膜模型。这种模型不仅说明基底膜上频率敏感度的不同，而且指出小变化就能引起耳蜗的自发振动。

Salvi 和 Ahroon 分别调查了一组正常儿童和一组因噪声致高频听力损失人群听神经纤维的自发放电活动，发现自发放电率的差异与人们的耳鸣模式和心理生理素质有关。学者们认为听力损失可以产生一种效应，使高频神经放电频率更高，使正常频率神经提高自发放电次数，从而引起耳鸣。

三、毛细胞的形态及听觉感受器与耳鸣

耳鸣的生理学模型对于研究的耳鸣类型应具有特异性，尤其是耳蜗型耳鸣，该模型必须包括内耳病理和毛细胞（hair cell）分子结构的最新研究、传导通路及毛细胞生理学、毛细胞的电发生学特性、耳蜗的电生理解剖和耳蜗内液体（外淋巴和内淋巴）。Zenner 证实了离体的外毛细胞圆柱体（cylindrical body）内有快、慢两种纵向的相反运动，在电刺激时，可以产生高频运动效应。毛细胞纤毛的运动依赖于表皮板的能动性，毛细胞的纤毛通过对表皮板的反应产生快或慢的运动。静纤毛及其盖膜间的剪切运动，被认为是另一种能放大耳蜗调谐作用和灵敏度的运动机制。钾离子浓度的增加可使离体活的外毛细胞（outer hair cell）的外侧和底部的细胞膜持续反方向的去极化。钾中毒常伴随毛细胞强烈的纵向收缩。Zenner 指出这些研究结果与梅尼埃病的症状有关：①毛细胞的去极化能解释突发耳鸣；②毛细胞反向纵向收缩引起耳蜗内异常变化，不仅影响听力，而且导致耳鸣。在细胞分离中，主要从豚鼠耳蜗分离出外毛细胞，使用显微外科技术为听功能的研究提供了一种新手段，并已应用于耳鸣。这些模型的技术及研究结果可用于以感觉细胞为基础的听力学研究。已经证实毛细胞顶端存在钙离子通道，钾离子对毛细胞有重要影响，毛细胞内有肌蛋白和肌球蛋白已经被确定。

在毛细胞基底部的空泡中发生的各种变化,可以解释能量转换过程中的异常。以上这些均可能导致耳鸣。采用以上研究设计的模型可以证实耳蜗型耳鸣的存在。

总之,毛细胞的基本效应是,细胞电位在不断发生变化,但能量的转换仅发生在局部;毛细胞所接收到的机械信号被传至细胞或亚细胞复合体,“大门”是离子通道。Zenner 等已证实,在毛细胞的顶端有钙离子通道,钾离子浓度的增减会影响“大门”的开关。所有耳鸣模型的能量转换过程中有静纤毛(stereocilium)的活动,静纤毛的偏移可以调节能量的转换过程。静纤毛的改变与耳鸣伴听力损失有关。Nuttall 在讨论转换机制时,提出了实验结果及假设的分子基础。这些要点在耳蜗型耳鸣模型中应被包括。在转换机制中,能量转换发生在静纤毛的移位和细胞内感受器电位之间。Hudspetch 认为受机械力与静纤毛的影响,感觉细胞的分子结构受到改变。这种“静”增力可能是细胞内、外通道的门户。静纤毛的微结构,如肌蛋白纤维能与蛋白质直接相联,蛋白质插入浆膜中,这样产生直接的机械效应。这种直接的机械效应导致蛋白分子的化学结构变形。然后通过脂质层开放通道,开放通道的多少反映能量的大小。

直到最近,支持这些假设的证据仍很少。然而,Zenner 有关外毛细胞形态的研究为验证这些假说,尤其对验证耳鸣的症状迈出了一大步,为鉴别主观耳鸣的临床类型提供了基础。钾离子被认为是毛细胞系统中传导电流最有意义的因素,这与内淋巴中的高含量及与耳蜗内正电位有关。钙在能量转换过程中也显示了它的必要性,盖膜覆盖听觉感受器的毛细胞。然而,仅外毛细胞静纤毛中的最长的一排与盖膜良好地接触。内毛细胞(inner hair cell)有两种电生理特性:①膜静息电位约 30~40mv(听觉感受器支持细胞的静息电位为 70~100mv);②声刺激引起感受器电位的升高。钾离子流,如传导电流经细胞顶端进入细胞内,导致内毛细胞膜电位绝对值降低。内毛细胞具体的功能目前还不知道,虽然它在蜗神经传入中起作用。Zenner 有关外毛细胞形态、生化、生理特性的研究，Zwicker 有关内、外毛细胞电声反应的模型研究（尤其掩蔽和自发放电活动），如果将二者结合起来，就可以证明耳蜗型耳鸣。这正如耳蜗电图加掩蔽可以诊断耳鸣一样。Tonndorf 假设盖膜运动发生变化而产生耳鸣，盖膜可能改变盖膜下区域的电化学特性，作为不同的离子感受器，盖膜帮助缓冲静纤毛周围的少量液体。有意义的是，发现盖膜中存在Ⅱ型抗原，这与内耳的自身免疫反应有关，内耳自身免疫反应可作为另一类耳鸣模型。

毛细胞的电学特性为改进耳鸣模型提供了另外的基础。Mountain 从理论上提出毛细胞的电发生特点和外毛细胞的“负反馈模型（negative feedback model）”。感觉系统在机体内总是尝试提供最多的信息，这个过程需要刺激和感受器有效的联系，在限定的时间内最大限度地换能。哺乳动物的耳蜗有一类机制可以抵制消极因素而导致感觉敏感度的提高。系统能量总的损失取决于消极因素与积极因素之间数量的对比，如果系统能量的总损耗是负的，就会产生自发的振动，因为系统有多余的能量。毛细胞是一种灵敏的感觉细胞，因此，Mountain 相信在机械 - 电转换过程会产生能量的增减。我们假定向前的过程是机械能转换成电能的过程，而相反则是电能转换成机械能的过程，即声波的产生过程。能量的抑制减弱是反馈环的结果，基底膜运动使能量转换向前进行，如产生电能，在这之中又有相反的转换产生，如产生机械能作用于基底膜。

这种转换理论根据增、减机制在外毛细胞中引起前、后转换，一方面基底膜的位移产生两种现象：①在相反转换中产生反作用力，引起基底膜运动的减弱；②向前的转换导致接收器电位的产生。另一方面，进入耳蜗的声压产生的位移引起外毛细胞机械能向电能的转换。这个过程可被设计成向前的转换。机械能转换电能的过程现在可被倒置，产生一种反馈力、使电能转换成机械能，使基底膜产生运动。这种效应现在也影响进入耳蜗的声压。Mountain 根据此已做出了一种耳鸣模型。

电机械转换的应用首先在于基底膜的静止位置依赖于外毛细胞的静息电位。相反的转换过程可能产生耳蜗总和电位。负的总和电位产生是由于向前的转换过程的不对称。这种不谐调的产物导致毛细胞膜的去极化。反转换过程的存在意味着任何因素都能改变正、反两个过程，从而影响它们的敏感程度和基底膜的振动。因为毛细胞的接收器电位与其顶端的膜电位是对应的。耳蜗内任何电位的改变或毛细胞电位的改变都可能改变基底膜的振动。直流电的经过可改变耳蜗内电位，这种改变可以使内毛细胞和听神经纤维发生相应的调谐。

简而言之，试验证实了外毛细胞存在相反的转换过程，首先电能被转换成机械能，然后机械能又被转换成电能。Mountain提出了一种负反馈理论，其中正转换被负转换所抑制，这个过程受膜电位的控制。负反馈模型指出，静息电位的变化将引起基底膜向鼓阶的移动，并降低毛细胞对声刺激的去极化。

Bobbin 等提出噪声致聋的电化学机制模型。在他们建立的豚鼠模型中，在声音损害毛细胞的过程中一种电流可引起 ATP 水平的下降以及细胞的死亡。

四、其他因素与耳鸣

1. 静息电流(resting electric current)　这类耳鸣模型的意义是，建立静息电流状态同时可以调节耳蜗输入、输出纤维的自发放电活动。它不仅包括接受听觉系统外界的直接刺激，还包括耳蜗内电位的传入刺激效应、耳蜗微音器电位、内毛细胞电位、听神经自发神经放电活动。这类模型通过电生理学探讨耳鸣发生机制。

静息电流被认为是哺乳动物在无声刺激时的基本电流，它依赖于钾离子浓度，受代谢活动的影响。静息电流的调节以及对钠、钾泵的影响为耳蜗传入神经自发放电提供了环境，而自发放电的症状之一就是耳鸣。

2. 耳蜗液体　其功能包括：①血液和耳蜗感觉细胞之间

进行已电离气体、电解质和营养品的运输；②波从镫骨底板至耳蜗感觉器之间的传递；③毛细胞离子环境的建立。外淋巴(perilymph)的组成受以下因素控制：辐射流或耳蜗本身的平衡、钾离子的引入及钠离子的排斥。内淋巴(endolymph)主要包括来自血管纹的代谢物质。尽管哺乳动物的转换过程中钾的运动是重要的，但镁的作用也很重要，还有氢、氯和碳酸氢盐。总之，任何耳鸣动物模型应研究耳蜗液体，它们的组成和对耳蜗的影响，以及耳蜗的电力学特点。这个过程导致耳蜗输入神经纤维的自发放电。

Davis 模型重新对已知的钾的电化学特性进行研究，并研究离子的正性及抑制运动。这不仅可以帮助人们了解听觉过程，而且有助于了解耳鸣。

3. 耳蜗内神经递质　耳蜗外周交感神经中的酪氨酸羟化酶(TH)和多巴胺β-羟化酶的检测对于耳蜗型耳鸣具有特殊的意义。耳蜗内胆碱能神经的研究，以豚鼠及猴为研究对象，显示猴等较低等的哺乳动物有不同类型的传出神经系统，猴的乙酰胆碱酯酶可抑制传出神经系统。

（池君　薛希均）

第二节　耳鸣的心理物理与心理声学相关性

声音的物理量包括强度、频率和时程 3 个参数，相应地，声音的心理量也包括响度、音调和音色 3 个参数。理论上讲，物理量的改变应该引起心理量的相应改变。但实际上，两者的改变却经常不一致，这是由人的心理因素造成的。

心理物理学(psychophysics)是研究感觉器官与物理刺激相关性的科学，即物理声学与心理学的关系问题。心理声学(psychoacoustics)是心理物理学的一个分支，研究声音的心理感受，是心理学与声诱发反应的结合。因受心理因素的影响，个体对声刺激的反应存在差异。耳鸣作为一种“内源性”的声音，也有一定的音调和响度。在临床上经常需要对耳鸣进行量化分析，而耳鸣音调和响度的测定受心理因素的影响。因此，本节的目的是探讨耳鸣音调、响度匹配和掩蔽的可靠方法。

耳鸣匹配（tinnitus matching test）的方法也采用心理物理学上双耳响度平衡（alternate binaural loudness balance，ABLB）的限定法（method of limits）和调节法（method of adjustment）。用纯音听力计在耳鸣对侧耳通过耳机给声，让患者判断是否与耳鸣的音调或响度匹配。限定法是技术员调节纯音的频率和强度，调节法是患者自己调节纯音的频率和强度。纯音持续时间 0.5 秒（上升下降时间各 40ms，平台时间 420ms），间隔 0.5 秒，每秒 1 次。在测试中尽可能避免操作者或患者“主观预期”的影响。

限定法和调节法的操作步骤均可采用与纯音测听类似的上升法和括号法（bracketing）。

耳鸣匹配可在同侧耳、对侧耳进行，也可在声场中进行。如果没有复听（diplacusis）或响度重振（recruitment）现象，应该在对侧耳进行匹配，以避免外界声音与耳鸣的混淆，并减少残余抑制。匹配结果较为可靠。有复听或重振现象时，应该在同侧耳进行匹配。

测试重振的方法较多，有学者建议，在不能准确测定听阈的患者，可用测定反应时间（reacting time，RT）的方法测定重振现象。首先将按键按下去，直到刚刚听不到匹配声后才放开。在正常人，当信号刚接近听阈时，RT 通常为 700~800ms，高强度纯音的 RT 则为 100~200ms。耳蜗病变时，RT 开始为陡峭曲线，在高强度则达到正常，表示有重振。有学者在 9 例耳鸣伴听力损失的患者进行 RT 的可靠性研究，用 9 例正常人作对照。在 3 个频率测定反应时间，在耳鸣组，一个频率与耳鸣音调相同，第 2 个频率接近耳鸣音调，第 3 个频率离耳鸣音调上下 750Hz。用 15dB SL 的声音测试 RT，重复测试 5 次。结果显示，3 种频率测试的 RT 之间无统计学差异，但第一种频率的 RT 最短，第二种最长，第三种居中。

一、音调

音调（pitch）是人对声音频率的主观反应，频率在 1000Hz 以上的声音，最少需要持续 10ms 人耳才能确定其音调。音调应该与频率成正比，但受声音强度的影响。同一频率的纯音，声强不同时音调也不同。人为规定，1000Hz 40dB SL 纯音的音调是 1000 美（mel），1000 美是 500 美的 1 倍、2000 美的一半，但 500 美和 2000 美的音调并不完全对应于 500Hz 和 2000Hz 的纯音。图 5-2-1 显示声音强度、频率对音调的影响。从该图可见，中频声音的音调相对稳定，受声强的影响相对较小，低频声音的音调

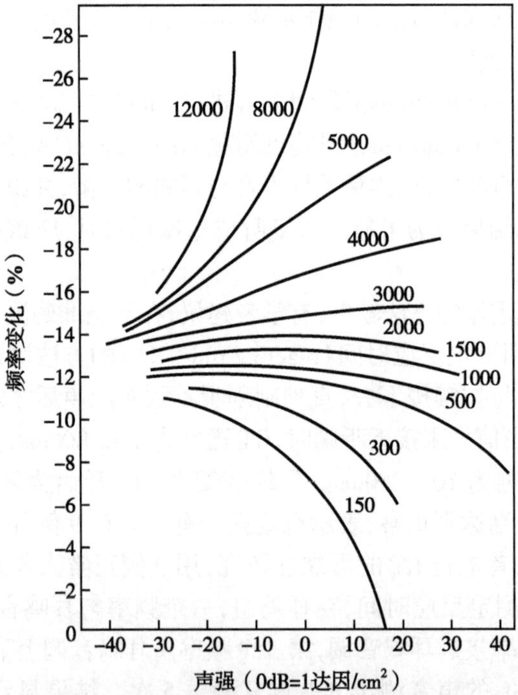

图 5-2-1　声音频率和强度对音调的影响

随声强的增加而逐渐减低，高频声音的音调随声强的增加而逐渐增加，2000 美约相当于频率 3000Hz，4000 美相当于 10 000Hz。因此，在对高调耳鸣进行匹配时，结果就可能不够准确，并且几次的匹配结果之间可能存在较大差异。在伴听力下降的耳鸣患者，病理性适应现象对音调和响度匹配也有显著影响。

有人对 3 种耳鸣音调匹配方法进行了对比研究。10 例耳鸣患者在同侧耳用 2 种方法各进行 7 次匹配，在对侧耳进行 5 次匹配。每次匹配之前有 5~10 分钟的练习，外界声为脉冲声，对患者耳鸣的主调进行匹配。确定音调之后，再进行倍频混淆试验。330 次音调匹配中仅 26 次发生倍频混淆，用限定法进行的音调匹配中无倍频混淆现象。另外，用 0~6 级方法对耳鸣音调进行分级，结果显示，这种方法与音调匹配的结果之间无显著差异。用线性和对数方法分析，上述 3 种方法的结果之间差异较大，但无统计学意义。因此，学者们建议，正确的音调匹配方法应该是，在同侧耳进行匹配，用限定法或调节法，避免对侧耳复听的影响，并尽量减少倍频混淆现象，重复 7~9 次，将结果进行平均，如果发生倍频混淆，则应重新匹配。

Vernon 认为最可靠的方法是双音选择法（diphonia selection method），交替给予两个纯音，让患者选择哪一种纯音更接近耳鸣的音调，确定后再进行倍频混淆试验（octave confusion test）。Penner 对 3 例噪声性耳鸣患者进行了研究，用限定法确定耳鸣音调，脉冲声强度固定于 90dB SPL，频率可变，持续 20ms，间歇 1.5 秒以减少残余抑制效应，调节其频率直到与耳鸣音调匹配，每天 4 次，20 天共 80 次。结果表明，耳鸣音调存在巨大差异，最大变异达 31%。作者将此种差异归因于耳鸣本身的不断变化和耳鸣与外界声音的相互作用。多数学者认为，耳鸣音调匹配应至少重复 3 次，并经倍频混淆试验的验证，如存在倍频混淆则应重新测试。

二、响度

响度（loudness）是声强的心理反应量，不但取决于声强的大小，还决定于声音频率。人为规定，响度的单位为宋(sone)，响度级的单位为方(phon)。1000Hz 40dB SL纯音的响度为1宋，响度级为40方。如果其他频率和强度的声音听起来与1000Hz 40dB SL的纯音一样响，其响度就是40方。图5-2-2为等响曲线，横坐标为声音频率，纵坐标为声音强度(dB SPL)。从该图可以看出，高声压级的等响曲线(100方以上)几乎成水平，0~80方的等响曲线以1000Hz为界，左侧(低频侧)曲线逐渐上升而相互靠拢，在100dB SPL时大部分曲线相聚；在右侧(高频侧)曲线的变化不如左侧明显，稍下降后又轻微升高，且不同方的曲线相互平行。例如，从20方的曲线上可以看出，100Hz 50dB SPL纯音与1000Hz 20dB SPL纯音等响。

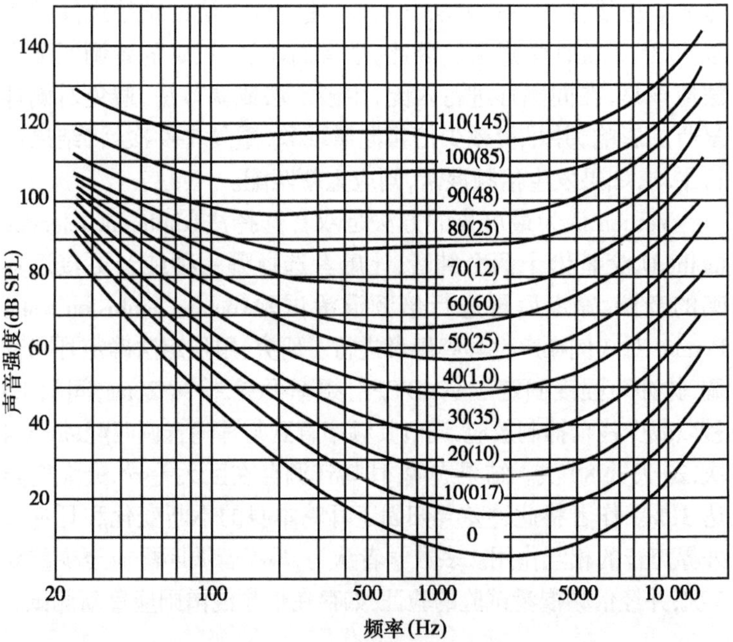

图5-2-2　等响曲线

有学者在3例耳鸣患者用调节法进行耳鸣响度匹配，每天4次，重复测试20天共80次，结果显示，响度变化巨大，在3~47dB之间，平均为20dB。这种巨大差异可能是由耳鸣患者主观判定标准的变化或耳鸣本身的变化所引起。因此认为，响度匹配应该重复5次，如3次结果一直则认为结果可靠。

三、掩蔽

耳鸣与外界声音不同，证据之一就是对掩蔽（masking）的反应不同。有学者经研究后指出，两种外界声音相互掩蔽时频率必须基本一致，而外界声音掩蔽耳鸣时则不需要，宽带噪声即可掩蔽耳鸣，而且效果好于纯音及窄带噪声，也就是说，耳鸣的掩蔽缺乏频率特异性。用于掩蔽耳鸣的宽带噪声强度小于纯音强度，而远离耳鸣音调的纯音的掩蔽强度小于耳鸣音调的掩蔽音。出现这种情况的原因是耳蜗功能的改变如响度重振和病理性适应。在正常心理声学中，低频声比高频声的掩蔽效果更好；在耳鸣患者，这种情况不存在或正好相反。在正常人，掩蔽声和被掩蔽声必须在同一耳，除非对侧耳的掩蔽声非常强而发生经颅传导；在耳鸣患者，对侧耳的低强度声音可以掩蔽同侧耳的耳鸣。在正常人，残余抑制效应持续1~30秒，而耳鸣患者的掩蔽后效应大大延长。总之，耳鸣的特征不像外界物理声音。

Feldman（1971）测试200例耳鸣患者，用白噪声、窄带噪声（1/3倍频程）、纯音在同侧耳、对侧耳掩蔽耳鸣，掩蔽声每次持续500ms。将最小掩蔽级描绘在纯音听力图上，称为掩蔽曲线（masking curve）或掩蔽听力图（masking audiogram）（图5-2-3）。该图共分5种类型：Ⅰ型—汇聚型（convergence），为噪声性聋伴耳鸣，占22%；Ⅱ型—分离型（divergence）占2%；Ⅲ型—重叠型（congruence），见于梅尼埃病及耳硬化，占53%；Ⅳ型—间距型（distance），老年聋，占17%；ⅣA型—间距A型（dispersion）分泌性中耳炎；Ⅴ型—不能掩蔽型（persistence），占6%。耳鸣的掩蔽和掩蔽后效应提示耳鸣有中枢起源。

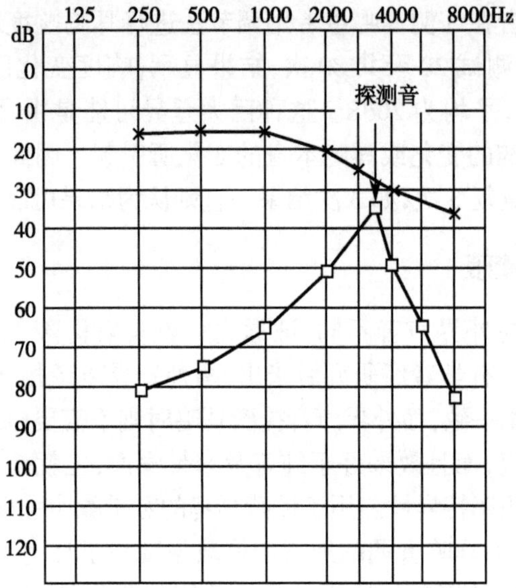
125
250
500
1000
2000
4000
8000Hz
dB
0
10
20
30
40
50
60
70
80
90
100
110
120
探测音

A

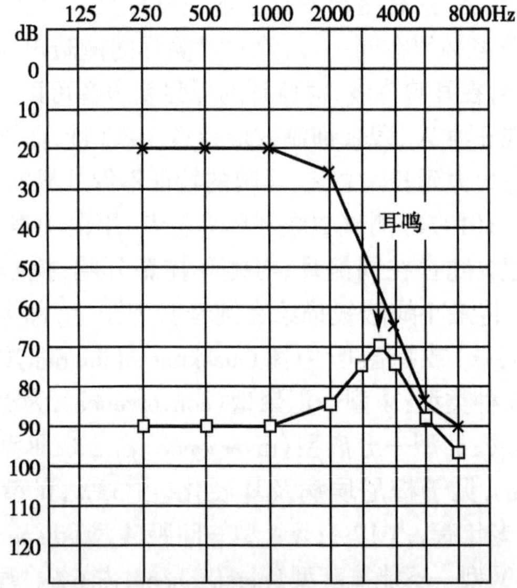
125
250
500
1000
2000
4000
8000Hz
dB
0
10
20
30
40
50
60
70
80
90
100
110
120
耳鸣

B

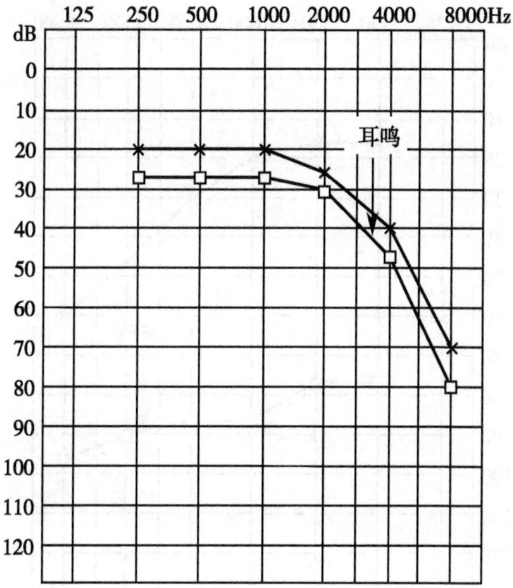
125
250
500
1000
2000
4000
8000Hz
dB
0
10
20
30
40
50
60
70
80
90
100
110
120
耳鸣

C

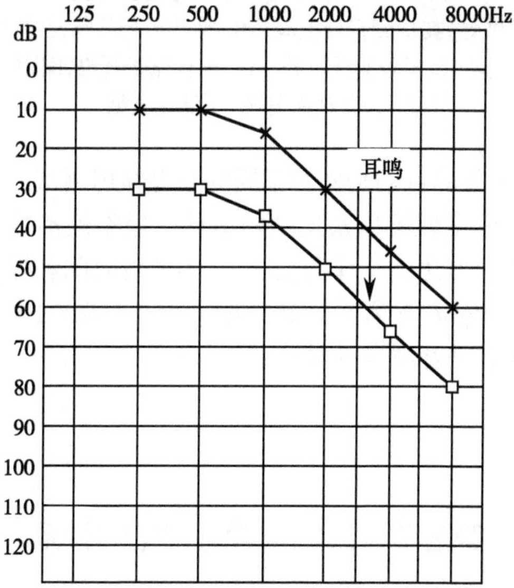
125
250
500
1000
2000
4000
8000Hz
dB
0
10
20
30
40
50
60
70
80
90
100
110
120
耳鸣

D

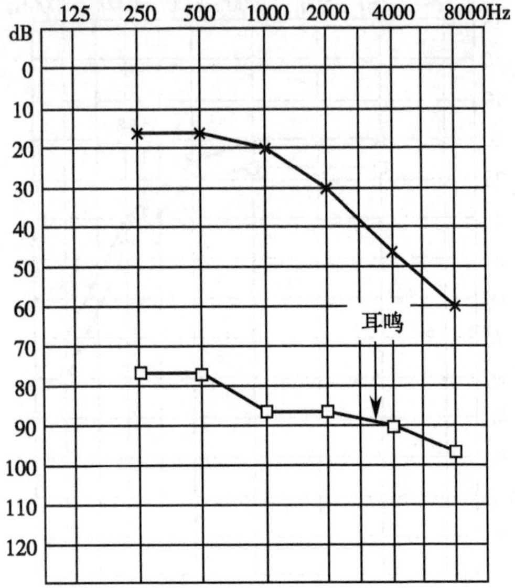

E

图 5-2-3　Feldman 耳鸣掩蔽听力图

A. 纯音掩蔽纯音，在探测音处汇聚　B. 纯音掩蔽耳鸣，在耳鸣音调汇聚　C. 纯音掩蔽耳鸣，两条曲线重叠　D. 纯音掩蔽耳鸣，间距型，难掩蔽　E. 纯音掩蔽耳鸣，不能掩蔽型

总之，本节的目的是探讨不同的心理物理测试方法，以确定耳鸣音调和响度匹配以及掩蔽的最佳心理物理参数，找到可靠的量化耳鸣的方法。在耳科临床上，为节省时间和操作步骤，习惯上不以美、宋或方为音调和响度的单位，仍以 Hz 和 dB(SL、SPL、HL)为音调和响度的单位。

（王洪田）

第三节　耳鸣与学习记忆的关系

耳鸣是一种学习获得性行为反应，证据表现在以下几个方面。

1. 儿童没有耳鸣，仅当反复听别人说过耳鸣的症状后才可能有耳鸣的主诉。

2. 聋哑人没有耳鸣，因其从小就未感受过声音，更不知道什么是耳鸣。

3. 长期耳鸣是一种慢性不良刺激，伴随有不愉快的情绪体验，很容易被记忆。

4. 有实验证实，在慢性耳鸣的大鼠，听皮层突触形态发生改变，平型突触变为U型，突触面积及突触递质增加，突触间隙变窄。这一情况类似于长时程增强现象（long time enhancement phenomenon，LTP），而LTP是学习与记忆的生理基础。

5. 用PET进行的研究表明，耳鸣可激活边缘系统，而边缘系统正是记忆中枢。

6. 耳鸣习服疗法或再训练疗法可以治疗耳鸣，长期的习服训练正是学习和记忆的强化过程。

因此，可以肯定，耳鸣与学习记忆有密切关系，但有待深入研究。

（王洪田）

第四节　耳鸣的电生理学研究

我们已经知道，听觉是由外耳、中耳、内耳、听神经以及听觉中枢的特定活动共同完成的。声音的察觉是经过外周听觉感受器（外耳、中耳传导，内耳感受），通过引起耳蜗毛细胞兴奋，产生神经冲动并沿听神经将这种活动通过各级听神经核团，传入听觉中枢，最终产生听觉感受的一系列电反应。在这个过程中，除执行传导声音的外、中耳外，听觉的产生完全依赖于听觉系统之间缜密的电传导活动和电反应特性。

神经冲动是以不同的组合形式在神经纤维中传输的，这种不同的组合形式构成神经编码。由于听神经冲动是以全或无形式传布的，而单纤维的神经冲动振幅与波形是相对固定的，所以单纯神经冲动的振幅和波形是不能反映声音特性的，只有在听神经的单纤维上首先完成基于时间构型和空间构型的编码后，才能作用于听觉中枢产生不同类型的音调和响度感觉。

一、听觉电生理学的常用检查方法

不同形式的刺激会引起人体感觉系统产生不同的神经活动，而诱发电位(evoked potential，EP)是指中枢神经系统在感受刺激的过程中产生的生物电活动。听觉诱发电位就是指听觉系统在接受声刺激后产生的一系列电活动。

(一) 脑干听觉诱发电位

1. 神经起源　20 世纪 60 年代末，Jewett 和 Sohmer 先后根据人体头颅为容积导体的特性，利用远场记录的方法并在短声(Click)刺激的条件下，经过计算机叠加求均处理后，在颅顶和给声侧的乳突间记录到了一系列小幅反应的电位变化，该反应被称为听性脑干反应(auditory brainstem response，ABR)，又称为脑干听觉诱发电位(brainstem auditory evoked potential，BAEP)。这种诱发反应基本对应于从听神经到下丘脑的听觉通路，有关 ABR 各波神经发生源的观点稍有区别。传统理论认为，波Ⅰ与听神经活动有关，波Ⅱ来源于耳蜗核，Ⅲ波与橄榄核的电活动有关，Ⅳ波可能与丘脑外系的神经核团电活动有关，波Ⅴ则与下丘脑有关。近年的研究强调，波Ⅰ来源于蜗神经近蜗端，波Ⅱ来源于蜗神经颅内段，波Ⅲ来源于耳蜗核，波Ⅳ来源于上橄榄核，波Ⅴ来源于斜方体。

2. ABR 的记录条件和反应参数　声刺激常用短声，0.1ms 的方波送至耳机给声。此声无频率特异性，能量主要集中在 3000~4000Hz。刺激速率太慢会增加测试时间，因此刺激重复率以 20 次 / 秒较为适宜。相反，速率太快则使反应减弱，波形清晰度变差。滤波范围 30~3000Hz，扫描时间 10~20ms，叠加次数 1024 次。ABR 的反应时程在声刺激出现后的 10ms 内，电位在 0.1~1.0μV 之间。在临床和科研工作中，ABR 检测的最重要内容就是波形辨认，一般Ⅴ波是比较容易辨认的波，它出现在有效声刺激后 5.5ms 左右，波Ⅰ在有效声刺激后 1.5ms 左右。反应的潜伏期准确稳定，波Ⅰ~Ⅴ间期测试的意义更大，虽然各实验室对各波和波间期数值的报道略有差异，但相对集中、稳定，可为听觉疾病的诊断和鉴别诊断提供有价值的信息。

测定 ABR 短声反应阈值是另一个重要内容。初始声刺激强度一般根据各实验室的习惯来决定，通常使用短声的初始刺激强度为 70~80dB nHL，如果在上述刺激强度下 ABR 的波形难于辨认，则应当以 10dB 一档的间隔逐渐递增刺激声强度。一般而言，声强度对诱发电位有一定影响，诱发电位幅度随声强升高而上升，反应潜伏期则随之缩短。

3. 影响因素　主要与受试者状态，如年龄、性别、体温、用药情况、精神状态等有关，而且还与测试环境有关。因此实验要在隔声隔电屏蔽室内进行，使用专门地线，防止电干扰；远离干扰源；尽量缩短输入导线长度。由于 ABR 是一种客观反应、主观判断的检查，因此结果还与检查者的经验有一定关系。

4. 临床应用　ABR 测试技术是一项可靠而成熟的、重复性良好的客观检测技术，该测试已普遍应用于临床和科研。ABR 的临床应用指标包括：波幅、是否存在或消失、重复性如何、波的反应阈值、各波的潜伏期及波间期的差值（Ⅰ~Ⅴ、Ⅰ~Ⅲ、Ⅲ~Ⅴ）、两耳波Ⅰ~Ⅴ间期的比较和两耳波Ⅴ潜伏期差值。

ABR 在临床的应用范围非常广泛，主要可用于新生儿及婴幼儿的听功能评价以及婴儿神经系统发育完整性的评价，不合作儿童与成人的客观听觉评定，器质性与功能性耳聋的鉴别诊断，蜗后病变的鉴别诊断，术中监测，听觉与脑干病变治疗效果的观察指标，听觉生理学与心理声学等神经科学领域的研究手段等。

（二）40Hz 稳态诱发电位

40Hz 稳态诱发电位（40Hz steady state potential，40Hz SSP），

又称为40Hz听觉相关电位(40Hz auditory event related potential, 40Hz AERP),属于一种中潜伏期反应。Galambos于1981年首次报道了这种听觉诱发现象。目前对40Hz听觉相关电位的认识还不十分全面,对其反应起源的认识还存在分歧,但对于其形成可能与脑干和丘脑有关已达成共识。

1. 记录条件　记录40HzAERP的电极位置与ABR相同,前置放大器的带通滤波通常设置为10~100Hz,叠加次数设定为500次。刺激声通常采用500Hz的短纯音(tone burst, TB),上升时间为2ms,下降时间2ms,平台持续时间为4ms,重复率是每秒40次,采样时间为100ms。由于每个有效刺激可产生一个稳态的诱发反应波形,而刺激声的重复率是每秒40次,采样时间为100ms,因此在采样时间内可记录到4个相同的刺激声和由它们分别诱发出的一组连续存在的4个反应波形。这些反应波形的形态类似于一组正弦波,波间期约为25ms。

2. 相关参数　40Hz AERP波形分析的主要参数包括:反应波的潜伏期、反应振幅和反应阈值,由于40Hz AERP反应的波幅变化比较大,而各波的潜伏期差异甚微,因此在科研和临床实际应用中,主要的分析参量是针对40Hz AERP的阈值进行讨论,即能引起40HzAERP反应的最小刺激声强。可以依据反应阈值的大小判断受试者的听力情况,但由于测试条件和使用的仪器设备以及测试者的经验水平等都会影响阈值的判定,因此,对于此项检查结果应当具体分析,并建立各实验室的实验标准。

3. 临床应用　由于40Hz AERP反应记录便利、频率选择性好、反应幅度大、波形易于辨认、波形稳定重复性好、结果稳定可靠等原因,是目前临床上比较常用的一种客观听力检查手段,但也受年龄、睡眠、药物、麻醉等的影响,因此在实际应用中应当注意避免。在临床使用中,最关键的就是波形辨认和判定阈值。它不仅关系到反应参量分析和测试的准确性,而且对临床诊断也会产生很大影响。

40Hz AERP适用于对低频听力的客观判断,可应用于新生儿的听力筛查以及 ABR 未引出患者的听力测试，实际在临床工作中，40HzAERP 测试常常与 ABR 测试共同使用。目的是使检测方法的优势互补，可以提供比较全面而客观评价听功能的方法，尽量全面地了解听损伤患者的残余听力，为选配助听器和进行人工耳蜗手术提供准确的听觉信息。当然，在有条件的实验室还应当加做其他听觉测试，避免 40HzAERP 检查的局限性和缺陷。

（三）耳蜗电图

耳蜗电图（electrocochleogram，ECochG）是耳蜗电反应图的总称。耳蜗微音器电位（cochlear microphonics，CM）反映了外毛细胞的功能，具有与声波波形一致的特点，它的振幅随刺激量的变化而变化，潜伏期极短，不具备全或无的特性。而动作电位（active potential，AP）是蜗神经对短声刺激的反应，是一组潜伏期从 1.4~1.6ms 之间的电位活动，包括 N_1、N_2 和 N_3。关于总和电位（summating potential，SP）的产生机制目前还存在争论，可能是耳蜗对刺激声音的一种直流电位活动。SP 的极性、大小、波形与刺激条件和记录电极的设置有关，通常的观点认为 -SP 与兴奋性有关，表示了基底膜行波最大振幅；相反，远离兴奋处的地方则呈 +SP。正常人耳的 -SP 成分较多，但其过度增大视为病理性表现，如内淋巴积水。

记录 ECochG 的电极通常使用经鼓膜穿刺放置在鼓岬上的针电极，但目前则倾向于使用无创的耳道内电极记录。

作为 ECochG 的主要成分 AP 具有明显的临床意义，它代表了 ECochG 的临床价值；AP 的反应阈值通常被认为就是 ECochG 的阈值，也是反映听神经功能的重要参数之一。ECochG 在临床应用中一个最主要的内容就是衡量耳蜗的功能，对梅尼埃病（Meniere's disease，MD）的研究发现：-SP 增大，约半数以上的病人 -SP/AP 的比值大于 40%。

（四）耳声发射

近代研究的发现否认了耳蜗只是简单而被动地将外界声信

号转换成神经电信号的角色。1978年Kemp首次发现耳声发射（otoacoustic emission，OAE）。这是一种产生于耳蜗，经听骨链及鼓膜传导，释放入外耳道的音频能量，源于外毛细胞的主动活动。目前OAE已经成为听觉领域内非常活跃的研究手段，已被广泛应用于听觉机制研究、听力筛查、客观听觉测试、听力监测、听觉疾病的诊断和鉴别诊断等诸多领域。

1. 耳声发射分类　依据是否有外界声刺激诱发耳声发射可分为自发性耳声发射和诱发性耳声发射（evoked otoacoustic emission，EOAE），在诱发性耳声发射中临床最常用的是瞬态声诱发性耳声发射和畸变产物耳声发射。

自发性耳声发射（spontaneous otoacoustic emission，SOAE），原则上指在没有外界刺激声存在条件下，记录到具有频率特性的耳声发射信号。但由于SOAE的信号微弱，在现有技术条件下难以辨认，故目前多采用同步叠加方式处理。

瞬态声诱发性耳声发射（transient evoked otoacoustic emission，TEOAE），是利用瞬态声作为外界刺激声，得到以时域显示的耳声发射反应结果。

畸变产物耳声发射（distortion products OAE，DPOAE），是利用2个具有一定关系的纯音信号作为刺激声，得到以频域显示的耳声发射反应结果。

2. 测试注意事项　由于耳声发射信号相对较弱，其信号处理要求较高，因此在测试各环节还要注意以下几个问题。

（1）测试环境：应尽量安静，周围环境噪声控制在30dB（A）以下。

（2）受试者状态：受试者取舒适体位，自然放松，保持安静；尽量避免吞咽和粗重喘气；幼儿可使用镇静药；乳儿可在自然睡眠中测试。

（3）测试探头：探头放置易平稳、妥帖，密闭于外耳道，其位置要紧密适度，探头的妥帖放置可相应地减小环境噪声的影响，放置准确是测试成功的重要保证。测试前要检查探头状况，测试过程中要密切监测探头状况。避免在感冒或存在其他影响中耳功能的疾病时进行测试，因为中耳压力的改变会降低耳声发射的反应幅度。

3. 临床应用　耳声发射是一种客观的听觉功能检查手段，依赖于耳蜗整体功能的完整，与耳蜗外毛细胞的功能密切相关。几乎所有耳蜗功能正常的人耳，可记录到诱发性耳声发射，但反应强度较低，在人耳多在 -5~20dB SPL 之间，其反应幅度和检出率随年龄增大而减小。诱发性耳声发射的频率范围在 500~5000Hz 之间，以 1000~4000Hz 为主；而 DPOAE 反应则出现于与两个刺激音有关的固定频率上。耳声发射主要应用在新生儿听力筛查和感音神经性聋的诊断与鉴别诊断上。

（1）耳声发射与感音神经性聋的频率关系：听力正常耳的诱发性耳声发射检出率接近于 100%，但在感音神经性聋耳，凡病变累及耳蜗的听力损伤，都会引起耳声发射检出率和反应幅值的下降或消失。并且其损伤频率与纯音测听结果一致。动物研究显示，不同频率的听力损伤也会在耳声发射相应的频率结果中出现。电镜显示耳声发射反应下降的频率范围对应于耳蜗外毛细胞的受损区域。

（2）耳鸣与耳声发射的关系：耳鸣是一种常见的临床症状，发病原因与机制不清，且与听力损失之间的关系复杂。SOAE 的出现率很低，频率和强度与耳鸣音调、响度之间的关系不一致。此外，还有研究表明，耳鸣患者耳声发射的对侧抑制效应较弱或者消失，其原因可能是由于内侧橄榄耳蜗系统功能障碍所致。绝大多数病例中，SOAE 的频率与可匹配的耳鸣频率无关。仅在极个别的病例报道中病人可明确地指出耳鸣音调与自发性耳声发射频率一致，并且该耳鸣可与外界纯音声相匹配，并被外界纯音所抑制。可以认为只有当耳鸣的原因是由于耳蜗基底膜的异常振动引起时，耳鸣才会与自发性耳声发射统一起来，即耳鸣的频率与 SOAE 频率相统一。这种观点认为耳鸣与 SOAE 在耳蜗机制上可能存在着同源性，即耳鸣可以由 SOAE 引起，但在人群中的出现率很小。

但应引起重视的是，听力正常的耳鸣患者可出现畸变产物耳声发射的改变，其原因可能与耳蜗潜在性的损害有关。因此，在治疗感音神经性聋手段匮乏的今天，早期发现和及时治疗潜在性的耳蜗损失应是极其重要的。

(3) 听力学监测：为减少耳毒性药物对听觉系统产生的有害影响，指导临床合理用药，对受药者进行听力学监测是必要的。另外，在噪声防护中一个很值得注意的问题是监测听力，尽早发现问题，及时调整工作并予以治疗，其防护关键强调一个"早"字。由于耳声发射的变化先于其他听力检测手段，而且耳声发射测试具有客观、准确、可重复性强以及测试时间较短等优点，所以运用这种手段进行大规模的筛查和监测，具有实际价值和现实意义。

(4) 鉴别诊断和评价听觉传出系统功能：由于对侧声刺激可以激活交叉的听觉传出系统的橄榄耳蜗束，表现在对侧声刺激对耳声发射反应具有明显的抑制作用。因此，通过对侧声刺激引起耳声发射抑制效应的观察，可以分析听觉传出神经系统的功能。

(5) 应用耳声发射测试还可为鉴别蜗性和蜗后聋提供依据：对于患有感音神经性听力下降但可引出与听力正常人耳相似或者幅值加大的耳声发射的患者而言，可以初步判定这种听力下降患耳的耳蜗功能良好，其听力下降原因在蜗后，临床上最常见的是听神经病。但有些蜗后性疾病如某些听神经瘤患耳，不能引出诱发性耳声发射反应或仅出现幅度较低的反应，其可能原因与蜗后病变引起耳蜗供血障碍，导致耳蜗受累，出现耳声发射异常。因此，临床医师应结合其他听力学检测结果，进一步分析判断，为诊断和治疗提供充足的证据。

二、耳鸣的神经电生理研究

有研究认为，耳鸣是外周和中枢病变共同影响的结果，但单纯外周或中枢病变也可能产生耳鸣，特别是与中枢神经系统的异常放电活动有关。有关耳鸣与生物电活动的相关研究非常多，基于耳鸣作为一种被异常感觉的“声音”，应该在听觉系统的某一水平有所反映的推论，学者们曾试图通过记录自发或诱发电活动的证据找到耳鸣存在的电生理指标，虽然最终还没有得到统一的认识和突破性进展，但可以肯定的是，耳鸣作为一种病理性的神经兴奋过程，其形成过程与正常听觉产生过程存在明显不同。

1. 外部电刺激与耳鸣　有学者报道，在颅内手术的同时对严重耳鸣患者的听神经进行直接记录，发现神经复合动作电位无明显异常。双侧听神经瘤患者在听觉脑干植入术后，患者的耳鸣减轻，其可能机制是电极对中枢产生的抑制性刺激使耳鸣症状减轻。近年来，有学者报道，人工耳蜗植入术后，顽固性耳鸣减轻。该结果似乎提示蜗神经并非产生耳鸣的直接原因，相反外界电刺激活动可通过干扰神经电活动而影响耳鸣，这就进一步佐证了耳鸣与神经电活动之间肯定存在某种联系。

2. 神经放电活动基础研究　行为学实验已经证实，产生耳鸣的动物，听觉通路不同部位神经元存在自发放电活动，从单根神经纤维上测得的自发放电率不同。噪声暴露或注射水杨酸后在耳蜗及下丘水平均可观察到自发放电率增加并出现异常簇状放电。在听皮层的不同区域，神经元的自发放电率也不同并有异常同步放电现象。曾有学者提出，耳鸣的活动形式在听觉通路的较低水平，与声刺激引起的兴奋不同，但在较高水平则有相似之处。

基于以上研究结果我们推测，耳鸣信息在耳蜗神经上的传递、交流可能与异常的神经放电冲动组合有关，经过皮层下中枢的加强，最后形成耳鸣的感觉。而大脑的可塑性变化对严重耳鸣的形成起着重要作用，因为大脑把耳鸣作为一个重要信号并捕捉与耳鸣相关的任何变化，形成不良情绪与耳鸣间的恶性循环。

在应用激素和中枢神经递质对耳鸣的研究中发现，听觉外周系统的损伤可引起γ-氨基丁酸（γ-aminobutyric acid，GABA）介导的皮层下中枢对神经放电活动的抑制作用减弱，使皮层将一些未被抑制的异常信号感觉成耳鸣。由于生殖激素可刺激GABA分泌，临床上还发现ABR各波潜伏期有随月经周期变化的现象，推测女性生殖激素可能影响脑干听觉通路神经元的兴奋性，这可能正是耳鸣发病率和治疗有效率存在性别差异的原因。

3. 脑干听觉诱发电位与耳声发射　有报道称耳鸣患者的ABR波Ⅰ潜伏期延长，波Ⅴ潜伏期轻微缩短；但相反的报道称，听力正常的耳鸣患者ABR各波潜伏期无明显变化。

听力正常耳SOAE检出率约30%~50%，仅约5%~20%听力正常的耳鸣者有SOAE，绝大多数病例中SOAE与耳鸣的频率无关，可以提示SOAE与耳鸣没有显著相关性。对畸变产物耳声发射的研究发现，耳鸣患者在4000~7000Hz范围内畸变产物耳声发射的幅度减小，听力正常的耳鸣患者其耳鸣频率附近的畸变产物耳声发射幅度减小占59%。

4. 与耳鸣相关的其他研究　近来有学者观察到耳鸣与慢性疼痛间具有某种相似之处，因此认为，只有患者才听得到的声音（耳鸣）就与虚构的痛觉一样，也是一种虚构的听觉感受。近代研究也发现耳鸣与疼痛在某些感觉功能上具有相似性，可能的机制是由于中枢神经系统功能改变引起相应核团阈值改变，导致功能亢进或过敏。这种改变是由周围神经系统引发的一系列变化引起，而不单是神经环路的异常活动所致。结果表明耳鸣涉及听觉系统和某些脑区的异常，常引起较强的、不易淡化的情绪反应，并伴有不同亚型的听觉过敏。

还有学者指出，有些耳鸣可能产生于耳蜗或蜗神经，在听觉通路上以异常的放电构型被辨认。但严重耳鸣的病理过程比较复杂，某些耳鸣可能还需要通过经典听觉传导通路之外的途径介导生物电活动，如边缘系统、丘脑外侧系统、联合皮层、前额皮层，甚至还包括感觉及不良情绪等心理成分的参与。

正电子发射断层扫描（positron emission tomography，PET），是一种通过扫描成像技术测定脑局部血流和葡萄糖代谢率用于分析脑功能的先进技术。近年在使用 PET 对耳鸣患者的研究中发现，利用声音信号在耳鸣者脑内引起变化的范围大于对照组，听觉系统和边缘系统之间表现异常；还发现耳鸣响度的改变与脑血流变化有关，推测耳鸣可能与某些蜗后部位病变有关。

近年也有利用听诱发脑磁图（magnetoencephalogram）手段对耳鸣患者进行研究的报道，但由于实验条件、受试者的母语背景的限制，各家脑磁图变化特征不甚确定。另据 2002 年《神经学年鉴》中一个德国学者研究的结果显示，有些幻听现象是因为脑部异常活动而引起，而耳鸣也可利用磁波所进行的经颅磁刺激（transcranial magnetic stimulation，TMS）方式治疗，其目的是希望能暂时干扰他们的听觉相关区域的电活动。因为与听觉相关的区域在生理功能上也与耳鸣有关联，因此以这些相关区域为首要目标来进行以脑部刺激为基础的现代化治疗。

三、小结

很多学者认为，耳鸣是听觉系统外周器官（耳蜗）病变所致。因此，以往很多工作集中于耳蜗的电生理研究方面，但至今未获满意的结果。目前比较一致的观点是，耳鸣是一种以听觉外周和中枢病变为主，多发因素参与共同作用的临床症状，异常的神经电活动在不同层面参与了耳鸣的发生过程；响度与其导致的烦恼程度无关；耳鸣可能代表中枢水平许多脑区的相互关系以及体内多系统参与的过程。

自发性脑电（脑电图）在耳鸣者与正常人之间无显著性差异，也未能提供有参考价值的病变定位信息。听觉诱发电位如听性脑干反应（ABR）和耳蜗电图（ECochG）等的研究也未能提供与耳鸣相关的证据。耳鸣与耳声发射之间并无特定关系，SOAE 出现率很低，SOAE 频率与耳鸣音调、SOAE 强度与耳鸣响度、SOAE 对侧抑制与耳鸣掩蔽之间常不一致。有学者预测 SOAE 引起耳鸣的概率不足 10%。在手术暴露的听神经直接记录到 200Hz 的听神经自发放电活动，但很难解释与耳鸣的相关性。以往电生理研究未能为耳鸣提供客观证据的主要原因有：①测试方法和技术的缺陷，如信 / 噪比过小，以致不能检测出代表耳鸣的异常电信号；②测试方法不敏感或测试参数不适当；③耳鸣是一种伴随在听觉系统损伤后的功能重组和皮层重塑过程中的现象，它与记忆、情绪等有密切的关系，电生理方法不能检测其全部过程；④耳鸣可以是周围和（或）中枢的神经自发活动的过度增加和（或）过度减少，电生理难于检测和分辨；⑤耳鸣本身变化的不确定性导致测试结果的不确定性。随着科学技术的不断进步，对神经电活动认识的不断提高和耳鸣电生理学研究手段的不断更新，有关研究将越发深入。

（刘博）

第五节　耳鸣与听觉传出系统病变

耳鸣发病机制的研究已有多年，有关耳鸣形成机制的假说也有很多，但均不能解释所有的耳鸣现象。一种观点认为，耳鸣与听觉系统较高部位的神经自发性活动亢进有关。目前多数学者认为，耳蜗病变并不是决定耳鸣的唯一因素，耳鸣是外周和中枢共同参与的结果。神经障碍是耳鸣的病理学基础，许多临床现象显示仅有中枢病变即可产生耳鸣。

自 1989 年耳声发射被发现以来，特别是对侧声抑制（contralateral acoustic suppression）现象的发现，耳蜗传出神经系统——橄榄耳蜗束（olivocochlear bundle，OCB）才受到越来越多的重视，相关文献也逐渐增多。我们探讨耳蜗传出神经系统的目的是，为了更好地理解耳鸣机制并最终控制耳鸣。本节将主要讨论：①传出系统的解剖；②传出神经在耳蜗内、外毛细胞的分布；③传出系统的生理和病理；④传出系统与耳鸣的关系。

一、传出神经系统的解剖

Rasmussen 在 1942 年首次描述了橄榄耳蜗束的神经解剖，分为外侧和内侧两套系统，前者在接近内毛细胞底处与耳蜗传入神经纤维形成突触，后者在外毛细胞底直接与细胞膜形成突触。通过传出通路，中枢神经系统可以影响耳蜗的听觉传入。从皮质至耳蜗，整个的传出系统发出下降或离心纤维，其效应主要为抑制。整个传出通路分为两段：第一段为听皮层和上部脑干（上橄榄核以上部分），第二段为下部脑干（上橄榄核以下部分）。自听皮层发出两个传出系统，一个下降至内侧膝状体及脑干的其他听觉神经和耳蜗的毛细胞，另一个止于内侧膝状体处相同细胞后又投射回皮层。颞叶损害后，个体将难以在噪声中识别声源。皮层某些区域的损害可伴有蜗神经核反应的增强，下丘接受来自皮层和内侧膝状体两者的离心纤维，其他的可能直接降至耳蜗背核或外侧丘系核。

上橄榄复合体（superior olivocochlear complex，SOC）位于脑干，其所在平面与蜗神经核基本相同但略偏高。SOC 之所以称为复合体，是因为它除主要由内侧橄榄核和外侧橄榄核构成之外，还有斜方体内侧核、斜方体外侧核、背外侧橄榄旁核、背内侧橄榄旁核、背侧橄榄旁核、腹内侧橄榄旁核和内侧橄榄旁核。SOC 接受来自双侧蜗神经核的传入纤维，将所接收到的信息进行初步分析，从而判断声源的方位，并作为听觉传入通路的一个中继站将信息传向更高的听觉中枢。橄榄耳蜗束起于上橄榄复合体，随前庭下神经走行，进入耳蜗止于 Corti 器的不同部位。

二、传出神经系统在耳蜗的分布

1. 外侧橄榄耳蜗系统（lateral olivocochlear system，LOC）其神经元胞体较小，紧靠上橄榄复合体的外侧分布，数量较多。轴突为细小的无髓鞘纤维，绝大部分分布到同侧耳蜗，小部分经第四脑室底交叉到对侧，分布于对侧耳蜗。这些轴突在到达内毛细胞下面时向蜗顶和蜗底侧分出许多分支，形成内螺旋束，与内毛细胞底的传入纤维（树突）形成轴 - 树突触联系，每根传出纤维可分布支配多根传入纤维、有极少数传出纤维可直接与内毛细胞形成突触。外侧传出纤维的同侧部分从蜗底到蜗顶基本均匀分布，其交叉部分则主要分布于蜗顶。外侧传出纤维的数量较多，占全部传出纤维总数的 50% 以上，在大鼠、豚鼠、小鼠、猫为 50%~65%，在沙鼠、猴则 >70%。在人类、每侧耳蜗的外侧传出纤维约有 1000 根，为内侧传出纤维数目的 3 倍。

2. 内侧橄榄耳蜗系统（medial olivocochlear system，MOC）近年来研究表明，内侧系统对耳蜗机械特性和听觉活动起重要调控作用。其神经元胞体较大，主要位于上橄榄复合体的内侧。由胞体发出较粗的有髓鞘轴突，大部分经第四脑室底交叉到对侧，分布于对侧耳蜗，小部分不交叉而分布于同侧耳蜗。内侧系统纤维伴行于前庭神经下支中，在球囊神经节远端进入骨螺旋板，形成节内螺旋束。该束通过辐射状纤维直接投射至螺旋器或者形成螺旋纤维，穿过 Corti 隧道形成放射束，称为跨隧道纤维，向外周延伸形成外螺旋束，直接与外毛细胞的底和侧壁形成突触联系，传出纤维在耳蜗分出许多分支，单根内侧系统纤维通常支配多个外毛细胞，在有触须蝙蝠，一个神经元平均支配 11.25 个外毛细胞，在豚鼠和猫则多达 15~100 个。其末梢不仅包绕外毛细胞的底和侧壁，也包绕传入神经末梢。内侧系统纤维的终末支穿出 Deiters 细胞的杯底与外毛细胞的底部形成突触，其周围常环绕 4~8 个传入神经末梢。有触须蝙蝠每个外毛细胞仅有一个大的传出神经突触，豚鼠则多达 6~15 个。在猫、豚鼠、灰鼠、猴等动物和人类还可见传出神经终止于外毛细胞核平面以上的侧壁，与 Deiter 和 Hensen 细胞及传入神经树突接触并形成突触等现象。内侧系统纤维在耳蜗的分布不均匀。豚鼠和大鼠的 MOC 纤维在蜗底的分布密度最大，向蜗尖逐渐减少 . 其交叉纤维多分布于蜗底，非交叉纤维主要位于蜗尖。在猫和小鼠，内侧传出纤维有 70%~75% 为交叉纤维，在沙鼠、豚鼠和猴为 60%~65%。Xie（1993）和 Henson（1996）对有特定频率处理部位的回声定位蝙蝠的研究表明，传出神经末梢在其最敏感的特征频率区分布最密集，而不是自蜗底向蜗尖递减，可能与该动物处理高频生物声纳信号及缺乏低频听力有关。内侧传出纤维尚有一小部分（<10%）发出侧支分布到蜗神经核的腹核，止于颗粒细胞分布密集的区域，这区域为Ⅱ型神经元末梢的终止处。

橄榄耳蜗束发出纤维到耳蜗，而其神经胞体本身又接受来自蜗神经核的传入纤维，由此形成了耳蜗→蜗神经核→上橄榄复合体→蜗神经核→耳蜗的完整的神经反馈环路，这是耳蜗听觉活动调控机制的基础。发出内侧纤维的神经元被认为是脑干接受信息最灵敏的细胞。图 5-5-1 是传出神经与内、外毛细胞形成突触连接的模式图，表 5-5-1 列出猫内侧及外侧纤维在形态、功能和特征上的差异。

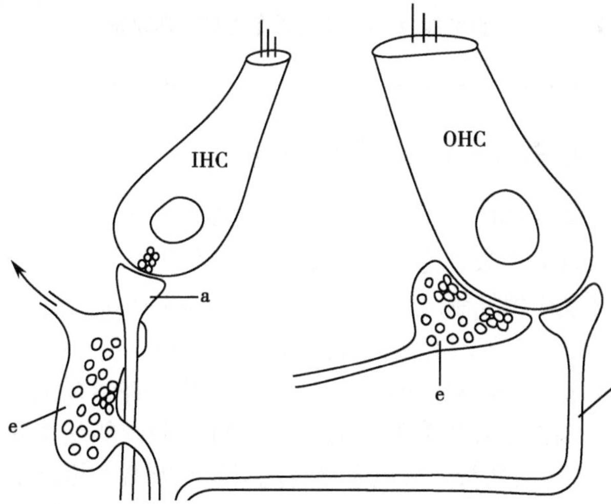

图 5-5-1　传出神经与内、外毛细胞的突触连接示意图

传出神经纤维（e）直接与外毛细胞（OHC）胞体形成突触连接，而通过与传入神经纤维（a）轴突形成突触的方式与内毛细胞（IHC）相连接

表 5-5-1　猫的内侧和外侧橄榄耳蜗束的差异

特征	外侧系统	内侧系统
细胞体		
定位	近于外侧核	内、腹侧
大小与形状	小，梭形	大，多极
轴突	小，无髓鞘	中等，有髓鞘
外侧	大多不交叉	多数交叉
沿耳蜗分布		
同侧	一致，均匀	多在中部
对侧	多至蜗顶	中部和基底
突触连接	与传入树突形成突触	直接到 OHC
突触后特化	无	膜微粒和表面下池
发育	出生时已较好形成	出生后 10~14 天形成
损伤后变性时间	4~5 天	1~2 天
神经化学	胆碱能，甲硫啡肽，天冬氨酸摄取	胆碱能

三、传出神经系统的生理及病理

传出系统对自发性耳声发射与耳鸣的关系有一定影响。耳鸣与自发性耳声发射之间尚未发现恒定的关系，但自发性耳声发射可能受中枢控制。传出神经系统可保护内耳免于过度声刺激，这一现象可用于研究耳鸣掩蔽和残余抑制。

乙酰胆碱（acetylcholine，ACh）是耳蜗传出神经系统的主要递质。内侧橄榄耳蜗束的活动可被 N 和 M 胆碱能受体兴奋剂激活，用拟胆碱药行外淋巴灌注也能引起与刺激橄榄耳蜗束相似的效应，此效应也能被 N 型和 M 型胆碱阻断剂所抑制，士的宁作为强效胆碱能抑制药也有阻断作用。橄榄耳蜗束的电刺激效应可被胆碱能受体拮抗药所而阻断，如阿托品和双氧 β 刺桐丁。电刺激上橄榄核，蜗神经核即释放乙酰胆碱，这可能是电刺激产生耳鸣抑制的机制之一。

已经证明，传出纤维在蜗神经核（auditory ganglion）的终端含有去甲肾上腺素，因此，去甲肾上腺素可能也是传出神经递质。从蜗神经核到外侧丘系背核都有含去甲肾上腺素的纤维，刺激外侧丘系背核，蜗神经核产生抑制。这种现象类似于去甲肾上腺素对单个蜗神经核细胞的抑制。

阿托品（atropine）对蜗神经核的效应可能对耳鸣治疗有一定意义。训练猫在安静环境中和噪声环境中探知短音，阿托品仅能稍微提高短音阈值，但明显提高掩蔽阈值。结果提示，阿托品的阻滞效应可帮助动物在噪声中听到信号。阿托品应用于蜗神经后，猫的临界带宽增加，掩蔽和信号的频率相关性改变，影响噪声存在时声信号的感受。去甲肾上腺素应用于耳蜗神经核，导致掩蔽阈值下降，提示临界带宽发生改变。

临界带宽滤过器增宽将导致更少的掩蔽，即掩蔽阈值更低；临界带滤过器变窄导致更多的掩蔽，即掩蔽阈值更高。因此，为了获得正常的频率分辨，完整的乙酰胆碱性系统是必要的。掩蔽受阿托品和去甲肾上腺素的影响，γ 酪氨酸和甘氨酸可能也参与这种调节机制。

橄榄耳蜗束对耳蜗毛细胞的主动机制起调节作用，这种调节是通过神经递质完成的。耳蜗螺旋器的机械运动具有非线性特点，表明在听觉活动中有主动机制参与，这种主动机制由外毛细胞产生。外毛细胞含肌蛋白分子，具有“肌肉样”特性和“运动能力”。外毛细胞运动有快运动和慢运动两种方式，快运动被认为是频率选择性、敏感性和诱发性耳声发射产生的基础，慢运动则与耳蜗直流运动和产生张力以控制螺旋器的劲度和几何形态有关。实验证明，电刺激或细胞外高钾环境可使离体外毛细胞长度改变。将耳蜗置于高钾溶液中，引起外毛细胞同步去极化，螺旋器隧道外侧的基底膜和网状板之间的距离明显缩短，表明外毛细胞运动影响螺旋器的机械反应。在外毛细胞底部给予乙酰胆碱可引起慢运动,认为外毛细胞运动受传出神经控制。离体外毛细胞对声刺激产生的运动有高度频率选择性。外毛细胞能感受细胞壁的机械振动,并通过改变细胞长度作出反应。在某一特定频率,细胞长度的改变与刺激强度呈等级相关。产生细胞长度改变的刺激阈因不同频率而异,在其最佳频率处最小。外毛细胞调谐的频率与细胞长度有关,长细胞对低频反应最好,短细胞则对高频反应最好。耳蜗不同部位外毛细胞的最佳频率不同,蜗顶部对低频反应最佳,蜗底部对高频最敏感。因此,每个外毛细胞对某特定频率的机械振动产生反应,具有"尖锐调谐"(sharp tuning)的特性。现已明确内侧橄榄耳蜗束的主要神经递质为乙酰胆碱,其突触后膜(内毛细胞膜)上的受体为N型和M型两种。电刺激离体外毛细胞诱发出双向机械反应,在去极化时细胞变短,超极化时细胞变长,乙酰胆碱可使外毛细胞缩短。在活体外毛细胞底部使用GABA引起外毛细胞可逆性变长,而乙酰胆碱则产生缓慢的可逆性收缩,说明两种递质对外毛细胞运动起相反作用。近年来,离子通道和第二信使系统的研究为探讨内侧橄榄耳蜗束对耳蜗机械特性和听觉传入活动调控的分子学机制提供了重要途径。胞内电位记录及离子通道研究结果显示,传出神经兴奋时,其末梢释放乙酰胆碱,激活外毛细胞的Ca^{2+}依赖性K^{+}通道,胞内K^{+}外流,细胞膜电位超极化,外毛细胞的活性降低,从而影响耳蜗内的主动机制,表现为耳声发射的抑制。这种电流被钙调素抑制剂氯丙嗪、三氟拉嗪或1,4,5-三磷酸肌醇(IP3)抑制剂肝素所阻断,提示乙酰胆碱作用于外毛细胞的胆碱能受体,以细胞外Ca^{2+}依赖方式刺激三磷酸肌醇代谢。实验证明,细胞外Ca^{2+}浓度降低可使外毛细胞缩短。乙酰胆碱通过M受体刺激三磷酸肌醇前体4,5-二磷酸肌醇的水解,启动细胞跨膜信号系统。在离体外毛细胞中发现标记的磷酸肌醇酯,声刺激增加螺旋器中磷酸肌醇酯的水解,三磷酸肌醇可诱发外毛细胞的收缩。电刺激交叉橄榄耳蜗束或在对侧耳给予声刺激时均使传出纤维兴奋而使耳声发射抑制。当传出神经被切断时，这种抑制作用则消失。对侧声刺激对耳声发射的抑制作用不仅与对侧刺激声强有关，而且有频率特性。

GABA 和谷氨酸脱羟酶也在存在于内外毛细胞的下方，因而，可能是第三种传出神经递质，或者属于亚系统。免疫反应染色表明，GABA 最大集中处为耳蜗顶回，这与偏向耳蜗基底部分的内侧传出神经的胆碱乙酰化酶染色相反。用膜片钳记录离体外毛细胞膜电位对 GABA 受体拮抗剂和兴奋剂的反应，发现当细胞外 GABA 浓度增高时，细胞膜出现可逆的超极化，该效应可被苯二氮䓬增强，为 GABA 受体拮抗药印防己毒素所阻断。用抗突触后膜 GABA 受体的单克隆抗体可确定离体外毛细胞底部 GABA（A）受体有 α 和 β 两个亚单位以及与苯二氮䓬的结合部位。在活体外毛细胞底部使用 GABA 可引起外毛细胞可逆性延长，而乙酰胆碱则产生可逆的缓慢的细胞收缩。

总之，橄榄耳蜗束的功能有以下几点：①增进在噪声环境中对信号的提取能力；②控制耳蜗的机械状态；③保护听觉免受噪声损害，即反馈性保护作用；④提高听觉的分辨力；⑤抑制耳蜗动态范围以防止正常或异常声响，内侧橄榄耳蜗束对听觉反应的抑制可用于防止耳鸣产生；耳鸣相关频率区可能失去了传出控制，与橄榄耳蜗束功能异常有关；⑥在双耳听觉活动之间建立相互依赖关系。

四、听觉传出神经系统与耳鸣

耳蜗传入与传出神经系统在形态和功能上的差异，可能有助于对耳鸣的深入理解。目前倾向于这样的假说：与内毛细胞相联系的传出神经抑制传入神经对高强度声刺激的反应活动，由此扩大听觉的动态范围；与外毛细胞相联系的传出神经通过改变外毛细胞的机械特性而改变耳蜗的微机械特性，这种调控机制有利于听觉系统发挥正常生理功能，但其精确的机制有待深入研究。此外，利用对侧声刺激对耳声发射的抑制作用来检测耳蜗传出神经系统的功能已被证实为一种简便有效的检测手段，有助于蜗性和蜗后病变的定位诊断，为神经耳科学检查提供了一种新方法，具有临床实用价值。内侧橄榄耳蜗束对听觉反应的抑制可用于防止耳鸣发生，当其功能发生障碍时可能发生耳鸣。

（薛希均）

第六节 耳鸣与神经系统可塑性

可塑性是脑的主要特征之一，是指大脑对感觉输入的改变进行反应，并对其自身进行重新组织的能力。脑的可塑性使脑损伤能得以恢复，并且能够适应环境的改变。发育成熟的大脑可发生活动依赖的可塑性改变、学习诱导的可塑性改变以及损伤诱导的可塑性改变。活动依赖的可塑性是指机体的某些部位发生病变后导致其向中枢输入的信息发生改变而出现的重组，耳蜗损伤后，听觉皮层根据耳蜗损伤时患者的年龄、损伤的程度发生不同形式的可塑性改变。越来越多的证据表明，耳蜗损伤后的皮层可塑性改变参与了慢性耳鸣的中枢机制。

一、源于动物实验的皮层重组证据

Robertson 等发现成年豚鼠耳蜗局限性损伤后，其对侧初级听皮层（primary auditory cortex，PAC）区音频定位结构发生显著的改变，原先在 PAC 区内代表耳蜗损伤区频率的区域被其周边频率扩张的代表区所覆盖。对噪声导致耳蜗损伤的研究发现，损伤耳蜗的某一部位，起初，相应频率的听皮层区域失活，一段时间后，该失活区的神经元开始对损伤区边缘的低频或高频传入信号起反应。因此，听皮层的音频定位排列（tonotopic map）发生重组，耳蜗损伤区边缘频率相应的听皮层区域扩大（图 5-6-1）。耳鸣频率从损伤区移到相邻的较低或较高频率区。

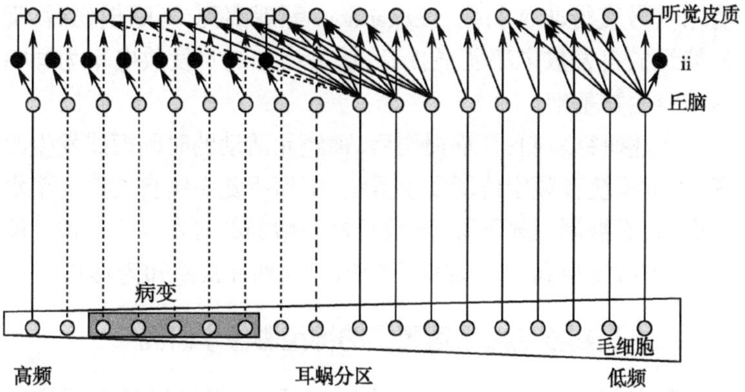

图 5-6-1　耳蜗高频区损伤后相应皮层去传入，对来自与损伤区相邻的中频区的投射发生反应

老年性耳聋（presbycusis）动物模型的主要特征是内耳毛细胞的逐渐丧失，从而导致听觉核团内发生相应的变化。在 *C57* 小鼠，毛细胞的退化首先出现在感受高频声刺激的耳蜗基底膜基底部，随着年龄的增加，感受低频声刺激的基底膜尖部毛细胞功能也可能发生退化，而耳蜗中间部的毛细胞则相对完好。研究表明老龄 *C57* 小鼠的几乎整个听觉皮层神经元最佳频率都局限在中频范围内，而高频和低频代表区则被中频代表区覆盖，并且所有神经元的反应阈值也明显增加。

听觉通路的另一特征是 GABA 介导的抑制作用，GABA 能神经元强烈抑制听皮层的神经活动。文献报道，在听皮层应用 GABA-A 受体拮抗药后，听皮层 LFP 幅值显著升高，单神经纤维自发的和诱发的放电活动也明显增加，有时高达 30%。而且，单神经纤维的兴奋阈下降，敏感度升高，兴奋反应的区域扩大，表现为窄的 V 形调谐曲线在特征频率处扩大形成 U 形调谐曲线。这提示 GABA 介导的抑制在限制听皮层兴奋的传播方面起重要作用。耳蜗损伤后，于动物听皮层再用 GABA-A 受体拮抗药，LFP 很少或几乎无变化，表明耳蜗损伤能降低 GABA 介导的抑制作用。听皮层的抑制作用减小或丧失使得微弱的兴奋性输入信号变得非常明显。Eggermont 等观察到，耳蜗损伤后，听觉神经的自发放电率明显提高，认为增加的自发放电率为耳鸣的神经生物基础。

上述研究表明：耳蜗损伤后，神经元活动的时间模式发生改变，听觉系统音频定位图发生重组，中枢听觉系统自发放电率水平提高，而抑制明显下降，导致听神经微弱的自发电活动被过度增强，被听皮层和（或）皮层下中枢检测到并被感知为耳鸣。

二、耳蜗损伤后皮层重组的神经影像学研究

随着神经影像学技术的快速发展，使得通过无创手段获得来自人类的中枢重组证据成为可能。正电子发射断层扫描（positron emission tomography，PET）通过测量神经元活动所导致的区域性的脑血流改变，功能性磁共振成像（functional magnetic resonance imaging，fMRI）通过记录神经元活动所致信号依赖的血氧水平改变间接评估神经元活动的振幅，通过这些神经影像学方法可获得关于病变部位及神经活动幅度改变的重要信息。

Bilecen 等通过连续观察一例右侧小脑脑桥角区听神经瘤病人术前 4 周（双耳语频区听力正常）及术后（右耳全聋）的 fMRI 变化发现：术前左侧单耳刺激，左、右侧听皮质激活容积比为 1∶4.6，术后 1 周、5 周、1 年给予左耳刺激，左、右侧听皮质激活容积比分别为 1∶48，1∶3.6，1∶1.3。提示右耳全聋 1 年后，听觉皮层发生了可塑性改变。Melcher 等通过 fMRI 技术，以噪声为刺激声观察了单侧耳鸣患者下丘活动，发现声刺激时其耳鸣对侧下丘激活范围无明显增加，提示其自发放电率较非耳鸣者高；Smits 等以音乐为刺激声观察到耳鸣患者受累侧初级听皮层 A1 区及内侧膝状体过度的自发兴奋活动。Arnold 等以及王洪田等的 PET 研究显示，耳鸣患者听皮层自发的和声诱发的神经活动显著增加，2000Hz 声刺激（低于听力损失频率）将激活更多的听皮层神经元。

听觉损伤导致的神经可塑性改变并非仅限于听觉系统，部

分患者可通过强有力的头颈部收缩调整耳鸣的心理声学特性，提示躯体感觉系统与听觉系统之间重组；小脑脑桥角手术后由凝视诱发耳鸣，提示听觉系统与前庭-视觉系统之间重组；刺激皮肤或运动诱发耳鸣，提示听觉系统与皮肤感觉系统、运动系统之间发生功能重组。

严重的慢性耳鸣患者伴随睡眠障碍、焦虑、抑郁、注意力分散，提示听皮层和自主神经系统及边缘系统之间发生功能重组，神经影像学研究亦获得了相关的证据。Shulman 等通过单光子发射计算机化断层显像（single photon emission computed tomography，SPECT）观察到 2 例耳鸣患者双侧颞叶、额叶、海马及杏仁核异常的脑灌注，最早提出了边缘系统（limbic system）与耳鸣之间的联系。Lockwood 等通过 PET 观察到给耳鸣患者纯音刺激后，听觉系统与边缘系统之间产生了广泛的联系；Gardner 等通过 SPECT 观察到耳鸣患者的焦虑程度与负责情感调节的前扣带皮层以及尾状神经元活动正相关。

可见，慢性耳鸣行为经历的可变性与其生物可变性同样复杂；耳鸣的发生不是局限于某一个脑区，而是多个脑区相互作用的结果。

三、问题及展望

尽管上述研究已经为耳蜗损伤后皮层可塑性改变提供了充足的证据，并且提示耳鸣的产生和维持与皮层可塑性改变密切相关。然而，临床上可见部分耳蜗性听力损伤的患者不伴有耳鸣或仅产生一过性耳鸣。可能的原因有：①耳蜗损伤后皮层重组的发生存在随机性，某些方式的重组不产生耳鸣感觉；②情绪是瞬息万变的心理与生理现象，反映了机体对不断变化的环境所采取的适应模式。听觉作为重要的信息获取通道，对于个体快速获取情绪信息，及时做出反应以适应变化的环境具有重要作用。而部分机体对于环境中的负性情绪信息具有某种特殊的敏感性，成为情绪的负性偏向，耳鸣出现后，部分个体情绪上的反应是不以为然，进而忽略，情绪的负性偏向严重的个体则可能产生厌恶、恐惧、焦虑等负性情绪，负性情绪启动后，又强化了个体对耳鸣的注意。围绕听力损伤后皮层可塑性改变的研究均未提及患者是否伴有耳鸣；耳鸣患者皮层重组研究样本量小，均未在听力损失类型、程度、病史、倾听环境及年龄上进行严格匹配，故迄今为止的研究结果尚无法将听力损伤导致的皮层重组与耳鸣相关的重组区分开来。因而，区分与听力损失相关的可塑性改变和与耳鸣相关的改变；探讨不同程度、不同范围的耳蜗损伤后，皮层重组的过程及结局有何区别的研究成为进一步揭示耳鸣机制的关键。同时，随着研究的深入，有望为主观性耳鸣找到客观的评估手段，并为探讨某些治疗措施（如经颅磁刺激、掩蔽治疗、利多卡因治疗）的机制及疗效评估提供客观依据。

（曾祥丽）

参考文献

1. Brownell WE. Cochlear transduction: An integrative model and review. Hear Res, 1982, 6: 335-360
2. Brownell WE. Evoked mechanical responses of isolated cochlear outer hair cells. Scince, 1985, 227: 194-196
3. Gerken GM. Central tinnitus and lateral inhibition: an auditory brainstem model. Hear Res, 1996, 97(1-2): 75-83
4. Jastreboff PJ, Hazell JW, Graham RL. Neurophysiological model of tinnitus: dependence of the minimal masking level on treatment outcome. Hear Res, 1994, 80(2): 216-232
5. Moller AR. Pathophysiology of tinnitus. Ann Otol, 1983, 93: 39-44
6. Preyer S, Bootz F. Tinnitus models for use in tinnitus counselling therapy of chronic tinnitus patients. HNO, 1995, 43(6): 338-351
7. Sanchez L, Stephens D. A tinnitus problem questionnaire in a clinic

population. Ear Hear, 1997, 18(3): 210-217

8. 王琳. 内、外侧橄榄耳蜗束的分离及其对耳蜗功能的影响. 听力学及言语疾病杂志, 2013, 21(1): 86-89
9. 赵立东, 曹效平, 贾学斌, 等. 听觉生理学研究的进展及未来(一). 中华耳科学杂志, 2013, (3): 353-356
10. Attias J, Bresloff I, Furman V. The influence of the efferent auditory system on otoacoustic emissions in noise induced tinnitus: clinical relevance. Acta Oto laryngol, 1996, 116: 534-539
11. Chery-Croze S, Collet L, Morgon A. Medial olivo-cochlear system and tinnitus. Acta Otolaryngol, 1993, 113: 285-290
12. Collet L, Veuillet E, Moulin A, et al. Contralateral auditory stimulation and otoacoustic emissions: a review of basic data in humans. Br J Audiol, 1994, 28: 213-218
13. Eybalin M. Neurotransmitters and neuromodulators of the mammalian cochlea. Physiol Rev, 1993, 73: 309-373
14. Kirk DL, Johnstone BM. Modulation of f2~f1: evidence for a GABA-ergic efferent system in apical cochlea of the guinea pig. Hear Res, 1993, 67: 20-34
15. Kujawa SG, Glattke TJ, Fallon M, et al. Contralateral sound suppresses distortion product otoacoustic emissions through cholinergic mechanisms. Hear Res, 1993, 68: 97-106
16. Kujawa SG, Glattke TJ, Fallon M, et al. A nicotinic-like receptor mediates suppression of distortion product otoacoustic emissions by contralateral sound. Hear Res, 1994, 74: 122-134
17. Pujol R. Lateral and medial efferents: a double neurochemical mechanism to protect and regulate inner and outer hair cell function in the cochlea. Br J Audiol, 1994, 28: 185-191
18. Reiter ER, Liberman MC. Efferent-mediated protection from acoustic overexposure: relation to slow effects of olivocochlear stimulation. J Neurophysiol, 1995, 73: 506-514

19. 胡守森,黄治物,吴皓,等.水杨酸盐诱发大鼠听皮层中 Egr-1 基因表达的改变.听力学及言语疾病杂志,2012,20(6):561-565
20. 刘涛生,罗跃嘉,马慧,等.本土化情绪声音库的编制和评定.心理科学,2009,29:406
21. 罗跃嘉,黄宇霞,李新影,等.情绪对认知加工的影响:事件相关脑电位系列研究.心理科学进展,2006,14:505
22. 魏婷婷,赵德安,高兴强,等.早期耳鸣和持续耳鸣对大鼠听觉中枢 GAP43 和 egr-1 基因表达的影响及变化.中国中西医结合耳鼻咽喉科杂志,2011,19(3):141-145
23. Arnold W,Bartenstein P,Oestreicher E,et al. Focal metabolic activation in the predominant left auditory cortex in patients suffering from tinnitus: a PET study with[18F]deoxyglucose. ORL J Otorhinolaryngol Relat Spec, 1996,58:195
24. Bilecen D,Seifritz E. Radu EW,et al. Cortical reorganization after acute unilateral hearing loss traced by fMRI. Neurology,2000,54:765
25. Calford MB. Dynamic representational plasticity in sensory cortex. Neuroscience,2002,111:709
26. Eggermont JJ. Tinnitus:neurobiological substrates. Drug Discov today, 2005,10:1283
27. Gardner A,Pagani M,Jacobsson H,et al. Differences in resting state regional cerebral blood flow assessed with 99mTc-HMPAO SPECT and brain atlas matching between depressed patients with and without tinnitus. Nucl Med Commun,2002,23:429
28. Izquierdo MA,Gutiérrez-Conde PM,Merchán MA,et al. Non-plastic reorganization of frequency coding in the inferior colliculus of the rat following noise-induced hearing loss. Neuroscience,2008,154:355
29. Lambertz N,Gizewski ER,Greiff AD,et al. Cross-modal plasticity in deaf subjects dependent on the extent of hearing loss. Cognitive Brain Research, 2005,25:884
30. Lanting CP,Kleine ED,Dijk PC,et al. Neural activity underlying tinnitus

generation: Results from PET and fMRI. Hearing Research, 2009, 255: 1

31. Lockwood AH, Salvi RJ, Coad ML, et al. The functional neuroanatomy of tinnitus: evidence for limbic system links and neural plasticity. Neurology, 1998, 50: 114
32. Melcher JR, Sigalovsky IS, Guinan JJ, et al. Lateralized tinnitus studied with functional magnetic resonance imaging: Abnormal inferior colliculus activation. J Neurophysiol, 2000, 83: 1058
33. Robertson D, Irvine DR. Plasticity of frequency organization in auditory cortex of guinea pigs with partial unilateral deafness. J Comp Neurol, 1989, 282: 456
34. Shulman A, Strashun AM, Afriyie M, et al. SPECT Imaging of Brain and Tinnitus-Neurotologic/Neurologic Implications. Int Tinnitus J, 1995, 1: 13
35. Smits M, Kovacs S, Ridder DD. Lateralization of functional magnetic resonance imaging (fMRI) activation in the auditory pathway of patients with lateralized tinnitus. Neuroradiology, 2007, 49: 669
36. Sun W, Lu J, Stolzberg D, et al. Salicylate increases the gain of the central auditory system. Neuroscience, 2009, 159: 325
37. Wang H, Tian J, Yin D, et al. Regional glucose metabolic increases in left auditory cortex in tinnitus patients: a preliminary study with positron emission tomography. Chin Med J (Engl), 2001, 114: 848
38. Willott JF, Aitkin LM, McFadden SL. Plasticity of auditory cortex associated with sensorineural hearing loss in adult C57BL/6J mice. J Comp Neurol, 1993, 329: 402

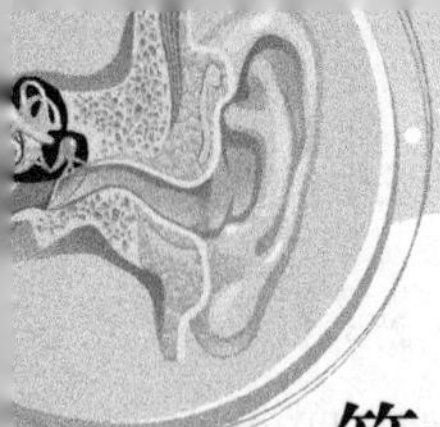

第六章

耳鸣的心理学问题

第一节　心理学概述

一、概念

心理学是研究人类心理和行为规律的一门科学。

医学心理学是心理学的分支,是研究心理现象与健康和疾病关系的学科。侧重研究心理因素在躯体障碍中的作用,以及运用心理学技术方法诊断治疗疾病与促进健康。

在临床医学的发展历程中,医学模式经历了5个阶段的转变:①神灵主义医学模式(spirtualism medical model),是人们试图认识疾病的最原始的经验医学,如烧灼可以止血,某些植物可以减轻和治疗疾病。甚至借助咒语和祭祀治疗疾病。②自然哲学医学(nature philosophical medical model),注重观察,采用自发的辨证观点解释疾病,如肺炎时水泡音比做醋的沸腾,黄疸时肝硬化则预后不良,同时也强调操作技术的重要性,对骨折使用牵引和夹板。③机械论的医学模式(mechanistic medical model)。17世纪开始机械唯物主义占统治地位,盛行用机械运动解释一切生命活动,把人体看成是多部件组成的复杂机器,用动物实验方法加以证明,如生命现象是刺激而来,兴奋性是肌肉组织的特性,治疗的目的就是缩小或扩大兴奋性。对一切生命现象归结为机械学和物理学的,而忽视了生物体和非生物体的区别。④生物医学模式(biomedical model),自然科学的发展出现了生物学和细胞病理学。但这一模型医治的是与心理活动无关的躯体，将身心分离。⑤生物 - 心理 - 社会医学模式（bio-psycho-social medical model），20 世纪初研究者发现心理社会因素与健康和疾病有着直接的关系。对疾病表现形式的认识，由传统的医学模式转向生物 - 心理 - 社会的多因素模式。

心理学被引入医学临床，其主要任务是研究心理社会因素和个体的行为方式对疾病的发生、发展和预后的影响，特别是情绪因素对机体各器官生理生化功能的影响，以及研究采用心理学的理论和技术方法进行疾病的预防和治疗。

二、心理学在医学临床的应用

心理学用来解释人们的行为，预测人们的行为和改变人们的行为。在医学临床中的应用侧重于研究个体患病过程中的心理活动，在医疗行为中，心理学的核心技术包括建立治疗关系、心理评估和心理治疗，以便于澄清心理因素与疾病的关系，并通过心理治疗的技术进一步提高临床疗效。

（一）治疗关系

在临床工作中，所有的医师都要与患者及其家属相互配合，以便收集信息并进行决策。对临床医师来说，治疗和建议是以这种相互作用为背景的。Ludolf Krehl（1907）在 20 世纪初就提出医师“不是治疗疾病而是治疗有病的人（We do not treat diseases but ill patients）”。任何权威的医学专家一旦诊断后，是否接受治疗建议，其决定权仍然掌握在患者和家属手中，所以对医师的信任、对治疗的期望以及在未来治疗过程中保持较高的依从性是获得满意疗效的前提。从这个意义上来说，医师第一次与患者交谈时，治疗就开始了。医师与患者之间建立良好的治疗关系，不仅可以使问诊以较高的效率切入，减少投入的时间和精力，更能够对患者建立战胜疾病的信心起到积极的促进作用。良好的治疗关系包括：问诊过程中特别是首诊能够做到积极的倾听，能够了解患者对疾病的认知评价（健康信念），在连续的治疗过程中注意促进患者对慢性病的适应等。

（二）心理评估

1. 心理评估的临床意义 评估患病过程中的个体的感觉、认知、思维和情感等心理过程；评估患病个体对应激事件心身反应的性质和程度；评估患者生活方式、人际关系、家庭支持等社会文化因素对疾病康复的影响；评估躯体疾病是否伴发心理异常。

2. 心理评估的方法

（1）自我报告：采用定式报告清单，让患者自己填写，报告内容主要涉及与疾病相关的身心问题、心理应激状况及社会功能情况等，这种方式对短时间内的症状筛查和在人群中调查较为适用。

（2）观察法：包括自然观察和实验室观察。前者是指在日常生活环境中对患者症状和行为进行观察，也可采用患者日记的形式。后者是在实验条件下观察患者对特定刺激的反应，并进行记录和分析。

（3）会谈法：通过面对面的交谈，手机与疾病相关的信息，尤其对心理应激状况做出评价，对患者的心理症状进行更精确地描述。

（4）测量法：主要采用心理评定量表，是心理评估的标准化手段之一，评定量表包括自评量表（统一指导语由患者填写）和他评量表（有经过培训的专业人员评定）。

（三）心理治疗

心理治疗是采用心理学的理论和技术方法，对患者的感受、认识、情绪和行为进行影响和改变，以消除、减轻或预防心理障碍。根据治疗周期之长短及参与对象的不同，心理治疗可分为个人心理治疗和患者团体治疗；或可分为长期心理治疗、短期心理治疗等。在治疗过程中患者并非被动的接受治疗，心理治疗是患者在医生的帮助下自己完成自身改变的过程。因此，心理治疗有其适应的范围：

（1）针对心理疾病及心理因素相关疾病。

（2）被治疗者有较好的治疗动机。

（3）有合理的治疗目标。

（4）他们所处的环境允许他们改变。

（5）能够克服学习的内部障碍。

根据治疗目标的不同，心理治疗有3个不同层次：

（1）支持性心理治疗，即改善防御机制，维持和加强自我控制，重新建立适应性平衡。包括消除环境刺激、激励、宣泄和引导兴趣向外等。

（2）教育性心理治疗，即分析紧张和焦虑的根源，解决无意识冲突，建立合理的认知方式，发展新的建设性行为。

（3）重建性心理治疗，帮助发现人格中的消极方面，获得全面的自我了解，达到情绪成熟，获得人格重建。

心理学在临床的应用不仅能帮助患者应对疾病，还能够逆转或使疾病向好的方面转化。对于任何一个持有科学态度的医师来说，了解疾病产生的心理过程，探索心理因素在疾病发生发展中的作用，采用适当的心理干预原则和技术，是有效治疗耳鸣的必要条件之一。

（崔红）

第二节 耳鸣的心理病因

耳鸣是耳科常见症状，多伴随听力改变而出现。与临床耳科病症相关的耳鸣症状一般可随相关病症的治愈而消失，但临床常常可见与具体病症无明确关系或伴随慢性感音神经性聋存在的耳鸣主诉。对后一类耳鸣临床目前尚无明确有效的治愈方法。另外，耳鸣症状也可以伴随一些其他系统性疾病出现。

临床所见的耳鸣患者常有其他慢性主诉，如睡眠不佳、注意力差、记忆力减退及心绪不佳等等，因此可以引入耳鸣症状群的概念来代表以耳鸣和其他相伴随症状为特点的临床表现。耳鸣患者的附属症状常可按有关精神疾患标准归入焦虑症、抑郁症或其他精神躯体障碍病症。临床上还发现，作为一个症状群，耳鸣的严重程度以及对患者的影响与其匹配响度或音调指标并无一定联系，而与患者的其他精神/心理测试指标有较紧密的关联。有鉴于此，对耳鸣的临床研究越来越多地注重其对患者心理/精神状态的影响，对耳鸣患者的治疗也越来越多地强调在努力减轻耳鸣的同时注意矫治患者的不良心理反应及其他伴随症状。

对接触、治疗耳鸣患者的临床人员来说，了解与耳鸣有关的心理/精神问题十分重要。即使对非心理/精神专业的耳科临床人员，理解与耳鸣有关的心理/精神问题可以避免对患者的不当心理暗示，并可以有助于及时取得有关专业人员的配合，使患者的心理异常得到及时有效的治疗，增加对耳鸣症状群的整体疗效，减少患者痛苦。

若欲较好处理与耳鸣相关的心理/精神问题，了解影响耳鸣的心理因素是十分必需的。

一、耳鸣的神经心理模式

耳鸣一般指非外界声刺激引起的声音感受。耳鸣可以按能否为检查者闻及而分为主观性与客观性耳鸣。客观耳鸣常来自听觉器官周围肌肉的异常活动或血管结构的噪声，主观耳鸣则较为复杂。主观耳鸣可以是某些听觉系统疾病的伴随症状（如听神经瘤、耳硬化、梅尼埃病、药物性聋、噪声性聋和老年性聋等），有时也可以与其他非听觉系统疾患相关（如头颈外伤后遗症、神经官能症及其他系统性慢性疾病），甚至可以单独出现。与临床疾病有关的耳鸣症状常可随有关疾病的治愈而消失，一般不构成长期问题。临床上需要专门治疗的耳鸣常常为无明确病因或原发病因难以治愈的慢性耳鸣。一般将存在时间超过12个月的耳鸣症状称为慢性耳鸣。

因耳鸣就医的慢性耳鸣患者常常还有其他诸如睡眠不佳、注意力差、记忆力减退及心绪不佳等伴随主诉。临床上常见到慢性耳鸣的心理物理测试指标（响度及音调）与患者的主观感受与主诉并无一定关系，与患者的自我响度评价也不一定一致。这些都提示慢性耳鸣的病理生理机制并不仅仅限于听觉系统，而是同时与神经/精神系统及患者的主观心理反应有相当程度的联系。

早期对耳鸣机制的研究多集中于耳鸣患者的听觉心理物理测试指标和与耳鸣有关的听觉系统病理生理改变，如耳鸣音调、响度测试和从外周到中枢的听觉神经电活动变化。20世纪90年代初Jastreboff（1990年）提出的耳鸣的神经心理模式为理解耳鸣的病理生理机制提供了新的角度，引起了有关研究及临床人员的普遍重视。Jastreboff等（1993年）并依据其提出的耳鸣神经心理模式推出了“耳鸣习服疗法（tinnitus retraining therapy，TRT）”。尽管Jastreboff坚持认为其耳鸣再训练疗法只是利用基本的神经习服机制，而不是针对患者的心理问题，但理解其提出的神经心理模式对了解与耳鸣有关的心理问题仍有一定的帮助。

图6-2-1是Jastreboff（1999年）的耳鸣神经心理模式的图解。按照此模式，外周听器的病变或损伤产生异常神经电活动，即与耳鸣相关联的神经电信号。皮层下听觉结构可以察觉耳鸣信号并对其进行初级处理，其过程类似于察觉和处理正常听觉信号。皮层下结构将耳鸣信号的处理结果向听觉皮层和大脑边缘系统输出，引起对耳鸣的主观感知和情绪反应。耳鸣信号到达大脑听觉皮层后引起的神经活动产生对耳鸣的最终意识和感知，包括耳鸣的音调和响度。听觉皮层以外的其他大脑皮层活动也可以参与产生对耳鸣的描述（患者可以将耳鸣与其他声音类比）和记忆（患者可以回忆耳鸣的响度或音调变化），并控制分配给耳鸣的注意力。

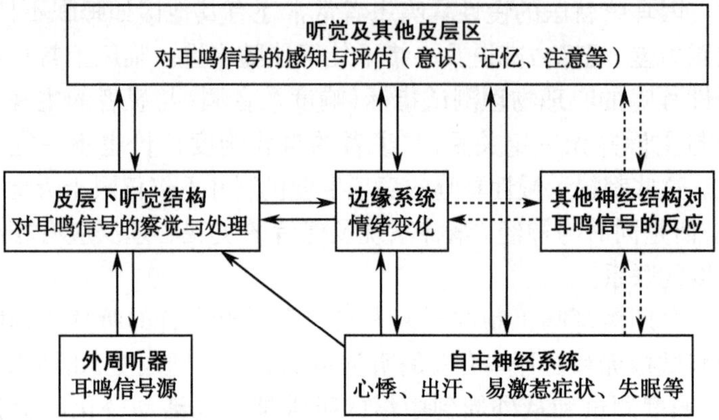

图 6-2-1 Jastreboff 的耳鸣神经心理模式

大脑边缘系统在耳鸣症状群的产生中占有极重要的地位，也是与耳鸣有关的心理反应的主要产生部位。大脑边缘系统是控制行为与情绪表达的重要结构，其主要构成结构有：大脑额叶眶额皮层、丘脑内背侧核与前核、端脑鞍区、边缘叶（含胼胝体下区、终板旁回、扣带回和海马旁回）、海马结构、基底节的杏仁核及下丘脑的部分结构等。边缘系统与大脑其他结构的联系广泛而复杂，各个感觉系统（视觉、听觉、嗅觉、味觉、痛觉、温觉、触觉等）都向边缘系统输入信号，边缘系统整合来自各个系统的输入，从而完成认知、学习、记忆等重要功能。边缘系统同时广泛向大脑内多个系统和结构发出输出，控制和决定情绪反应和行为（Devensky 等，1995 年）。在耳鸣患者，与耳鸣相关的神经电活动经皮层下听觉结构或听觉皮层到达边缘系统。由于耳鸣引起的主观认知多数情况下有别于自然环境中存在的声音，加之多数患者对耳鸣的出现怀有不理解、疑虑或恐惧等不佳心理反应，因此与耳鸣有关的神经活动输入在边缘系统引起的反应一般是不良或不适反应，其输出倾向于引起应激反应，即紧张、失眠、焦虑等。Jastreboff 同时认为边缘系统对耳鸣的反应还可以强化听觉皮层下结构对耳鸣信号的反应（增强识别、监测甚至放大)。心理学研究已经发现一些心理 / 精神疾患与大脑内某些神经递质的增多或减少有关,也发现边缘系统的异常活动在一些心理 / 精神疾患的发生、发展中起着重要的作用,这与耳鸣症状群常包含有诸如焦虑、抑郁等心理表现是一致的。

自主神经系统也可能参与耳鸣症状群的产生与维持。自主神经系统的活动可以受到边缘系统和大脑皮层的影响。人在受到威胁或需要极大努力克服精神或体力困难时出现的自主神经反应(如瞳孔放大、心跳加快、肌肉张力增加、睡眠减少等)既是明显的例子。自主神经系统的活动反过来又可以影响边缘系统和大脑皮层的活动,间接的影响患者的心理感受。耳鸣患者常遇到的紧张、心悸和睡眠障碍就与自主神经系统活动的异常有一定关系。由于这种自主神经活动引起的心理感受通常是不愉快的,因此它又可以进一步强化耳鸣引起的不良心理感受。

由于大脑内各个结构之间的各种连接和联系十分的广泛和复杂,因此可以想象大脑内的其他结构也可能参与耳鸣症状群的形成,并促成伴随耳鸣出现和存在的不良心理反应和心理活动。如下丘脑睡眠中枢和脑干网状系统对维持觉醒状态有重要作用,并与脑内多个结构有广泛的联系。耳鸣患者大脑内的异常神经电活动可以波及上述结构,从而影响患者的睡眠。失眠本身往往即可以给主观心理感受带来不良的影响,即使在非耳鸣的其他患者也是如此。

Jastreboff 在他的神经心理模式中标识出了各个神经结构部分之间的相互联系和作用,显示出整个耳鸣神经心理活动的不可分割性和复杂性。耳鸣患者心理反应和活动的中心是大脑边缘系统对大脑听觉系统、大脑皮层和大脑内其他神经结构活动的反应。边缘系统控制人的情绪和行为,对人的心理感受有着巨大的影响。反过来,由于边缘系统与听觉系统的联系和相互作用,其活动又可以对患者对耳鸣的感知和认识产生影响。Jastreboff 的模式为了解和研究耳鸣患者心理问题的产生机制提供了一定的基础。

二、性格特点与耳鸣

性格(personality)代表着一个个体贯穿其一生的某些行为规律,例如敏感、易怒、意志脆弱、贪婪等性格特点都代表着一定的行为倾向。一般认为性格是受内部基因和外部环境(日常观察、所受教育、生活经历等)共同影响而形成的(Bouchard 和 Loehlin,2001),并且性格对心理健康以及心理疾患有一定预示作用。性格反映了机体内部的结构(中枢神经系统)特点和生理活动规律,是个体行为特点的基础,它对人一生生活和行为的影响无处不在。

耳鸣是一种感知体验,而耳鸣的严重程度及其伴随症状(烦躁、失眠、抑郁、注意力不集中等等)更是在很大程度上代表着患者中枢神经系统对耳鸣存在的反应,并以行为的方式表现出来。因此,患者的耳鸣体验以及相关症状的发生和发展在一定程度上会受到其性格特点的影响。

耳鸣及其相关症状的产生可以是一个相当复杂的过程(图 6-2-1)。一般认为,耳鸣感知的生成可分为“启动”、“增强”和“察觉”三个步骤。其中“启动”常源自于外周听器的功能异常所产生的异常神经电信号,此信号经由听觉通路各结构的加工与传送(“增强”)而到达听觉皮层,成为可能被“察觉”的耳鸣信号。有学者认为,人对某些信号(包括耳鸣信号)的感知不仅取决于该信号的存在与否,还受到一个事先设定的察觉阈的影响,即所谓“信号察觉理论”(theory of signal detection)(Swets,1961)。对耳鸣而言,其信号强度由“启动”和“增强”过程决定,而“察觉”阈的设定则取决于个体感受皮层活动的敏感程度,而这种敏感程度在个体之间是有差异的。对耳鸣的察觉阈设定的高低决定着个体对耳鸣的感受与否和感受的程度。可以想象,敏感者的察觉阈相对较低,使得个体更容易感受和主诉耳鸣;而非敏感者的察觉阈则较高,使之对耳鸣的察觉、注意以及耐受较之敏感者都会有所不同。以噪声损伤为例:耳蜗损伤使得其向中枢传送的信号发生改变,引起听觉通路上自发神经活动增加。如果2个人受到同样的噪声损伤,其耳蜗和听觉通路上的变化很可能十分接近,但如果二人中枢察觉阈有所不同,则他们对耳鸣的感受可以有很大差异。耳鸣察觉阈的设定与中枢神经系统固有的生理和病理活动有关。如前所述,一个人的性格特点反映着其中枢神经系统的结构和生理活动特点,因此性格特点很可能与察觉阈的设定有关。由此推理,性格特点与耳鸣主诉相关也就可以理解了。

最近的一项研究表明,患者对耳鸣的体验程度与情绪反应倾向消极(negative emotionality)和心理约束力(constraint)差等性格特征相关(Welch 和 Dawes,2008)。具有这种性格特点的人平常就可以表现有容易对刺激和外界压力产生过激反应的倾向。其他增加耳鸣不适的性格特点还有经常自我感觉不佳、与人交往不密切、容易受激惹以及不易与人相处等。该文作者认为这种性格特点对耳鸣的作用是通过影响对耳鸣的察觉过程,而不是影响中枢对耳鸣信号的直接处理。另一方面,有研究者发现对自身控制症状的能力充满自信的人常常能够做到较好的调整自我,从而有效应对耳鸣,因而受耳鸣影响的程度较低(Sirois 等,2006)。

性格特点还可以影响患者对治疗的反应。这一点对以心理干预和习服疗法作为重要治疗手段的耳鸣治疗尤其明显。这主要是因为性格可以影响患者对治疗方案的认识与看法,以及与治疗人员的互动。同时,心理疾患在有性格缺陷的人当中更为普遍,二者常常可以相互影响。由于这些因素,性格常常可以决定着心理疾患以及与之相伴的耳鸣的转归。有研究发现,在没有性格障碍的耳鸣患者,其伴随的焦虑症和抑郁症会随时间而改善,而那些有性格障碍的耳鸣患者,焦虑症和抑郁症则没有改善(Erlandsson 和 Persson,2006)。

下述性格特点对耳鸣的预后和治疗常有不利影响:焦虑倾向、过分追求完美、性格刻板、过度控制欲、强迫行为倾向,以及对未来的过度担忧等。这些性格特点可能会影响患者在皮层水平对事物的认识、评估和注意程度，及其与边缘系统和自主神经系统的联系。

三、心理状况与耳鸣

心理特征（psychological profiles）是影响人们是否能够良好应对和适应环境及自身变化的重要因素。尽管耳鸣的时间长短和响度等特征可以影响耳鸣的严重程度，但研究也表明心理特征以及与耳鸣相伴随的心理疾患对耳鸣患者能否很好地习服耳鸣有着决定性的作用。事实上，人群中有耳鸣者的大多数（有称占七成以上者）都能够较好适应耳鸣的存在，并不为之所困扰。但也有少数患者却可以因为耳鸣而无法正常生活和工作，其中有相当一部分可以表现有情感和心理障碍，出现率明显高于普通人群。有研究将求医耳鸣患者的心理特点与非求医耳鸣患者以及正常人进行比较，发现求医耳鸣患者中反映焦虑、抑郁和容易受激惹程度的测试指标高于非求医耳鸣患者和正常人，而后两者之间则较为接近，提示这些心理特征很可能对患者对耳鸣的感受产生影响（Scott 和 Lindberg，2000）。比较还发现，求医耳鸣患者中的其他慢性主诉（如疼痛、胃肠不适、睡眠不佳、注意力不集中等）也高于其他两组人群，提示求医耳鸣患者有躯体形（somatoform）心理病症的倾向。事实上，与普通人群中10%~15% 左右的耳鸣患病率相比，耳鸣患病率在躯体形心理病症患者中可以达到 42%（Hiller 等，1997）。这些研究结果都提示心理特点可以影响耳鸣的发生、发展过程。临床观察也发现当主观耳鸣响度相近时，抑郁症的存在可以决定耳鸣对患者影响的严重程度（Folmer 等，1999）。是否善于应对并妥善处理周围环境或者发生于自身的变化通常被认为是心理素质（也可理解为心理特点）的一种体现。研究表明，耳鸣在不能很好应对上述变化的个体身上表现得更为严重，对个体的躯体以及情绪的影响也更加明显，常给患者带来更大的痛苦。Budd 和 Pugh

制作了“耳鸣应对方式问卷”(tinnitus coping style questionnaire, TCSQ),用以评价耳鸣患者对耳鸣的反应形式,并将之分为“应对不良”(maladaptive coping)、“有效应对”(effective coping)和“被动应对”(passive coping)三种形式。其中应对不良包括了不切实际地幻想没有耳鸣、常向他人倾诉耳鸣带来的痛苦、过度注意耳鸣,以及经常想象耳鸣可能带来的终身痛苦。有效应对则可以包括自我鼓励,对耳鸣采取积极、乐观的态度,主动控制和转移注意力,以及积极参与健康、有益的活动以减少对耳鸣的注意等。被动应对则指通过使用掩蔽器具以减少对耳鸣的感知。他们的研究发现,对耳鸣表现应对不良的患者同时表现出耳鸣严重程度高,并更容易表现有抑郁症和焦虑症,二者之间的相关程度很高(Budd 和 Pugh,1996)。

心理特征如果给个体带来经常性的困扰就可以认为是心理障碍了(心理障碍达到一定程度就成为精神疾患),其定义是某种导致个体苦恼、不适,或者失去工作、生活能力的心理或病理状态。心理疾患在临床上一般表现为与正常发育和文化环境不相适宜的异常行为。由心理疾患的定义可以得知,患有心理疾患的患者会因其心理障碍而感到痛苦和不适(如焦虑状态下的恐惧心情,以及严重焦虑时出现的诸如心悸、出汗等躯体症状)。与心理疾患相伴的行为异常(如抑郁症患者的不能参与正常社交和难以维持正常家庭、亲友关系等)反过来又常常会加重作为病因的心理疾患。临床和社会上最为常见的心理疾患有焦虑症和抑郁症等,其中焦虑症在人群中的患病率可以达到 18%(Kessler 等,2005),而重度抑郁症的患病率也可以达到人群的 5% 以上(美国卫生部资料)。焦虑症和抑郁症除影响患者的心情外,还常常改变患者对自身以及其他事物的认识和体验。这些患者对身体上的病痛和不适表现出较常人更为敏感的倾向,对事物的认识偏向消极,对未来的看法则趋向悲观。与常人相比,他们对自身和其他事物所发生的变化缺乏很好的处理和应变的能力,表现为耐受程度低,对事物的认识负面、消极、悲观。

这些表现又常常会使其痛苦和不适增加，直至形成恶性循环。

事物控制源（locus of control）认知是心理特征的一个重要方面，代表着个体对自身和周围事物的认识。具有内向事物控制源认知的人比较自信，相信自身行为对事物发生、发展的决定性作用，一般能较好控制自身行为。一般认为此类人对自身及周围环境发生的变化能够较好应对，如果患上耳鸣也常不致产生难以控制的情感、心理紊乱。

患者的思维方式也可以影响其对耳鸣的反应。对事物的"错误估计"可以成为一种习惯，其后果可以是不必要的焦虑、抑郁等问题。耳鸣患者经常陷于某种不良的思维定势中不能自拔，这种不良思维可以增加大脑皮层与边缘系统之间的交互作用，加重患者的不良感受。例如，容易草率对某一事物下结论、将孤立事件不恰当地扩大化、或者事事总往坏处想的患者就更容易对耳鸣发生激烈反应，更不容易对耳鸣产生习服。

如果耳鸣的发生和延续过程与既往心理创伤产生联系，则既往心理创伤就有可能影响耳鸣本身的进程，通常对耳鸣感受产生放大作用。这是因为对某种危险的反应可以在危险消失以后仍长期甚至以一种放大的形式存在，并可以对情感、认知、记忆等产生深刻影响。如果既往心理创伤没有完全平复，耳鸣的发生可以直接导致患者的情绪失控，无法正常思考，直至感到绝望、崩溃。因此，仔细询问病史，了解有无既往心理创伤，对正确处理耳鸣患者的心理问题是十分重要的。

心理疾患患者如果患上耳鸣，他们的这些心理和行为特点会对其耳鸣病症的发生和发展产生明显的影响。与性格类似，心理特征也可以影响耳鸣患者与医者的互动，以及对治疗的反应，从而对耳鸣的长期预后产生影响。

四、应激状态与耳鸣

应激（stress）是指机体对内部或者外部的不利因素（如创伤、感染、紧张和压力等）的生理（如代谢改变和自主神经功能异常等）和心理（如焦虑、情绪变化等）反应。长久以来，有关研究已经显示应激状态可以触发或者加重耳鸣。临床常见耳鸣开始于生活、工作紧张或者情绪激动之后。同时，紧张和压力也常常可以使已经存在的耳鸣加重。工作压力、经济压力、家庭关系紧张以及患者对这些因素的反应构成了心理环境因素，它们对疾病过程的影响不容忽视。临床上不难见到剧烈生活变故成为耳鸣的诱发因素或导致耳鸣不断加重的重要因素。成功处理耳鸣患者的心理问题离不开解决这些与其耳鸣有关的环境因素。

应激状态引起耳鸣可以通过多种途径。应激可以触发多种疾病状态。例如，突发性聋、亨特综合征、梅尼埃病和卒中等的发病就与应激状态（持续紧张、压力和情绪激动）有关。几乎100% 的突发性聋患者感受到耳鸣。耳鸣是亨特综合征和梅尼埃病的常见症状，而卒中患者中也有一部分可以有耳鸣主诉。虽然应激状态与这些疾病发病的确切关系不是十分明了，但一般认为应激状态下的激素内分泌和神经内分泌活动的变化是引起上述疾病发病的重要因素。急性应激状态下（如突然受到重大不利信息的打击——失去亲人、重大事故或严重财产损失等）的中枢神经系统活动的剧烈变化有可能直接产生至少是短暂的耳鸣感受。

在慢性耳鸣患者，应激状态常常可以使原本相对较轻的耳鸣症状加重。这当中除了应激状态下激素内分泌和神经内分泌活动的变化可以直接影响患者的耳鸣感受外，应激导致的焦虑、失眠和抑郁等心理、情绪改变也可以间接影响耳鸣感受。同样，耳鸣的加重又常常可以影响患者的情绪变化和心理感受，扰乱其睡眠和正常工作、生活节奏。如此往复，往往形成恶行循环的局面，使得患者难以从痛苦中得到片刻缓解或解脱。

应激状态还可以对耳鸣习服产生不利影响，延缓习服的进程。这是因为应激状态除影响患者的心理和情绪外，还往往伴有自主神经系统症状（如烦躁、心悸、失眠、头痛、多汗等），给患者带来很多身体上的不适，影响其正常生活和工作。而且患者会有意识或无意识地将这些不适与耳鸣联系起来，从而使得已忽略耳鸣为目标的习服过程变得困难。

五、了解耳鸣的心理病因对耳鸣诊断和治疗的意义

由于人的行为常常受到其性格的影响，因此耳鸣患者的性格不仅可以影响其对耳鸣的感受，还可以影响到其临床表现、求治过程以及对治疗的反应。

耳鸣的治疗的目的可以有多种，即改变耳鸣本身（耳鸣的响度、音调、出现时间等），或者针对耳鸣所造成的不适（失眠、烦躁、焦虑、抑郁等），或者是二者的结合。心理干预是减轻患者因耳鸣所带来不适的重要手段，而心理干预又是以患者与治疗师之间的良性、有效互动作为前提的，因此容易受到当事人心理、行为特点的影响。因此，患者自身的性格、心理特点对其求医过程和病程转归都会产生影响。例如，与人交往不密切、容易受激惹以及不易与人相处等性格可以使耳鸣患者的就治时间偏晚，导致其就诊时的耳鸣症状较重。与人交往不密切以及不易与人相处还可能隐喻着对他人缺乏信任的性格特点，后者可能导致患者对治疗建议的怀疑和拒绝，而心理咨询治疗的作用在这些患者身上也可能会大打折扣。性格特点在人的一生中是相对稳定的，并且随年龄的增长而更加不容易改变。有关临床人员在接触耳鸣患者时应当特别注意患者的性格特点，制定相应的治疗措施，避免不适当的处置使患者的状况恶化，并适当利用患者性格特点增加治疗效果。了解具体患者的性格特点有助于医者理解患者耳鸣病情的发生、发展过程，从而有利于对病情做出准确的判断，并有利于制定适合于具体患者特点的治疗和干预措施。虽然一个人的相对性格在其一生中是稳定的（如多疑的人与其他人相比总是显得更容易多疑一些），但其绝对程度是可以改变的（即一个具有多疑性格的人在经过心理干涉之后，其多疑的程度可以减轻）。因此，有的放矢的心理干预可以通过改善患者的性格缺陷而达到减少耳鸣不良作用的目的。由于这些原

因，目前对耳鸣患者的治疗越来越强调心理诊断和心理干预的重要性。

（石勇兵 David Windstorm）

第三节 耳鸣对心理状态的影响

如上所述，心理因素对耳鸣的发生、发展有相当的影响。而这种影响又是相互的，即耳鸣本身又可以对患者的心理状态产生影响。这种耳鸣与心理状态之间的关系可以相当紧密，它们之间的相互作用有时也可以相当复杂，并对耳鸣的临床进程有相当的影响。临床上接触耳鸣的人员应当对耳鸣对患者心理状态的影响有所了解。

一、耳鸣患者的心理反应

人群中有耳鸣者的比例在15%左右。以此推算，人群中有耳鸣者的数量远远多于因耳鸣主诉就诊的病人数量。据估算，约75%的有耳鸣者不以其耳鸣为疾患，可以轻易地忽视其耳鸣的存在而不受其影响，其日常生活和工作完全正常。另有约20%的耳鸣者虽曾因耳鸣就医，但在医师诊察、解释和安慰后可以做到在大部分时间里忽视其耳鸣的存在而不受其影响，其日常活动基本不受影响。真正因耳鸣反复就诊并需要治疗的耳鸣者据估算占有耳鸣者的不到5%，其中顽固的慢性耳鸣不到1%，有研究者称之为“失代偿”（decompensated）耳鸣（Heinecke等，2008）。这些观察提示，决定耳鸣对病人生活的影响以及病人是否求医的因素并不单单是耳鸣本身，病人对耳鸣的认识以及耳鸣是否给病人带来其他不良感受可能在决定耳鸣的严重程度上起着更大的作用。这也提示对耳鸣严重程度的估量不能单纯依靠对耳鸣的心理物理测量，而更应该侧重其对病人生活的影响。研究显示，因耳鸣求医的患者常常同时表现有抑郁、焦虑、躯体与感知症状(睡眠障碍、注意力难以集中等)等其他心理病症(Linberg 与 Scott,1999)。事实上,目前世界上主要的耳鸣治疗中心多是用问卷形式对临床耳鸣的严重程度及耳鸣治疗的疗效进行评估,而耳鸣的心理物理测试数据则多是作为参考。这些评估耳鸣严重程度的问卷中的问题覆盖了患者的日常生活、睡眠,以及患者的心理感受。这些耳鸣治疗中心还大多使用专用心理测试问卷检查患者有无焦虑症、抑郁症以及强迫症的倾向。这些心理测试结果常常可以提供有关患者心理特征的有用数据,并为制定针对每个病人的具体治疗方案提供指导。

一般讲,高响度和高音调的耳鸣引起的心理反应高于低响度或低音调的耳鸣。这一点类同于多数人对外界声音的反应,十分容易理解。临床上还观察到除响度及音调感受外,耳鸣对患者心理效应还与耳鸣发生或增长变化的速度有关。患者对慢性听力变化而逐渐产生和增长的耳鸣往往能较好地耐受而不产生强烈的不良心理感受,而突然发生或快速增长或变化的耳鸣常常在患者身上引发强烈的心理反应。后一种情况多见于伴随突发感音神经性聋或头颈外伤而出现的耳鸣。伴随梅尼埃病或自身免疫性聋存在的耳鸣常常由于听力的波动而出现响度和(或)音调的变化,增加对患者的心理效应。

1. 对耳鸣的急性期心理反应　患者对耳鸣出现的第一反应类似于对其他躯体症状(如疼痛、瘙痒、麻木、眩晕、运动障碍等)出现的反应。对症状出现的不理解、担心甚至恐惧是患者对任何躯体症状出现的典型反应。多数患者会首先自行寻找能够解释其症状出现的原因,如饮食、活动规律的改变、用药及有无其他业已存在的疾患等。当患者自己不能发现自己可以接受的解释时,其上述心理反应会随之加重,从而促使其转向医务人员去寻求答案。患者的这种急性期心理反应普遍存在,并且并不仅仅限于对耳鸣的反应。这种急性期心理反应有可能强化患者对其症状的感受。在敏感或有躯体精神障碍或强迫症倾向的患者,上述心理反应可以使患者“监视”其耳鸣症状,导致增强的耳鸣感受，甚至引发其他躯体症状体验（如耳朵麻木、头部沉重，甚至耳痛、头痛等）。

患者初次就诊时的感受对其后的心理反应和心理感受有着重要的影响。多数情况下患者对与医师的首次接触抱有极大的希望，企盼医师能对其症状给出合理的解释并提出明确、具体的处理方案。患者尤其希望医师能够对其病症给予良好的预后。患者第一次就诊时从医师那里得到的信息和答案对其随后的心理发展以及耳鸣症状群的疗效会起到相当的作用。患者从医师那里读取的将不仅仅限于医师的语言表述，还包括医师的态度、举止以及医师的言行中所透露出的知识程度和信心。医师在接诊过程中必须充分意识到患者存在的这种心理特点，言谈举止应有助于建立患者对医师的信任和对耳鸣症状改善的信心。临床常见到由于首诊医师言语不慎而给患者带来不利的心理影响，甚至使患者丧失对耳鸣症状改善的信心。

相当部分耳鸣患者的耳鸣症状将是慢性的、长期存在的，医师必须将这种可能性向患者如实告知。患者在一旦了解其耳鸣可能长期存在后，其心理反应也会发生相应变化。临床上最常见的对耳鸣将长期存在这一事实的不良心理反应为抑郁症。认识到自己将被一种慢性不适长期困扰对任何人都是一个心理打击，对耳鸣患者也不例外。抑郁症的表现常常有精神不振、对周围的人和事物丧失兴趣、缺少动力、饮食失调以及失眠等。动物行为实验表明，在遭受连续电击而又无处逃逸的情况下，动物将龟缩一团，被动忍受电击而不再做出逃避的努力，其饮食、睡眠也出现异常，其表现类似在人类所见到的抑郁症。临床上常可听到耳鸣患者将其耳鸣描述为一种无处不在、难以逃避的烦扰。

一些病人将耳鸣的出现视为永久地失去了安宁。这类患者对耳鸣出现的心理反映人们类似面对重大损失时的心理反应。当人们面临失去对其具有极其重大意义的人或物（亲人、贵重物品、肢体或脏器等）时，其精神上常会经历一个由难以置信、哀伤、怨恨、拒绝接受、悔恨到最终接受事实这样一个心理过程。依个人的心理特征、所遭受损失的程度和所接受的心理安慰、指导及治疗的差异，每个人所经历的心理反应在内容、轻重及时间长短上有所不同。多数人可以在遭受重大损失后的6个月内在精神、心理上恢复或基本恢复正常。如上述心理反应存在超过6个月则属于异常心理反应，应给予药物或心理治疗以帮助患者矫正其异常的心理状态。耳鸣患者在突发耳鸣症状（及所伴随的突发听力损失）出现3个月后如果仍未摆脱不适心理感受，则其反应类似于适应障碍（adjustment disorder），后者属于焦虑症的一种，是一种常见的遭受重大打击所引起的异常心理反应。另外两种可能见于突发耳鸣患者的异常心理反应是创伤后应激障碍（posttraumatic stress disorder，PTSD）及急性应激障碍（acute stress disorder），这是两种伴随重大、突发或悲剧性事件而出现的心理反应。与遭受一次性打击不同，由于慢性耳鸣会对患者的心理感受带来长期的烦扰，因而会更加加重患者的损失感。

2. 慢性耳鸣患者的心理特征　慢性耳鸣患者的心理特征非常类似于其他慢性症状患者，以抑郁症状为主要表现形式。慢性症状如经反复求治而得不到控制将使患者遭受长期的痛苦和折磨，其心理境遇在某种意义上类似于反复遭受电击而无处逃逸的动物，其结果往往是由于无望而陷于一种慢性精神抑郁状态。抑郁症不仅见于慢性耳鸣患者，也是慢性疼痛及其他慢性症状患者的常见精神心理并发症，对患者的生活质量构成极大的威胁。

慢性耳鸣患者的另一个常见心理反应是焦虑症。焦虑的心理学定义是对不明因素的惧怕感，或导致惧怕的因素与惧怕的程度不成比例。焦虑与恐惧的区别在于后者是对明确已知的危险的惧怕。耳鸣患者对耳鸣的担心与惧怕多来自对耳鸣症状缺少了解、对耳鸣的预后不明确以及对耳鸣能否好转缺少信心。按国际上常用的精神疾患诊断及统计手册第四版（DSM-Ⅳ），焦虑症包含多种类型,耳鸣患者的焦虑症一般属于一般性焦虑症(generalized anxiety disorder)。临床上常见到抑郁症与焦虑症在耳鸣患者身上同时或交替存在。在耳鸣患者,焦虑和抑郁状态与耳鸣的响度不一定有固定的关系,但却与耳鸣的严重程度存在紧密相关(van Veen 等,1998)。有研究者提出,当患者的耳鸣相关功能障碍指数(tinnitus handicap index,THI)得分超过 38 时就应当邀请心理学专业人员进行相关诊断、治疗(Crocetti 等,2009)。患者对自身抑郁或焦虑症的存在有时并无清楚的意识。如果患者生活中存在其他影响患者心理状态的应激因素(如家庭生活危机、丧失亲友、失业、工作压力等),其所引起的心理效应可以与耳鸣所致的心理反应相互作用,使得正确分析病情和有效治疗变得更为复杂。

多数慢性耳鸣患者都有失眠的问题。耳鸣本身可以干扰睡眠,但在有慢性睡眠障碍的耳鸣患者,耳鸣所导致的焦虑与抑郁症常常可能是导致失眠的更为主要的影响因素。

耳鸣对许多患者来说是一种不良刺激或一种激惹,常常导致患者心情烦躁。这种烦躁心情以及上述的抑郁或焦虑状态都会对患者的认知能力带来影响,导致患者对周围环境、事物、事件的认识与判断不同于其正常状态,并影响患者对近期及远期前景的看法。这种影响在耳鸣患者往往是负面或消极的,而这种消极的认识又可以进一步强化患者已有的不良心理反应,形成一种不良循环。这在慢性耳鸣患者(以及其他慢性症状患者)是十分常见的。

总体上讲,耳鸣对患者的影响与上述心理反应对患者的影响呈现相互叠加、互相强化的趋势。它们对患者的影响不再局限于听觉系统的耳鸣症状,而是广泛累及包括精神状态、认知功能、自主神经系统功能在内的多方面功能异常,常常造成患者整体生活质量的下降。耳鸣患者的痛苦已不仅仅局限于耳鸣,而是更多地来自于之相伴随的心理、生理功能障碍。

3. 具有某些心理特征的耳鸣患者容易出现的心理反应

部分耳鸣患者可能原来既具有某种心理障碍或特征。这些心理障碍或特征往往在其耳鸣症状出现之前既已存在，并且可以影响患者对耳鸣症状出现的感受和心理反应。

躯体形式障碍（somatoform disorder）是一组以主观症状感受与客观躯体表现不符为特点的心理疾患。此类心理障碍的患者的主观症状主诉常常无客观疾病基础或远远超出客观疾病所能解释的症状程度。一般认为躯体形心理病症来源于患者内心潜意识里存在的令其难以接受的心理、情绪感受。DSM-Ⅳ将躯体形心理病症归类为躯体化障碍（somatization disorder）、疑病症（hypochondriasis）、癔症（hysteria）、躯体变形障碍（body dysmorphic disorder）和疼痛障碍（pain disorder）。其中躯体症状症表现为长期、反复、多种没有客观疾病基础的症状主诉，多在30岁前开始。这些患者对耳鸣或其他疾患引起的症状和不适的感受及主诉比一般患者要更加强烈，对治疗的反应也往往低于其他患者。疑病症患者表现对自身躯体感受异常敏感，常因轻微不适而就医，以中、老年者多见。耳鸣在这类患者身上引起的心理反应也较一般患者强烈。这些心理反应可以包括疑虑、恐惧、焦虑、担心以及悲观情绪等。疼痛障碍指长期、严重疼痛症状而不能用临床客观发现所解释，多见于中年人群。疼痛症患者的行为表现很类似于慢性、重症耳鸣而听力改变不重的耳鸣患者。有学者指出严重耳鸣与躯体形心理病症有密切关系，这种关系类同于慢性疼痛与躯体形心理病症的关系（Hiller，1999年）。研究发现，在因耳鸣求医的患者，代表心理障碍或躯体形心理病症的心理测试指标均高于未因耳鸣求医者及正常对照者。

强迫症（obsessive-compulsive disorder，OCD）按DSM-Ⅳ分类属于焦虑症的一种，多在青年时期开始出现。具有此心理特征的患者对其心理、行为特点往往有所认识，也理解令其不快的思绪和行为给其自身所带来的烦扰，但常常不能控制自己的思路和行为。有强迫症倾向的耳鸣患者往往会难以控制地将其注意力集中在耳鸣症状上，尽管他们能够清楚地体会到耳鸣症状带来的不悦感受。

做作性障碍（factitious disorder）指有意识地编造症状、夸大症状或自伤而就医，其目的为引起医务人员的关心、照顾。诈病（malingering）指编造、夸大症状或自伤，以获得经济利益、逃避义务或获取其他好处。做作性障碍与诈病的区别在于前者的目的不在获得利益，而在于获取心理满足。耳鸣患者中少见做作性障碍者。以耳鸣为主诉的诈病者多见于事故纠纷或劳保补偿的案例中。诈病者编造或夸大耳鸣症状，目的主要在于获取经济利益。

有研究表明，一些耳鸣患者表现出对自身及环境变化不能很好适应或应付的心理特征（Budd 与 Pugh，1996）。在耳鸣的心理物理测试指标相同或接近的情况下，适应或应付能力不佳的患者表现抑郁症状的比率显著高于适应或应付能力正常的患者（Delb 等，1999）。这种心理特点使得这些耳鸣患者对耳鸣出现的反应比较于其他患者更为强烈，从而导致更为严重和持久的耳鸣及其伴随症状。

4. 儿童耳鸣患者的心理特点　临床上儿童耳鸣患者只占就诊耳鸣患者人群的极小部分。但是由于儿童患者的特点，一般认为临床上所见儿童耳鸣患者的频度并不一定真正代表儿童人群中耳鸣的发生率，很可能低于儿童人群中耳鸣的真实发生率。由于临床上所见儿童耳鸣患者数量不多，因此对儿童耳鸣患者的研究非常有限。Kentish 等（2000）对部分儿童耳鸣患者观察后认为，耳鸣对儿童患者的影响类似于对成人患者的影响。耳鸣患儿的主要心理行为表现有睡眠不佳、情绪波动、注意力不集中、学习成绩下降等。Kentish 等并发现与伴有听力障碍的耳鸣患儿相比，听力正常患儿受到耳鸣的影响更大，并表现出更明显的焦虑倾向。Kentish 等提醒临床人员对儿童的耳鸣主诉应当予以重视，并针对每个患儿的特点制定相应具体的治疗方案。

5. 耳鸣患者部分心理疾患的生理基础　近年来生物医学技术的进展使得对大脑及神经系统的研究获得了巨大的进展，也为耳鸣研究提供了许多新的信息。利用新的影响学技术和其他研究手段，现在对与耳鸣相关的大脑内神经活动有了新的认识，证实了耳鸣现象的解剖、生理学基础。同时这些研究也为研究与耳鸣相关的心理活动提供了有用的资料。

正电子发射断层扫描（positron emission tomography，PET）近年来被用于耳鸣研究，为了解耳鸣存在与中枢神经系统活动的关系提供了新的信息（Arnold 等，1996；Lockwood 等，1998）。除听觉皮层之外，PET 研究还显示前额叶 - 颞叶网络系统与耳鸣有关，并显示与注意力和情绪相关的皮层中枢的活动可能是重度耳鸣患者心情烦躁不安的基础之一（Mirz 等，2000）。研究还发现耳鸣患者大脑代谢活动影像分布类似于不良声刺激所引起的大脑内活动分布，主要包括双侧初级及次级听觉皮层、前额叶背外侧注意力区，以及负责情绪活动的边缘系统结构（Mirz 等，1999；Mirz 等，2000）。

近年来有研究发现，慢性耳鸣患者的基础肾上腺皮质激素水平在头几年呈现高于正常的状态，而随着时间的延长又表现得低于正常，并且对应激刺激缺乏反应（Hebert 和 Lupien，2007）。作者认为慢性耳鸣患者激素水平的这种变化可能可以解释其临床上的心理、行为症状特点（如焦虑、抑郁等），以及其应激能力差的表现。

还有研究者认为，慢性耳鸣与中枢神经系统中新的突触连接的形成有关。这种理论认为，听觉通路上的异常活动信号可以在中枢信息处理系统中通过条件反射和非条件反射机制诱导产生固定的新的针对耳鸣的反应通路，导致对耳鸣信号感知的强化。这种新形成的固定通路的存在使得患者难以将注意力从耳鸣上转移，也会给对耳鸣的感知消除和习服带来困难，是慢性耳鸣治疗困难的原因之一。由于新的与耳鸣相关神经通路的形成往往涉及负责情绪、认知的结构，因而可以直接影响患者对耳鸣的心理感受。但该理论同时认为，这种慢性耳鸣的形成与学习有类似之处，了解这种机制可以帮助治疗师制定相应有效的训练治疗方案，对抗和消除上述新形成神经通路及其影响，达到使耳鸣及其相伴随症状改善的目的（Zenner 等，2004、2006）。

二、耳鸣症状与心理反应之关系

对多数慢性耳鸣患者来说，耳鸣是一种长期存在的主观心理物理感知—某种具有一定响度和音调品质的声音印象。临床上所见慢性耳鸣患者常常还伴有其他如睡眠不佳、注意力差、记忆力减退及心绪不佳等慢性主诉。临床上还常见到慢性耳鸣的严重程度与其匹配响度或音调指标并无一定联系，而与病人的其他精神 / 心理测试指标有较紧密的关联。这些都表明慢性耳鸣不应被简单地作为一种声音感受来对待，而应当被视作一个包括多种不良心理感受的症状群。耳鸣对患者的影响虽部分来自耳鸣本身，但也有相当部分来自与耳鸣伴随存在的心理反应——患者对耳鸣的心理感受。耳鸣虽然是引起不良心理感受的缘由，但患者对耳鸣的心理反应又可以反过来影响患者对耳鸣的心理物理感知（响度和音调）。本节一开始利用 Jastreboff 的神经心理模式对耳鸣与其伴随症状之间这种相互作用的基础做了解释。

Zoger 等（2001）对一组耳鸣患者的研究显示慢性抑郁症和焦虑症的发生率分别达到了 62% 与 45%。这个比率远远高于一般人群中慢性抑郁症以及焦虑症的发生率。Zoger 等所观察的患者中只有 7% 报告其耳鸣曾经于抑郁症和（或）焦虑症之外单独存在，而曾经因抑郁症或焦虑症就医和接受治疗的则仅占 34%。这个研究结果体现了耳鸣与心理症状的并存关系，也指出从患者到医务人员对耳鸣与抑郁与焦虑状态的关系的认识均有所不足。对耳鸣的心理物理指标和精神心理指标的量化研究也提示了类似的结果。Folmer 等（1999、2001）对数百名耳鸣患者资料分析的结果表明，患者耳鸣严重程度（以耳鸣严重程度问卷评估）与患者的“焦虑状态 / 性格问卷（state trait anxiety inventory，STAI）”得分、简版“Beck 抑郁症问卷（Beck depression inventory，BDI）”得分以及患者睡眠紊乱程度密切相关。耳鸣严重程度问卷得分并与患者对耳鸣响度的自我主观评价相关，而与心理物理匹配响度无一定关系。Folmer 等（1999、2000）由此得出结论，慢性耳鸣的严重程度与失眠、焦虑及抑郁的程度有关，其关系类同于慢性疼痛患者所见。Folmer 等的这一观点也得到了其他研究人员的研究结果的支持（van Veen，1998）。有学者认为耳鸣患者的抑郁程度最能代表其耳鸣所致的持续认知障碍，并进而影响耳鸣症状的程度（Griemel，1999）。这些认知障碍导致对客观事物及自身病症认识与实际情况出现明显偏差，从而促使患者产生悲观、消极情绪。耳鸣患者抑郁症的发生与患者的心理素质有一定的联系。有关研究显示在耳鸣的心理物理测试指标基本相同的条件下，应变能力强的患者不易发生抑郁症，与应变能力差者的差别十分显著（Delb，1999）。

慢性耳鸣患者常主诉其耳鸣对其生活和工作带来极大的干扰，有的患者甚至因耳鸣而告病停止工作。Holgers 等（2000）研究了耳鸣对患者工作能力的影响。他们发现抑郁症与焦虑症与耳鸣患者的缺勤状况有密切关系，其与缺勤状况的相关程度高于耳鸣响度本身或其他躯体不适。耳鸣给患者带来的不良心理感受（而不单单是耳鸣本身），也往往是患者求医的重要原因。比较因耳鸣求医的患者与未求医的耳鸣者发现，所有心理、躯体症状指数在求医耳鸣患者均高于未求医的有耳鸣者，后者的相关得分类似于无耳鸣的正常人（Scott 与 Lindberg，2000）。Erlandsson 和 Hallberg（2000）的一项研究也提示了心理、躯体因素与耳鸣的并存关系及对耳鸣症状程度的影响。他们分析了 13 种可能影响耳鸣患者症状程度差异的变量，发现以下 6 种因素对耳鸣症状有显著影响：注意力、抑郁感觉、悲观态度、对声音的敏感程度、好耳平均听力水平以及耳鸣的病程长短。病程短的耳鸣对患者影响大于病程长者。这代表了耳鸣急性期较为强烈的心理反应，也在一定程度上体现了大脑对长期慢性刺激（耳鸣）的自发性适应和调整过程。研究还显示，具有高响度耳鸣合并抑郁、焦虑或神经官能症倾向的患者更容易表现疑病症、激惹症状以及自我认定的不适感（Rizzardo 等，1998）。前面提到，具有疑病症等心理特征的患者对耳鸣的反应会较其他人更为强烈、更为消极。这些观察结果进一步提示了耳鸣症状与精神躯体病症的相互作用的关系，这种相互作用的结果常常在一些慢性耳鸣患者形成恶性循环，使得治疗难度增加。

耳鸣与患者心理反应的关系及相互作用是决定耳鸣患者症状及其严重程度的重要因素，并对治疗效果起着重要的影响。大量的研究表明，耳鸣与焦虑症、抑郁症及其他心理疾患的叠加、增强效应决定着患者对耳鸣的整体感受，其最终结果是患者整体生活质量的下降（Bartels，2008）。了解耳鸣患者的心理特点，评估耳鸣对患者的心理影响以及患者心理反应在其症状征候群中所起的作用是对耳鸣患者实施检查的重要环节，其重要性不亚于对患者的身体检查和听力、耳鸣测试。正确评价患者症状中的心理因素常常可以为临床上指定治疗方案提供重要的依据和指导，其目标不仅仅是降低耳鸣，更重要的是改善患者的生活质量，使之主观上不受或者少受与耳鸣相关的不良心理感受的影响。

（石勇兵）

第四节　耳鸣的心理学评估

由于耳鸣与心理因素密切相关，在对耳鸣患者治疗时，应进行必要的心理诊断评估，以便进一步澄清病因，制定更适合的综合干预方案。

一、心理评估的维度

针对耳鸣患者的临床心理评估主要包括以下几个维度：

1. 靶症状评估　靶症状评估是指对耳鸣症状本身的评估。首先是评估耳鸣的特征，包括患者对耳鸣声响、音调的描述是否有感觉过敏或病理的象征性思维等；其次是对耳鸣的条件刺激进行评估，如耳鸣在何种情况下出现或加重，在何种情况下消失或减轻。包括物理环境因素、药物及酒精依赖、心理状况、体力活动和饮食睡眠等。对这些条件刺激的分析可以帮助确定耳鸣的影响因素以采取相应的干预策略。

2. 躯体症状评估　即评估耳鸣患者是否具有躯体不适及其严重程度。心理因素对生理活动的影响突出表现于自主神经支配的内脏功能，因此耳鸣患者常常伴有诸多的躯体症状。在对躯体症状进行评估时，特别要注意辨别躯体症状与耳鸣是平行关系还是顺序关系，慢性疾病患者由于心理和行为模式的改变，常常容易引发耳鸣症状，而长期耳鸣的患者其情绪障碍也可表现为躯体化

3. 情绪状态评估　长期耳鸣的患者通常都伴有某种程度的情绪问题，如抑郁、焦虑（或疑病症）等。而抑郁障碍和焦虑障碍的患者也会有耳鸣的症状。一般来说，前者的情绪变化与耳鸣具有平行的关系，即情绪随耳鸣的加重或好转而波动。而情感障碍和焦虑障碍在经过一段时间的抗抑郁药物治疗后，最先得到改善的是抑郁或焦虑情绪，躯体症状和耳鸣等还要经过更长时间才会减轻或消除。

4. 认知模式与功能评估　失眠的患者通常具有特有的认知模式，包括对耳鸣病因的灾难性认知，对耳鸣后果的夸大，对负性信息的选择性注意和监控，这些都会使患者产生恐惧或焦虑，使警觉水平增高，从而出现失眠和情绪障碍，最终导致恶性循环。

在认知功能方面，耳鸣患者由于选择性注意、失眠和情绪障碍，常常会有注意力不集中、记忆力下降等认知功能损害，从而降低社会功能。

针对耳鸣进行心理干预的目标主要由两方面构成，一是过度的和难以控制的对耳鸣的担忧，二是由此伴随而来的持久性过度唤起（主要与紧张有关的自主神经症状）。

5. 行为特征评估　耳鸣患者行为改变通常表现为预期焦虑与回避。耳鸣患者往往会在特定时间（如睡前）和特定场合（如从事重要工作时）产生预期的担心、紧张，造成对日常生活和工作的影响，进而回避特定的场合和活动，如恐惧睡眠和回避社交等，社会功能受损使患者陷入焦虑抑郁状态，进一步加重了耳鸣。

6. 心理应激评估　主要是评估患者在出现耳鸣前的一段时间里（通常为 1 年内），是否有特殊生活事件发生，包括突发的应激事件和长期的精神压力，如工作、学习、家庭方面的困扰以及人际冲突等。如果确定有应激事件存在，要进一步对应激源进行评估，包括应激源的强度、频度和持续时间，应激源的可预测性、可逆性和可控性，以及应付过程中个体的社会支持状况（支持的数量和利用度），个体所采取的应对方式等。

对耳鸣者心理应激维度的评估，可以有助于确定耳鸣的治疗目标。因为在大多数非器质性耳鸣中，心理社会应激是诱发和加重耳鸣的重要因素，通过心理干预消除应激源或提高患者的应对能力以增加疗效。

7. 社会功能评估　即对耳鸣者患病前及目前的社会功能状况进行评估，评估的内容包括生活规律和习惯，工作、学习效率，以及人际适应能力等。长期而严重的耳鸣可明显损害患者的社会功能。最常见的表现是认知功能障碍、精神运动性功能失调以及人格改变导致的人际交往困难等。社会功能的评估除了有助于诊断和治疗外，也可作为疗效判定的标准之一。

二、耳鸣的心理评估方法

1. 诊断性会谈 与一般临床问诊有所不同,诊断性会谈(diagnostic talk)包括两方面的目的,一是通过询问病史收集与耳鸣有关的疾病信息,二是建立良好的治疗关系。耳鸣的诊断性会谈形式包括结构性会谈和非结构性会谈两类。

结构性会谈(structured interview)是由医师列出症状、目标行为、事件和其他用于引导会谈规则的清单。会谈所涉及的问题的特征是患者可以用"是""否"或"有""无"给予简单明确的回答的。这种会谈方式的优势是可以在较短的时间内尽快收集信息、使会谈能集中探讨某些特定问题。尤其是在研究病例及耳鸣的团体治疗中,结构性会谈可以减少由于不同会谈风格和问诊范围所导致的病史与诊断评估的不可靠变化。

非结构性会谈(unstructured interview)是指医师可以自由地重复提问,在问诊中随患者思维系列而变化不断引入新的问题、根据需要修改问题的顺序等,非结构性会谈的采用可以使患者更多地提供在日常生活情境中的可预测性信息。医师可以通过患者在会谈中的冲突、焦虑情绪和防御方式,引导出患者所不愿意直接提供的症状起因。

临床上对于耳鸣的诊断,这两种会谈方式可以结合使用。结构性会谈的目标主要集中于对靶症状、躯体症状、情绪、认知和行为维度的评估,可以针对耳鸣的症状特征预先设计结构性问诊提纲,也可以设计计算机辅助软件,以便在短时间内确定症状的性质。非结构性会谈则始终趋向于患者问题的特殊性,主要用于对心理社会应激维度和社会功能维度的评估。

需要指出的是,耳鸣的诊断性会谈与临床问诊相比,除了评估的维度更加广泛外,特别注重会谈的提问技巧,不同医师由于提问方法的不同使所获取的信息会存在很大差异,这直接关系到耳鸣的诊断和治疗,会谈技术运用得好,不仅能使评估更加完整和准确。还能降低患者在就诊过程中的焦虑情绪。

2. 行为观察　行为观察(behavior observation)是通过在自然或特定情境中,对耳鸣及其相关行为变化进行观察获取诊断信息。观察的内容包括:①仪表,即穿戴、表情和举止等;②言语,如表达能力、流畅性、简洁与赘述;③动作,是否过少、适度、过度和有无刻板动作等;④人际沟通风格,如主动或被动,接触难易,以及在沟通中所表现的疾病的态度和应对方式等。

行为观察还可以采用自我监控法获得定量和定性的数据,即由患者记录自己在一段时间内的行为样本特征。通常在治疗之前,要求患者记录1周的耳鸣及其伴随行为事件的日记,用于了解患者耳鸣的频度、强度等特征,探察条件刺激、应激源和认知模式,同时也可以作为治疗前的基线值,治疗过程中提供治疗的反馈信息、了解治疗的进展,治疗结束时作为疗效评估的指标。记录的内容包括耳鸣的特征(如频率、强度)和条件性因素(如环境、心理状况、体力活动和特殊事件等)。

3. 心理测量　在耳鸣的诊断评估中,通常还会采用心理测量(psychometrics)为诊断和治疗提供依据。对于耳鸣患者来说,焦虑、抑郁、睡眠质量和心理应激源的评估对诊断和治疗具有一定的指导意义,常用的由患者自评的量表有以下几种:

(1) 症状自评量表(symptom checklist 90,SCL-90):包括90个项目,用以筛查精神症状,共有9个因子,包括躯体化、强迫症状、人际关系敏感、抑郁、焦虑、敌对、恐怖、偏执和精神病性,每个因子反映患者的某方面症状的程度。量表总分为90个项目得分之和;因子分为该因子的各项目总分除以该因子的项目数。SCL-90量表用以筛查耳鸣患者的心理反应症状及其严重程度。

(2) 焦虑自评量表(self-rating anxiety scale,SAS):共有20个项目,主要用于评估焦虑患者的主观感受。SAS的主要统计指标为总分,42~49分为轻度焦虑,50~58分为中度焦虑,59分以上为重度焦虑。SAS用以耳鸣患者焦虑水平的测量。

(3) 抑郁自评量表(self-rating depression scale,SDS):由20个项目组成。每一项目相当于一个有关症状,20个条目反应抑郁状态4组特异性症状:精神性-情感症状、躯体性障碍、精神运动性障碍和其他心理障碍。SDS的主要统计指标为总分,40~47分为轻度抑郁,48~55分为中度抑郁,56分以上为重度抑郁。SDS用以耳鸣患者抑郁水平的测量。

(4)匹兹堡睡眠质量指数(Pittsburgh sleep quality index,PSQI):由匹兹堡大学精神科医师Buysse博士等于1989年编制。刘贤臣等于1996年将该量表译成中文,并验证了量表的信度和效度,国内将该量表用于多项研究。PSQI适用于睡眠障碍患者睡眠状况评估、疗效观察,一般人群睡眠质量的测查研究,以及睡眠质量与身心健康相关性研究的评定工具。量表的构成及计分方法如下:

1)睡眠质量:根据条目6的应答计分,"很好"计"0"分,"较好"计"1"分,"较差"计"2"分,"很差"计"3"分。

2)入睡时间:条目2的计分为"≤15分"计0分,"16~30分"计1分,"31~60分"计2分,">60分"计3分;条目5a的计分为"无"计0分,"<1次/周"计1分,"1~2次/周"计2分,"≥3次/周"计3分;累加条目2和5a的计分,若累加分为"0"计0分,"1~2"计1分,"3~4"计2分,"5~6"计3分。

3)睡眠时间:根据条目4的应答计分,">7小时"计0分,"6~7小时"计1分,"5~6小时"计2分,"<5小时"计3分。

4)睡眠效率:上床时间=起床时间(条目3)-上床时间(条目1);睡眠效率=睡眠时间(条目4)/床上时间×100%。

总分>7分为睡眠质量差。

(5)生活事件量表(life event scale,LES):含有48个常见的生活事件,包括家庭生活、工作学习和社会交往等方面。作答时根据实际感受判断对本人来说是好事还是坏事、影响程度和影响持续的时间。正性事件刺激量等于全部好事件刺激量之和;负性事件刺激量等于全部坏事件刺激量之和;生活事件总刺激量等于正性事件刺激量和负性事件刺激量之和。LES量表用于评定耳鸣患者的患病前及其近期的心理应激来源和负荷程度。

需要指出的是，以上自评量表等均不作为诊断工具，仅用于耳鸣患者的精神症状筛查，为是否合并或继发发焦虑、抑郁和睡眠障碍提供参考。临床诊断应以中国精神障碍分类与诊断标准（Chinese classification of mental disorders，CCDM-3）或世界卫生组织（WHO）的国际疾病分类标准（international classification of disease，ICD-10）以及美国精神病学会（APA）的心理疾病诊断和统计手册（diagnostic and statistical manual of mental disorders，DSM-Ⅴ）为依据。

（崔红）

第五节　耳鸣患者常见心理障碍的诊断与治疗

一、焦虑障碍

焦虑障碍（anxiety disorder）是一种与环境不相称的情绪体验，临床表现为对现实生活中的某些问题过分担心，这种担心与现实很不相称，或经常、持续的无明确对象或固定内容的紧张不安。总预感到将会发生什么不幸的事情。常伴有自主神经功能亢进症状，如心悸、气促、头晕、出汗、口干、面部发白或发红、胃部不适、恶心、腹痛、腹泻、尿频、尿急等。还会表现为运动性不安，如紧张不安，来回走动，不能静坐，眼和面肌或四肢肌肉紧张疼痛。常有入睡困难、易醒、多梦。对声音敏感，注意力不集中，易激惹。

治疗原则是抗焦虑药物与心理治疗并用。苯二氮䓬类和抗抑郁药对减轻焦虑症状均有效。但应用苯二氮䓬类药物要注意过度镇静和滥用的可能性，不宜长期使用。抗抑郁药物可长期应用。β受体阻滞药有利于控制病人的躯体症状，对心动过速、震颤、多汗等有效。

二、抑郁障碍

抑郁障碍(depressive disorder)以心境低落为主,并在下列症状中至少有4项:兴趣丧失、无愉快感;精力减退、疲乏感;精神运动性迟滞或激越;自我评价过低、自责、有内疚感;联想困难或自觉思考能力下降;反复出现自杀意念或有自杀、自伤行为;睡眠障碍,如失眠、早醒或睡眠过多;食欲缺乏、体重明显减轻或性欲减退。

病人还可出现躯体症状,如口干、恶心、呕吐、便秘、消化不良、胃肠功能减弱、心悸、胸闷、憋气、出汗等。

治疗原则是抗抑郁药物与心理治疗并用。根据国外抑郁障碍治疗规则,一般推荐下列几类抗抑郁药作为一线药物选用:①五羟色胺再摄取抑制剂(SSRIs),如氟西汀、帕罗西汀、舍曲林、西酞普兰和氟伏沙明;②五羟色胺和去甲肾上腺素再摄取抑制剂(SNRIs),如文拉法辛;③去甲肾上腺素和特定五羟色胺再摄取抑制剂(NaSSAs),如米氮平。对伴有失眠患者可给予苯二氮䓬类等药物改善睡眠。在治疗过程中还要注意评估并预防自杀。

三、躯体形式障碍

躯体形式障碍是一种以持久地担心或相信各种躯体症状的先占观念为特征的神经症。其临床特征为反复就医,各种医学检查阴性和医师的解释,均不能打消其疑虑;即使偶尔确实存在某种躯体障碍,但不能解释症状的性质、程度或痛苦感觉;病程呈慢性波动性,常伴有焦虑或抑郁情绪。

躯体形式障碍的发生是个体对精神刺激及相应的情绪激活主要采取了躯体性反应方式而不是认知性反应,心理冲突和个性特征是其主要病因,但患者常否认心理因素的存在。

躯体形式障碍主要包括5个亚型:躯体化障碍、疑病障碍、躯体形式的自主神经功能紊乱、持续的躯体形式的疼痛障碍和其他躯体形式障碍。各亚型的临床特征如下。

1. 躯体化障碍　是一种以多种多样，经常变化的躯体症状为主要临床表现的神经症。主要特征为多种多样、反复出现、时常变化的躯体症状。症状可涉及身体的任何系统和任一部位，最常见的症状是胃肠道感觉（疼痛、呃逆、反酸、呕吐、恶心等），异常的皮肤感觉（痒、烧灼感、刺痛、麻木感、酸痛等），以性及月经的障碍为主诉的也很常见，可伴有明显的焦虑与抑郁情绪。由于病程呈慢性波动，患者往往有多年就医检查或用药的经历，可有药物依赖或滥用，常有社会功能损害。

2. 疑病症　疑病症（hypochondriasis）是一种以担心或相信患严重躯体疾病的持久性优势观念为主的神经症。主要特征是对健康情况过分担心，其严重程度与实际情况明显不相称。害怕患某种疾病或认为自己已经患了某种严重疾病，对生理现象和异常感觉做出疑病性解释，由于警觉水平提高，轻微的不适却感到难以忍受。反复就医要求医学检查，但检查阴性和医师的合理解释，均不能打消其疑虑，继续反复要求检查和治疗。由于大部分精力用于健康问题，严重影响工作、生活和人际交往。

3. 躯体形式自主神经紊乱　指受自主神经支配的器官系统发生躯体形式障碍所致的神经症样综合征。临床表现至少有两项器官系统（心血管、呼吸、食管和胃、胃肠道下部、泌尿生殖系统）的自主神经兴奋症状如心悸、出汗、口干、面色潮红等。患者常主诉胸痛或心前区不适，呼吸困难或过度换气，轻微用力即感过度疲劳，嗳气、呃逆、胸部或上腹部的烧灼感，排便次数增加，尿频或排尿困难，沉重感等。没有证据表明患者所忧虑的器官系统存在结构或功能的紊乱。患者有相信上述器官或系统可能患严重疾病的优势观念反复就诊，医师的保证和解释无济于事。

4. 持续的躯体形式的疼痛障碍　是不能用生理过程或躯体疾病予以解释的持续、严重的疼痛。情感冲突或心理社会问题直接导致疼痛的发生，经检查未发现与主诉相应的躯体病变。

躯体形式障碍的鉴别诊断：

（1）在诊断躯体形式障碍之前首先检查有无躯体疾病。某种躯体疾病可与躯体化并存，或被躯体化症状所掩盖。因此，对有躯体化症状的患者应首先进行全面的身体检查以避免误诊误治。

（2）充分考虑抑郁障碍和焦虑障碍（特别是惊恐障碍）的可能性。抑郁症和焦虑症是躯体化最常见的两类原因，且发生率远高于躯体形式障碍，故对躯体化患者要注意抑郁障碍和焦虑障碍的识别，这有助于避免躯体化成为慢性过程以及防止抑郁障碍患者自杀的发生。

躯体形式障碍的治疗原则首先是要建立良好的医患关系，避免医源性影响，酌情给予抗焦虑、抗抑郁药物治疗，病因治疗则是针对心理冲突进行系统的心理治疗。

四、睡眠障碍

1. 睡眠的度量指标　睡眠的度量指标有三种，即睡眠结构、睡眠模式和主体反应。

睡眠结构是指睡眠过程的度量。通常采用睡眠脑电图进行睡眠的同步测量，主要衡量两方面的指标，一是睡眠进程，包括睡眠潜伏期、总睡眠时间、觉醒次数、觉醒比等；二是睡眠结构，包括对 NREM 睡眠四个期和 REM 睡眠的时间、REM 睡眠百分比的测量，以及 REM 睡眠周期数、潜伏期、强度、密度等的监测。

睡眠模式是指睡眠总的时间、睡眠开始和终止的时间以及睡眠的次数。个体之间平均总的睡眠时间有很大的差异。在地理环境和文化背景有很大不同的样本中，所谓“正常”睡眠量的范围在 4.5~10.5 小时之间，其均值约 7.0~8.0 小时，标准差为 1 小时。午睡则与环境和文化背景高度相关。我国典型的青年成人的睡眠主要是夜间睡眠加上偶尔的午睡。正常年轻人夜间睡眠平均为 8 小时，儿童 10 小时，老年人则少于 6 小时。由于睡眠的需要时间在个体间存在着很大的差异，即睡眠时间与心理需要密切相关，因此无论睡眠多与少，只要次日白天的日常活动不受影响，无头晕、头痛、乏力及困倦等躯体不适便可。即使一天不睡觉，对次日的认知功能只会有很小的影响，但剥夺睡眠时间过多，就会相当程度地影响社会功能，因此适当的睡眠总量是衡量睡眠的一项重要指标。

睡眠的主体反应是个体对睡眠主观知觉和感受的评价。从简单的觉醒时间直到入睡或睡眠过程中的觉醒，通过评价性的词汇，如睡得“浅”“熟”或“好”“坏”来描述。研究表明，睡眠的主体反应与睡眠的客观测量之间的关系并不密切，在主诉睡眠不良的人中尤为如此。有些人只需很短时间的睡眠，却并不认为自己是失眠患者。相反，有些人为其睡眠质量痛苦不堪，但其睡眠时间从主观上和客观上看却都是在正常范围。因此在诊断失眠时，不能把通常认为的所谓“正常”睡眠时间作为判断偏离程度的标准。

2. 非器质性睡眠障碍的诊断与鉴别　睡眠障碍(sleep disorder)是指睡眠的质和量持续相当长时间的不满意状况。在失眠者中，难以入睡是最常见的主诉，其次是维持睡眠困难和早醒。通常是以上情况并存。多数失眠发生于生活应激增加时。当失眠反复发生时，就会产生对失眠的恐惧并过分关注其后果。由此形成了一个恶性循环，使得失眠的问题持续存在。

失眠可继发于躯体疾病、药物及酒精依赖和其他精神疾病等，称为继发性失眠。原发性失眠则是指与某些心理因素有关的非器质性失眠症。在耳鸣患者中，由于对耳鸣的持续关注入睡困难的发生率较高，继而发展为睡眠维持困难以及对失眠的恐惧。中国精神障碍分类与诊断标准(CCMD-3)有关非器质性失眠症(9F51.0)的诊断标准如下。

症状标准：①几乎以失眠为唯一的症状，包括难以入睡、睡眠不深、多梦、早醒，或醒后不易再睡，醒后不适感、疲乏，或白天困倦等；②具有失眠和极度关注失眠结果的优势观念。

严重标准：对睡眠数量、质量的不满引起明显的苦恼或社会功能受损。

病程标准:至少每周发生3次,并且至少已1个月。

排除标准:排除躯体疾病或精神障碍导致的继发性失眠。

国际疾病分类诊断标准(ICD-10)中,非器质性失眠症具有以下临床特征(F50.0):

(1) 主诉或是入睡困难,或是难以维持睡眠,或是睡眠质量差。

(2) 这种睡眠紊乱每周至少发生3次并持续1月以上。

(3) 日夜专注于失眠,过分担心失眠的后果;睡眠量和(或)质的不满意引起了明显的苦恼或影响了社会及职业功能。

由于某些心理社会应激造成几夜没睡好,这种一过性睡眠紊乱,是日常生活中的正常现象,不应诊断为失眠,但如果连续失眠持续较长时间且合并有其他有临床意义症状时,可以考虑作为适应性障碍的伴发症状。

在失眠的治疗中,除了传统的安眠药物治疗外,可以采用抗焦虑、抗抑郁药物改善情绪,并积极配合认知行为治疗等心理治疗方法,消除患者的耳鸣-失眠关联的思维模式,针对失眠的综合干预不仅可以提高睡眠质量,对于减轻耳鸣症状也具有重要的作用。

(崔红)

第六节 耳鸣与慢性疼痛的相似性

耳鸣与慢性疼痛的作用机制一直存在两种学说,一种认为病变在外周神经如耳疾病引起耳鸣,外周神经病变引起疼痛;另一种认为病变在中枢神经系统。在过去的20年,中枢学说得到了支持,证据是人的躯体感觉系统具有识别自身、调节神经突触的能力。近年来越来越多的证据表明,耳鸣是由于中枢神经系统神经元的可塑性造成的。研究发现一些耳鸣患者如果耳鸣长期不减轻，听神经可能在脑干附近被分开。虽然有门控学说认为疼痛是两种传入神经纤维控制传入大脑的痛觉冲动失控所致，但仍有证据表明慢性疼痛是中枢神经系统功能变化所致，而这种变化是由外周神经传入变化引起。

一、神经功能亢进是耳鸣与疼痛的主因

大多数研究认为直径小的 C 神经纤维引起急性疼痛，某些慢性疼痛比急性疼痛产生化学变化复杂，其中神经元的可塑性发挥重要作用。假定感觉过敏是由于中枢神经系统对外周感受器调节增加或中枢感受结构变化引起，那么耳鸣原因可能就是如此。但急性耳鸣则不尽相同，如暴露于巨大响声后引起的耳鸣。慢性耳鸣则符合上述原理。慢性疼痛与痛觉过敏有关，是对正常疼痛刺激和有害刺激过度反应所致，有证据表明耳鸣与慢性疼痛是中枢神经系统的超敏反应引起，中枢神经系统的功能变化导致某些神经的兴奋阈减低、敏感性增加，从而引起感觉过敏。

二、慢性疼痛的研究进展

慢性疼痛被认为是外周神经受损引起，这种损害激活了中枢神经系统某一部分的神经元，这种神经元被称为宽动态范围神经元（WDR），由于外周神经系统受损引起 WDR 受到过度刺激而激活，这时 WDR 并不能导致痛觉，只有当它们被一很高的频率激活，这时的神经元已被致敏，这时机械感受器可产生痛觉但并不增加疼痛，称为“痛觉超敏（allodynia）”现象。WDR 在某种程度上不正常活动传到脊髓上升痛觉的神经束，导致神经功能发生变化。另一理论则认为不断地过度地新的刺激使中枢神经系统某些特殊结构超敏或功能亢进引起慢性疼痛。这一理论可从以下事实得到证实，一些受外周支配的疼痛区域，可以被封闭，但并不能改变疼痛，有报道脊髓封闭不能减轻疼痛的例子。持这种观点者认为，外部刺激激活了高敏感的神经核，触发了核

内的小的神经核产生冲动引起疼痛。外周神经损害必须在某种状态下存在某些因素导致上述功能亢进才能发展成慢性疼痛。很容易接受这种观点：当感觉输入正常，调节传输的神经被激活后才能产生痛觉，这就是为什么相似的损伤并不都导致疼痛。同样可以解释为什么电疗能减轻疼痛。关于慢性疼痛最倾向的理论还是前一种，即外周损伤导致 WDR 致敏激活引起痛觉，许多途径可以引起 WDR 致敏如低阈值的机械感受器失去抑制，导致其功能亢进，但正常的低阈值机械感受器并不引起疼痛，这些疼痛具有 C 神经纤维特点，表明在接受低阈值机械感受器冲动和接受感觉神经元对痛觉感知传入神经纤维间有新的联系。支持这种观点的理论认为，慢性疼痛的机制是致敏的机械感受器及不正常的中枢亢进，导致感觉神经元对痛觉感知的传入纤维的扩大反应，这种致敏是由于外周神经受损产生不正常的神经冲动所致。

三、严重耳鸣与慢性疼痛研究进展的相似性

耳鸣与慢性疼痛有许多相似的研究进展，如强声能加重耳鸣与疼痛，如轻触身体某些特殊部位皮肤诱发疼痛及其他形式的神经病理疼痛相似。一些耳鸣病人具有听觉过敏的感受，即使很弱的声音也能导致不适，很像慢性疼痛的痛觉过敏。耳鸣与慢性疼痛都具有不耐受现象，如许多患严重耳鸣者接触强声刺激后感到疼痛，当反复接触这一强声时对任何响声痛阈均降低。耳鸣与慢性疼痛都具残余抑制（residual inhibition）现象。一些耳鸣病人应用特殊声响刺激耳鸣缓解，刺激停止后仍可维持相当一段时间，很像电疗刺激皮肤神经纤维缓解某种疼痛，疼痛可缓解相当时间，因为这些刺激激活的听觉神经系统和痛觉系统相似。Totmdorf 提出门控学说，认为电刺激耳蜗引起某些形式的耳鸣被抑制，疼痛同样也有门控学说，由 Malzack 和 Wall 首先提出，认为被激活的传人神经纤维属直径大的 A 纤维，能调节脊髓内的痛冲动。

四、下丘脑对耳鸣与 WDR 对疼痛作用相似性

许多观点对准了下丘脑(hypothalamus)这一解剖部位能够引起某些形式的耳鸣。下丘脑的某些神经元与 WDR 发挥了相似作用。已知下丘脑神经元正常活动受γ-氨基丁酸(γ-aminobutyric acid,GABA)强抑制作用,如果这种抑制被解除,这些神经元将被高频率激活。耳鸣可能就是这种抑制作用减弱引起,这和以前所描述的疼痛是通过激活神经元引起的特殊神经冲动传入相似。不正常的神经冲动可能是巨大响声或神经激活。这种激活是由刺激听神经或损伤毛细胞引起,结果下丘脑内的神经元可能被不正常的高频率激活,打开了与其他神经循环中正常没被声音激活的神经元,这很像 WDR 在慢性疼痛中的作用。这可以解释某些耳鸣患者为什么对声音特别敏感,有时甚至会感到疼痛的原因。丘脑外系对某些形式的耳鸣也产生作用,据观察随着年龄的增加,产生γ-氨基丁酸介质的神经元死亡增快,这将降低γ-氨基丁酸在下丘脑中的抑制作用。这可以解释为什么随年龄增加耳鸣发生率增加的原因。

五、交感神经在耳鸣及慢性疼痛中的作用

耳蜗毛细胞有许多交感神经(sympathetic nerve)分布,这些神经的作用还不十分清楚。假设这些神经末梢释放去甲肾上腺素就能对毛细胞功能产生影响,像交感神经对皮肤的机械感受器的作用相似,这可以解释为什么一些耳鸣患者对声音特敏感。已证实去甲肾上腺素存在于耳蜗中,大多数不引起交感活动。少数动物试验显出模棱两可的结果,刺激耳蜗交感神经,从耳蜗引出的听神经复合动作电位上看只有少许影响,有可能与增加毛细胞敏感性有关。但实验是在健康动物身上进行的,也可能只有在病理状态下交感神经活动才有影响。另外一些实验指出交感神经活动对耳蜗有明显作用,包括耳蜗血流量。已被证实交感神经切除术后当暴露于巨大响声后耳蜗毛细胞兴奋性

暂时阈值降低。事实上交感神经对耳鸣及慢性疼痛的作用一样，存在复合动作电位，还很难确定其准确作用。现在还不知道是否有许多形式的C神经纤维感受器在耳部，通过它们调节导致神经元激活引起耳鸣。血流的影响及交感神经的刺激作用两者可重复存在，产生多功能调节，就像疼痛的神经调节，C神经纤维能特异调节疼痛感受器，听神经纤维被不正常的激活反过来导致听觉系统特殊神经核功能发生变化。某些梅尼埃病患者阻滞入耳交感神经或颈交感神经节切除减轻了耳鸣的事实，证明交感神经活动能导致耳鸣。

六、耳鸣是产生在耳部还是对声音做出的神经反应

虽然有无数的证据表明有一些形式的耳鸣是由耳疾病引起的，但还有许多证据表明一些与听神经系统有关的其他一些中枢神经系统参与产生了某些形式的耳鸣。急性耳鸣与慢性耳鸣产生机理机制不同，如暴露于巨大响声后引起的耳鸣。一些严重的耳鸣不是在神经活动受到主要影响的部位如耳蜗或听神经等部位产生的，而是在中枢神经系统某一特殊部位，通过受损或影响周围神经结构如耳蜗或听神经而诱发化学变化。机理机制是神经的可塑性。一些耳蜗损伤或切断听神经而致聋的患者仍有耳鸣说明了上述道理。这也说明耳鸣类似于幻觉。同样患者有肢体幻觉痛，Malzack推断肢体幻觉痛产生于大脑同样区域，通过正常刺激各自肢体而兴奋。有证据表明耳鸣可以通过听神经进入脑干时的微血管减压（MVD）而治愈，但耳鸣不是产生于听神经，而是在听神经上升径路的神经核机能亢进导致了耳蜗神经微血管受刺激引起。事实上听神经颅内段产生的听觉诱发电位和脑干听觉诱发电位产生于耳蜗核，在耳鸣患者和不耳鸣者没有统计学差别。这表明神经活动产生耳鸣不是在听神经，从脑干诱发电位上看只有少许电位潜伏期缩短，没有统计学差别，考虑病变发生在中脑，可能是听觉中枢在此部位结构功机能充进所致。Stypukowski通过给动物喂养水杨酸盐（在人类将

产生耳鸣）建立耳鸣模型，发现并没有引起单一听神经纤维自发放电，而是发现听觉神经纤维放电过程中的不正常的时间模式，暗示对中枢神经元活动有一定影响。

七、引起耳鸣的神经结构相同性

如果耳鸣是由中枢神经系统某一结构神经活动引起，那么它和正常声音被感知经过同样的听觉系统吗？Jastreboff 和 Saski 发现水杨酸盐喂养产生耳鸣的动物下丘脑神经自发放电增加，但同样条件下皮层神经放电不增加，假定喂养的动物产生了耳鸣，这一结果支持耳鸣通过中枢神经通道调节而不是经典听觉径路，耳鸣可能是大脑某一区域被激活而并非被正常声音激活引起。这一现象通过电刺激中央神经一些耳鸣病人被调节但对正常声音感觉并不被调节证实。Moller 曾报道 1 例患者用毛巾磨擦背部产生声音感觉。我们知道丘脑外系上升的听觉系统能接受其他感觉系统的冲动包括躯体感觉系统，表明丘脑外系可能参与某些形式的耳鸣。一些精神心理障碍患者常常伴有耳鸣，这就像慢性疼痛，大脑中的某些区域不单纯只有听觉刺激能产生感觉。脑干的相关区域有唤醒情感作用，还产生耳鸣。对这一区域除了知道它的神经活动与声音反应有关外，具体机制还不十分清楚，只知道它的神经活动特殊通道比传统听觉径路少得多。

八、耳鸣与慢性疼痛的治疗

通过分析表明，要想获得有效的治疗耳鸣与慢性疼痛的方法，最重要的是应注意不管是慢性疼痛还是耳鸣都有不同的形式。耳鸣更应被看成许多不同的功能失调，某种治疗耳鸣的方法有效，而治疗另一类耳鸣则无效。耳鸣与慢性疼痛有一点相似，即耳鸣是由于外周神经受损产生新的冲动输入中枢神经系统，使某些特殊部位功能改变所致。慢性疼痛的引起是多因素的，所有因素都很必要但不是唯一的。这样可以解释为什么通过药物和微血管减压都能治疗三叉神经痛,可能解除了三叉神经的一个刺激,这个刺激是导致三叉神经痛的因素,但不是充分的因素。已经找到了有效抑制三叉神经痛发作的药物,比如血管刺激因素是重要因素,但不是充分的原因,去掉其他一些因素或许会更有效。据观察,脑神经受压可存在但不引起任何症状,这支持微血管受压不是引起症状的充分必要条件,它必须和其他因素同时存在,症状才显示出来,如果这同样适应耳鸣,那么它指的是如果去掉外周因素可能逆转中枢神经结构变化,耳鸣可直接通过治疗而逆转中枢神经结构变化;也有一种形式耳鸣外周因素可逆转但中枢不逆转。比如切断听神经耳鸣不缓解者就是一个例子。另外一种试图逆转中枢变化来治疗慢性疼痛有效。有明显耳鸣的病人掩蔽已被证明有效,在一些病人寻找一些更适合的刺激掩蔽治疗耳鸣将会更有效。药物治疗是另一领域,有效治疗慢性疼痛药物对治疗严重耳鸣有所帮助。增加γ-氨基丁酸抑制药显示能有效的治疗一些形式的耳鸣。抗癫药及钠通道阻滞药可能有效。据观察联合用药比单一药物治疗更有效。从研究疼痛得到启示耳鸣是不同原因引起的,这可能解释为什么不同药物治疗耳鸣有效,事实上不同种类的药物有可能有效治疗某一特殊形式耳鸣。很难确定哪一种是针对哪一形式耳鸣有效的药物,如果不能区分不同形式的耳鸣应用不同药物治疗,将没有一种有统计学意义的药物来有效治疗耳鸣。

(王洪田)

参 考 文 献

1. Arnold W, Bartenstein P, Oestreicher E, et al. Focal metabolic activation in the predominant left auditory cortex in patients suffering from tinnitus: A PET study with[18F]deoxyglucose. ORL, 1996, 58: 195-199
2. Bartels H, Middel BL, van der Laan BF, et al. The additive effect of co-

occurring anxiety and depression on health status, quality of life and coping strategies in help-seeking tinnitus sufferers. Ear & Hearing, 2008, 29(6): 947-956

3. Bouchard TJ Jr, Loehlin JC. Genes, evolution, and personality. Behav Genet, 2001, 31: 243-273
4. Budd RJ, Pugh R. Tinnitus coping style and its relationship to tinnitus severity and emotional distress. Journal of Psychosomatic Research, 1996, 41 (4): 327-335
5. Crocetti A, Forti S, Ambrosetti U, et al. Questionnaires to evaluate anxiety and depressive levels in tinnitus patients. Otolaryngology-Head & Neck Surgery, 2009, 140(3): 403-405
6. Delb W, D' Amelio R, Schonecke OW, et al. Are there psychological or audiological parameters determining tinnitus impact? //Hazell JWP. Proceedings of the Sixth International Tinnitus Seminar, Cambridge, 1999, 446-451
7. Devinsky O, Morrell MJ, Vogt BA. Contributions of anterior cingulate cortex to behaviour. Brain, 1995, 118: 279-306
8. Erlandsson SI, Hallberg LR. Prediction of quality of life in patients with tinnitus. British Journal of Audiology, 2000, 34(1): 11-20
9. Erlandsson SI, Persson ML. A longitudinal study investigating the contribution of mental illness in chronic tinnitus patients. Audiol Med, 2006, 4: 124-133
10. Folmer RL, Griest SE, Martin WH. Chronic tinnitus as phantom auditory pain. Otolaryngology-Head & Neck Surgery, 2001, 124(4): 394-400
11. Folmer RL, Griest SE, Meikle MB, et al. Tinnitus severity, loudness and depression. Otolaryngology-Head & Neck Surgery, 1999, 121(1): 48-51
12. Greimel KV, Leibetseder M, Unterrainer J. The role psychological and social variables play in predicting tinnitus impairments. //Hazell JWP. Proceedings of the Sixth International Tinnitus Seminar, Cambridge, 1999, 381-390

13. Heinecke K, Weise C, Schwarz K, et al. Physiological and psychological stress reactivity in chronic tinnitus. Journal of Behavioral Medicine, 2008, 31(3):179-188
14. Hebert S, Lupien SJ. The sound of stress: blunted cortisol reactivity to psychosocial stress in tinnitus sufferers. Neuroscience Letters, 2007, 411(2):138-142
15. Hiller W, Goebel G, Svitak M, et al. Association between tinnitus and the diagnostic concept of somatoform disorders. //Hazell JWP. Proceedings of the Sixth International Tinnitus Seminar, Cambridge, September, 1999, 373-377
16. Hiller W, Janca A, Burke KC. Association between tinnitus and somatoform disorders. Journal of Psychosomatic Research, 1997, 43(6):613-624
17. Holgers KM, Erlandsson SI, Barrenas ML. Predictive factor for the severity of tinnitus. Audiology, 2000, 38(5):284-291
18. Jastreboff PJ. Phantom auditory perception (tinnitus): mechanisms of generation and perception. Neurosci Res, 1990, 8:221-254
19. Jastreboff PJ, Hazell JWP. A neurophysiological approach to tinnitus: clinical implications. Br J Audiol, 1993, 27:7-17
20. Jastreboff PJ. The neurophysiological model of tinnitus and hyperacusis. //Hazell JWP. Proceedings of the Sixth International Tinnitus Seminar, Cambridge, 1999, 32-38
21. 陈仲庚．实验临床心理学．北京:北京大学出版社,1992
22. 钱铭怡．心理咨询与心理治疗．北京:北京大学出版社,1996
23. 汪向东,王希林,马弘．心理卫生评定量表手册．中国心理卫生杂志社,1999
24. 沈渔邨．精神病学．第5版．北京:人民卫生出版社,2009
25. 张熙．现代睡眠医学．北京:人民卫生出版社,2007
26. Moller AR. Similarities Between Chronic Pain and Tinnitus. Am J Otol, 1997, 18(5):577-585

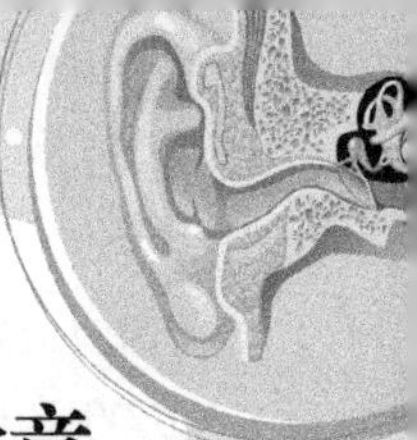

第七章

儿童的耳鸣

一、听力正常儿童的耳鸣

Nodar 是最早研究儿童耳鸣的学者，他于 1972 年对美国乡村学校 5~12 年级、11~18 岁的 2000 名学生进行了为期 3 年的调查，通过听力测试的儿童 13.3% 报告耳内曾经有过“噪声”，未通过听力测试的儿童 58.6% 报告耳内曾经有过“噪声”。在给出 3 个选择（铃响、蜜蜂嗡嗡声、滴答声）后，52% 的孩子选择铃响，耳鸣最常见于 13~15 岁的孩子。Mills（1986）报道，93 例 5~16 岁的英国儿童中有 29% 的人曾经感受到耳鸣，55% 的人将耳鸣描述为蜜蜂的嗡嗡声。Stouffer（1992）报道，7~10 岁的加拿大儿童耳鸣发生率为 36%，美国为 32%，英国 17%。

二、听力异常儿童的耳鸣

1. 传导性聋与耳鸣　Mills（1984）报道，66 例 5~15 岁的分泌性中耳炎患儿中 3% 有耳鸣，与没有听力损失的儿童的耳鸣发生率相似。患有分泌性中耳炎的成年人 10% 伴有耳鸣，这提示，虽然分泌性中耳炎在儿童的发病率较高，但耳鸣的发生率却不高，而且复发性中耳炎也不增加耳鸣的发生。Viani（1989）报道，在有耳鸣与无耳鸣、有中耳炎与无中耳炎的儿童之间没有显著的统计学相关性。

2. 中重度感音神经性聋儿童的耳鸣　资料显示，与听力正常或全聋者比较，耳鸣更容易发生在听力下降的儿童。Graham

(1981)调查74例12~18岁的感音神经性聋患者,250、500、1000、2000Hz4个频率的平均纯音听阈是52.5dBHL,66%的患者耳内曾经有过“噪声”,但仅13%的人当时有耳鸣。为避免儿童取悦调查者而“同意”自己有耳鸣,有学者设计了能够对照、一致性良好和去除假阳性的问卷,结果表明,原来76%的人有耳鸣,现在仅24%的人有5分钟以上的耳鸣,97.5%的耳鸣是间断性的,55%伴有眩晕,20%伴有头痛。多数情况下,耳鸣常发生于听力损失耳。但有学者报道,89%单侧感音神经性聋患者的耳鸣在听力较好耳;因重度感音神经性聋而佩戴助听器的患者,70%报告耳鸣常发生于戴助听器的一侧。出现这种情况的原因尚不清楚。

3. 重度和深度感音神经性聋患儿的耳鸣　有趣的是,深度聋的患者很少有耳鸣。Hazell认为,患者的听力如此之差以致于将耳鸣解释为环境噪声。331例6~18岁的患儿,当未戴助听器时,30%报告有耳鸣。Graham报道的耳鸣发生率是29%,Viani(1989)的发生率是23%(患儿的250、500、1000、2000Hz4个频率的平均听阈为95dB HL)。另外的研究发现,平均听阈在70~110dB的患儿35%有耳鸣。

尽管在被调查之前,仅有3%的深度感音神经性聋儿童患有耳鸣,这与听力正常儿童的耳鸣发生率相似,但当专门问及有无耳鸣时,大约61%~82%报告有不同程度的耳鸣。当耳鸣出现时,47%报告语言理解力下降。与部分听力损失的儿童一样,深度感音神经性聋的患儿,其耳鸣80%属间断性的,48%~62%持续数秒到数分钟,32%伴有眩晕,26%头痛,30%报告耳鸣非常响,37%认为耳鸣非常烦人。

三、儿童与成年人耳鸣的差异

与成年人不同的是,儿童很少单独主诉耳鸣,一般是先主诉耳聋。儿童可能认为耳鸣是先天的、与生俱来的,每个人都有耳鸣,就像环境噪声一样耳鸣是正常的。成年人的耳鸣是后天获得的，常在噪声暴露后出现，或因年龄增大高频听力下降后而出现。

另外一个主要差别是耳鸣的持续时间。有听力损失的儿童经常间断耳鸣，有听力损失的成年人经常持续耳鸣，听力正常的儿童经常有持续的耳鸣。先天性聋哑儿童一般无持续的耳鸣，这是因为异常的传入神经活动尚不能达到听觉阈值，在成年人这种异常传入神经活动已经超过其听觉阈值因而成为耳鸣。儿童间断性耳鸣的另一个解释是，间断性耳鸣比持续耳鸣更容易分散注意力。

中耳炎是儿童最常见的耳部疾病，大约 2/3 的儿童在 2 岁前患中耳炎，其中 40% 的孩子耳朵持续溢液，传导性聋不能掩蔽耳内噪声，从而使儿童开始注意耳鸣。但总起来说，耳鸣更常伴发于感音神经性聋，较少伴发于传导性聋。51% 的有中耳疾病的成年人发生耳鸣，有分泌性中耳炎的儿童耳鸣发生率是 44%。成年人佩戴助听器后耳鸣往往减轻，甚至在去掉助听器之后的一段时间，耳鸣消失或减弱（残留抑制）。儿童的耳鸣不同于此，佩戴助听器并不能使耳鸣减轻，这似乎提示儿童的耳鸣不能被外界噪声掩蔽，可能的解释是儿童的听力损失比成年人的重，一旦儿童的听力提高，外界噪声也随之能掩蔽耳鸣了，残留抑制现象也出现了。

四、儿童的感音神经性耳鸣

1. 耳毒性药物　新生儿容易受细菌感染（如大肠埃希菌），常常需要用庆大霉素、卡那霉素等类药物，许多研究已经阐明耳毒性药物与耳蜗、前庭系统的关系，但尚未见与耳鸣的相关性报道。一般来说，用药后 5 年内可以没有任何耳蜗前庭的症状。因为常规纯音测听可能发现不了高频听力损失，所以，儿童常说的高调耳鸣可能提示存在高于 8000Hz 的高频感音神经性聋。

Bernald（1981）报道，肌内注射庆大霉素或妥布霉素，5~7.5mg/(kg·d)，分两次注射，与年龄相同的对照组相比，这些新生儿的

ABR 波Ⅴ潜伏期明显延长，提示这类药物确实具有耳毒性。用药后第 5 天即可见 ABR 波Ⅴ潜伏期延长，8.7 天时达到最长。用庆大霉素处理新生小猫，10 天后可见 ABR 波Ⅴ潜伏期延长，病理研究发现耳蜗基底转的毛细胞有损害。成年猫经相同处理后，潜伏期不延长。提示新生猫在听觉发育期对氨基糖苷类抗生素存在易感性。人类的听觉发育直到出生后 1 年才完成，因此，对耳毒性药物非常敏感。有家族史的儿童可能与线粒体小核糖体 RNA（12S RNA）基因突变有关（*1555A-G* 替换），这种母系遗传的点突变使得线粒体 rRNA 的结构更像细菌的副本，转而使线粒体丰富的毛细胞对耳毒性药物更敏感。

2. 儿童的梅尼埃病　梅尼埃病的典型症状是波动性感音神经性聋、耳鸣，持续 20 分钟到数小时的间歇性眩晕，常见于 40~50 岁的成年人，但梅尼埃于 1861 年第一次描述的本病患者却是一位青年。尽管儿童的患病率仅为 1%~3%，但症状却与成年人相似，较常见于 10~19 岁，但也可见于 4 岁以前。1/3 的梅尼埃病患儿发病前 5~11 年有过腮腺炎、脑膜炎、颞骨骨折、遗传性高胆红素血症等病史。

3. 外淋巴瘘　发生于蜗窗或前庭窗的外淋巴瘘（perilymphatic fistula）常与 Mondini 畸形、内耳的微小损伤、气压伤、头部外伤有关，因症状易与其他内耳疾病混淆，在手术探查后外淋巴瘘的诊断才能确立。Parnes（1987）报道 16 例经手术证实外淋巴瘘的孩子中，9 例术前有耳鸣，4 例经修补漏孔后耳鸣减轻。

4. 噪声暴露　长期或反复噪声暴露可导致双侧高频听力下降，2000~8000Hz 较明显，但 8000Hz 频率以上更敏感，因此，8000Hz 以上的高频测听或半倍频测听更能发现噪声引起的耳蜗损伤。据测定，摇滚乐队和迪斯科舞厅发出的最大噪声大于 100dB SPL，随身听可产生 120dB SPL 的噪声。国家标准规定，连续暴露在 85dB（A）的噪声中不能超过 8 小时，噪声每增加 5dB，暴露时间应该减半。噪声停止暴露后 2 分钟 4000Hz 处的阈移不超过 20dB，此为暂时性阈移。如 100dB（A）的噪声暴露时间不能超过1小时,这个时间往往超过摇滚音乐会和迪斯科舞厅的时间。有学者研究发现,3小时的音乐会或迪斯科舞后,超过80%的参加者其4000Hz均有10~20dB的阈移。40%的人有暂时性阈移,离开音乐会后60%的人发生耳鸣,44%的人感觉到听力下降。由此可见,平时看起来无害的娱乐活动也会引起严重后果。如随身听的音量100dB SPL超过3小时,则会在4000Hz处产生30dB的暂时性阈移,这明显超过了安全界限。如果音量降到90dB SPL,3小时则不会产生任何阈移,因此,应该提醒儿童不要长期大音量用随身听。

140dB SPL的噪声可造成不可恢复的永久性阈移,如果暂时性阈移累积后也可造成永久性阈移。

5. 其他药物 引起耳鸣的药物除氨基糖苷类抗生素外,还有水杨酸及其制剂、非类固醇抗炎药、奎宁、奎尼丁、呋塞米、卡铂等。

五、儿童耳鸣的罕见病因

(一) 听神经瘤

儿童非常少见,至今国内外报道的儿童听神经瘤不到20例。虽然成年人往往有耳鸣及听力损失,但儿童很少主诉耳鸣,一般是偶然发现,儿童的听神经瘤体积较大,手术时很难保存听力。

(二) 先天性神经梅毒

1/3的病人首发症状是耳鸣,80%的人病程中出现耳鸣以及双侧对称的感音神经性聋。已报道的本病最小患者12岁。

(三) 血液病

贫血、镰状细胞贫血、白血病、高脂血症等都可引起耳鸣。

(四) 中耳耳鸣

有学者报道,1/4的听力损失儿童有搏动性耳鸣,其中仅23%有中耳疾病,如胶耳和血管畸形。儿童的搏动性中耳耳鸣常见原因有:静脉杂音、中耳附近传递来的血管搏动杂音、血管球体瘤、脑积水、血管畸形如硬脑膜动静脉瘘、异常颈动脉、镫骨动脉等。

1. 静脉杂音 儿童时期的血管杂音比较多见，常由于第二颈椎水平颈静脉的血流异常湍急，冲击血管壁而产生杂音，或由于颅内压增高引起杂音。轻压颈内静脉或将头转向健侧，耳鸣减轻。此种现象支持静脉杂音的诊断。颈静脉高位结扎或切除横窦可治疗难治性静脉耳鸣。磁共振血管造影可诊断动静脉瘘。

2. 中耳附近传递来的血管搏动杂音 中耳附近血管异常可造成搏动性耳鸣，颈动脉及椎动脉的血管发育异常、颅内或颅外动脉切断后、颈动脉高度狭窄、心脏回声通过血管壁传递到中耳而成为搏动性耳鸣。贫血、甲状腺功能亢进症及骨骼佩吉特病引起的心输出量的增加也可造成搏动性耳鸣。

3. 血管球体瘤 又称化学感受器瘤、嗜咯细胞瘤等，是较常见的中耳原发肿瘤，多见于40岁左右的成年女性。搏动性耳鸣、鼓膜后方可见红色肿物、用鼓气耳镜加压后变成白色(Brown 征)、颞骨 CT 证实中耳肿物即可诊断本病。来自第Ⅸ或Ⅹ脑神经的嗜咯细胞瘤如不侵蚀下鼓室与颈静脉窝之间的骨质则称为鼓室嗜咯细胞瘤，侵蚀骨质者则被称为颈静脉球体瘤。本病极少见于儿童，至今仅报道6例，其中最小的一例年龄为6个月。尽管病理学上与成年人相似，但儿童的嗜咯细胞瘤更具侵蚀性，恶性程度高，死亡率大约50%，而成年人的死亡率为5%~13%。50%的本病患者被认为有家族史，系常染色体显性遗传(仅从父亲遗传)，突变基因位于 *11q23*。

4. 脑积水 搏动性耳鸣可以是颅内压增高的首发症状，良性颅内高压见于脑假瘤，年轻肥胖女性多发，脑脊液中的血管搏动，压迫硬脑膜静脉窦，引起血液湍流，成为血管搏动性耳鸣。降低颅内压后耳鸣症状减轻。

5. 血管畸形

(1) 硬脑膜动静脉瘘(dural arteriovenous fistulas)：是搏动

性耳鸣更多见的原因,枕动脉与横窦或乙状窦异常交通发生动静脉瘘,常于颞骨手术或头部外伤后发生。在形成动静脉瘘之前,静脉窦内常发生血栓,部分血栓可在瘘管内,如血栓逐渐增大导致瘘管逐渐狭窄,血管内压力也逐渐增高,血流通过时即产生与脉搏一致的搏动性耳鸣,在乳突部听诊时可听到。儿童动静脉瘘的症状包括活动后或某些头位时发生的耳内搏动性耳鸣、头痛和视觉改变。压迫同侧颈动脉后耳鸣消失或明显减轻,如果枕动脉发生动静脉瘘,在乳突表面压迫枕动脉,耳鸣则会消失。选择性动脉造影或磁共振血管造影会明确诊断。Ⅰ和Ⅱ度动静脉瘘不会发生颅内出血,Ⅲ或Ⅳ度则分别有31%和100%的可能性发生颅内出血。Ⅰ或Ⅱ度动静脉瘘可间断压迫枕动脉,每次30分钟,1天数次,1/4的患者耳鸣可以缓解。Ⅲ或Ⅳ度动静脉瘘则需要高选择性动脉栓塞,或外科手术切断瘘管。如儿童的轻度血管搏动性耳鸣一旦响度增大,说明血栓增大,则需要及时决定是否需介入或手术治疗。文献报道的14例动静脉瘘儿童,年龄从1天到23个月,其中一半患儿死亡。儿童的寄生虫感染很容易在动静脉瘘管内形成血栓。

（2）叉状颈静脉球(glomus jugulare):是搏动性耳鸣的常见原因。Overton曾进行尸体解剖,发现6%的人颈静脉球延伸到颞骨骨孔的下缘,7%的人颈静脉球分叉。有学者研究发现,小于6岁的儿童,6%颈静脉球位置升高接近内耳道。叉状颈静脉球一般无任何症状,如果有症状,则为搏动性耳鸣,以及由于蜗窗龛被堵塞而引起传导性听力损失。由于右侧横窦和乙状窦较大,故颈静脉球分叉常发生于右侧。颅面部畸形的儿童比普通儿童颈静脉球更易分叉。

（3）颈内动脉异常:大部分存在遗传因素,由于颈内动脉过度卷曲引起。动脉造影可见血管呈数字7的形状,又称“7”征。

（4）镫骨动脉:尽管早在1836年Hyrtl就发现第一例未退化的镫骨动脉,但直到1992年Pahor才证实镫骨动脉可引起搏动性耳鸣。往往在鼓室探查时才偶尔发现镫骨动脉的存在。

残留镫骨动脉的儿童可能伴有其他畸形如无脑畸形、三(染色体)体细胞征、镇静药后遗症等,但大部分不伴其他任何颅面部畸形。

六、非搏动性中耳耳鸣

1. 腭肌阵挛 腭肌阵挛(palatal myoclonus)是软腭肌肉有节律的阵挛,10~200 次 / 分,咽鼓管口突然开放引起耳鸣。用鼻咽镜或鼻内镜可以看到肌阵挛的情况,通过软管听到患者耳内"啪啪"响声,即可确诊。通常将口张大可抑制肌阵挛。鼓室图可见锯齿波,提示中耳阻抗随咽鼓管开闭而变化。腭肌阵挛分继发性和原发性,分别占 73% 和 27%。中枢神经系统疾病如脑血管疾病、多发性硬化、脑干肿瘤、脑炎、创伤、脑积水,如造成位于红核、齿状核与下橄榄核之间的区域的脑损伤则引起下橄榄核过度增大,进而继发腭肌阵挛。耳科医师常可见到原发性的腭肌阵挛,神经系统无异常发现,脑 MRI 正常。原发性腭肌阵挛患者 90% 以耳鸣为主诉,而继发性腭肌阵挛患者仅有 7.6% 以耳鸣为主诉,大部分有神经系统症状。本病可用抗癫药物(苯妥英钠、丙戊酸钠、卡马西平、苯二氮䓬)和抗胆碱类药物治疗,也可手术切断腭帆张肌腱以及腱环骨折。用肉毒素使软腭麻痹也可使腭肌阵挛停止。

2. 中耳肌阵挛 在无腭肌阵挛情况下出现客观耳鸣,可能是由中耳肌阵挛引起,包括鼓膜张肌和镫骨肌的节律性收缩。切断这两条肌腱后耳鸣停止。向角膜吹凉空气据说可缓解该种耳鸣。面神经麻痹后常有镫骨肌痉挛,同时有眼睑跳动。这种耳鸣类似蜜蜂的嗡嗡声,用高倍耳科显微镜可看到鼓膜随耳鸣振动。有报道称鼓膜置管可加重此类耳鸣。

3. 咽鼓管异常开放 在儿童少见,但可发生于腺样体切除之后。用耳科显微镜观察可见,鼓膜随呼吸而活动。向咽鼓管内注射聚四氟乙烯或用硝酸银腐蚀使管腔变窄,耳鸣可缓解。

4. 颞颌关节疾病 25% 的患者有听觉症状,在儿童少见。

5. 家族性耳鸣 一位父亲和他的3个孩子都有客观性耳鸣，在1.22米外就可听到耳鸣，测试的响度为50dBSPL，左耳耳鸣频率5650Hz，右耳频率7650Hz。切断镫骨肌无效，静脉注射琥珀酰胆碱可使耳鸣停止，头位改变也可使耳鸣暂时停止。推测耳鸣是由血管因素引起的。

七、儿童耳鸣的诊断

（一）病史

1. 感音神经性耳鸣 因为儿童有可能取悦于检查者，所以对儿童的询问或问卷应该是开放性的，不应带有引导性。

2. 中耳耳鸣 早期区分感音神经性耳鸣与中耳耳鸣非常重要，因后者的病因可能有胶耳、硬脑膜动静脉瘘、中枢神经系统疾病等。搏动性耳鸣的病史应包括是否有传导性听力损失，如近期中耳炎、中耳胆脂瘤等。外耳道溢血、耳痛、发作性高血压、出汗等症状提示血管瘤。如果耳鸣明显与脉搏有关而且能被儿童及其家长听到，则提示可能有腭肌阵挛。偶尔可见到软腭收缩引起耳内喀哒声。

（二）物理检查

用显微镜检查耳部，鼓膜动度有无下降以及鼓室有无积液，鼓膜后红色肿物提示血管瘤，下鼓室蓝色肿物提示颈静脉球瘤。当外耳道内气压增加，红色肿物变白，称为Brown征。颈部和乳突触诊和听诊有助于搏动性耳鸣的客观评估，软腭活动情况以及张大嘴后是否能抑制腭肌阵挛，鼻咽部检查可看到咽鼓管咽口是否有节律性的开闭。脑神经检查特别是软腭抬举、声带运动、肩/颈活动对鉴别诊断有重要价值。

（三）听力学检查

纯音测听和声导抗是必查项目。如果有高调耳鸣，或有耳毒性药物接触史，则最好进行高频测听，以期发现高频听力损失。耳声发射可以测试外毛细胞的完整性，听性脑干反应可确定听神经以及低位脑干听觉通路的病变。

（四）放射学检查

即使耳镜检查和听力学检查均正常，搏动性耳鸣的儿童也应该进行放射学检查。非搏动性耳鸣伴双侧或单侧听力损失，有可能是由耳蜗前庭先天发育不全引起的，因此需要进行颞骨CT检查。如果无耳蜗前庭发育畸形，则需进一步行颅脑MRI检查，以排除单侧和（或）双侧的小听神经瘤。纯音听力和耳镜检查正常的搏动性耳鸣需要行颞骨CT扫描，以排除脑积水和硬脑膜动静脉瘘，后者还需行动脉造影或MRI血管造影。

八、儿童耳鸣的治疗与咨询

儿童少有耳鸣，耳鸣的影响也比成人小得多，但必须重视耳鸣的原因。病因明确者用药物治疗和外科手术治疗，病因不明确者需要对症处理。学龄期儿童如果常诉耳鸣，需要排除厌学的可能。许多儿童称在取下助听器之后耳鸣才显现出来，因此，单纯用助听器治疗耳鸣也是有效的。需要对儿童及其家长反复讲解耳鸣的机制，耳鸣本身不会有明显的后遗症。

（王洪田）

参考文献

1. 马秀岚，宋岩．儿童耳鸣诊疗分析．中华耳科学杂志，2012，(3)：397-399
2. 曾祥丽，王树芳，岑锦添，等．儿童耳鸣特点的初步分析．听力学及言语疾病杂志，2009，17(6)：554-556
3. Bradley R, Fortnum H, Coles R. Patterns of exposure of school children to amplified music. Br J Audiol, 1987, 21(2): 119-125
4. Drukier GS. The prevalence and characteristics of tinnitus with profound sensori-neural hearing impairment. Am Ann Deaf, 1989, 134(4): 260-264
5. Fox GN, Baer MT. Palatal myoclonus and tinnitus in children. West J Med, 1991, 154(1): 98-102

6. Graham J. Pediatric tinnitus. J Laryngol Otol, 1981, 4: 117-120

7. Hausler R, Toupet M, Guidetti G, et al. Meniere's disease in children. Am J Otolaryngol, 1987, 8(4): 187-193

8. Martin K, Snashall S. Children presenting with tinnitus: a retrospective study. Br J Audiol, 1994, 28(2): 111-115

9. Mills RP, Albert DM, Brain CE. Tinnitus in childhood. Clin Otolaryngol, 1986, 11(6): 431-434

10. Rosanowski F, Hoppe U, Proschel U, et al. Chronic tinnitus in children and adolescents. HNO, 1997, 45(11): 927-932

11. Viani LG. Tinnitus in children with hearing loss. J Laryngol Otol, 1989, 103(12): 1142-1145

第八章

耳鸣的诊断

第一节 耳 鸣 检 测

耳鸣检测是采用心理声学(psychoacoustic)的方法了解耳鸣特性。由于大多数的耳鸣是主观性耳鸣,临床上尚没有客观的检测手段来了解耳鸣的特性,对耳鸣特性的了解主要通过心理声学的方法获得。了解耳鸣特性对耳鸣基础研究和临床应用都有非常重要的作用。如研究耳鸣患者脑功能图像、脑干诱发电位、耳声发射以及各种耳鸣治疗方法如耳鸣掩蔽、行为认知疗法、习服治疗、生物反馈疗法等,了解耳鸣特性有助于研究耳鸣发生机制,评价、指导各种耳鸣治疗方法。使各种治疗方法之间具有可比性,为各种治疗方法是否有效提供可靠的依据。由于用心理声学的方法获得的耳鸣特性是耳鸣患者的主观反应,因此,在临床上耳鸣测试中采用标准化、规范的方法非常重要。为了达到这一目标,人们一直致力于将测试耳鸣声的方法标准化,寻找一种广泛认可的耳鸣测试方法,有利于耳鸣的基础研究和比较各种耳鸣治疗方法。

早在1931年,Wegel和Josephson就开始用心理声学的方法,用纯音来测试耳鸣患者耳鸣的响度和音调。Fowler在耳鸣对侧耳给声与患耳耳鸣声比较,采用响度平衡的方法测量耳鸣响度,用感觉级(dB SL)记录耳鸣响度。Fowler(1943)首先报道了用纯音、窄带噪声和其他声音来模拟耳鸣患者的耳鸣声。Goodhill录制了27种不同的声音,模仿患者描述的耳鸣声,让患者听录音选择最接近的自己耳鸣声的声音。Reed首先采用了大样本量来研究耳鸣的心理声学测试方法，并对测试方法做了详细描述。自从1970年后，更加关注耳鸣测试的准确性和可重复性。Ciba基金会和美国国家科学院都致力于将耳鸣测试方法标准化。Ciba基金会在1981年的论坛上倡议耳鸣测试包括4个方面：①音调（pitch）；②响度（loudness）；③可掩蔽性（maskability）；④残余抑制（residual inhibition）。耳鸣测试包括这4个方面得到了广泛认可，尽管每种测试的具体方法有大量的研究，但一个公认的、标准化的测试步骤有待得到广泛认可和推广。Henry等在2005年发表了耳鸣测试评估指南，其中包括耳鸣测试步骤的具体指南。

一、耳鸣匹配

1. 音调匹配（pitch matching） 音调是心理上对声音频率的感受。临床上通过测听仪或专门的耳鸣测试仪器发声，让患者与耳鸣声相比较，寻找与耳鸣声相似的外界声源。音调测试的方法有多种：

强迫性的二选一法（two-alternative forced-choice procedure）：在与耳鸣响度一致的强度下，给两种纯音，每种纯音持续2秒，两者给声时间间隔为零。让患者判断两种声音哪种更接近耳鸣声的音调，给声频率包括1000~12 700Hz。为了保证测试准确性，每位耳鸣患者必须测试完以上提到的所有频率。为了避免患者规律性的选择，如都选前一个声音或都选后一个声音，每次给的两个纯音可以不规律的采用上升法或下降法随机给声，即可以先给频率低的声音再给频率高的声音，或先给频率高的声音再给频率低的声音。例如，1000Hz和2000Hz比较，患者选择2000Hz，然后用2000Hz和3000Hz比较，如果患者选择3000Hz，则用3000Hz和4000Hz比较，如患者选择4000Hz，再用4000Hz和5000Hz比较，如果患者这时选择4000Hz，患者的耳鸣音调应在4000Hz左右。在测试以前，先让患者熟悉和练习测试。

Henry 等在 2005 年发表了耳鸣测试的指南，对耳鸣的响度和音调的测试步骤给出较详细的描述。在测试前，首先询问患者耳鸣的侧别，即左耳鸣或右耳鸣等。如果所给刺激声在耳鸣对侧耳，患者更容易比较耳鸣声和刺激声。如果患者同时存在几种耳鸣声，选择最影响患者生活和最明显的耳鸣声作为耳鸣匹配时的耳鸣声。刺激耳即为耳鸣声存在的对侧耳。如果耳鸣两边的情况差不多，可让患者任选择一耳作为耳鸣声存在的耳别，另一耳为刺激耳。确定耳鸣耳和刺激耳后，应让患者理解什么是音调。患者往往不理解音调，会影响测试结果的准确性。可以给患者举例，如蝉鸣声音调较高，蜜蜂音调较低，也可利用测听仪，给患者听高频的声音如 8000Hz，再听低频的声音如 500Hz，告诉患者前者的音调较高，后者的音调较低。在患者理解音调的概念后才能开始测试。给声强度选择患者能察觉到耳鸣声为宜。从 1000Hz，10~20 感觉级开始给纯音，询问患者声音比患者耳鸣声大还是小，根据患者的回答调节强度，直到患者感觉和自己的耳鸣声差不多大。然后询问患者刺激声的音调比耳鸣声高还是低，根据患者的反应以倍频程方式增加或减少频率，如患者回答耳鸣声比刺激声音调高，即给 2000Hz 刺激声，如患者回答耳鸣声比刺激声音调低，即给 500Hz 刺激声。使用这种方法直到找到最接近耳鸣声音调的频率。通过倍频程找到接近耳鸣声的频率后，让患者比较该频率周围的半频程，如患者认为 2000Hz 最接近耳鸣声，让患者比较 3000Hz 和 1500Hz，使音调匹配更准确。最后使用混淆实验（octave confusion）最终确定耳鸣音调。

2. 响度匹配　响度是产生于声音强度变化的心理感知量。响度匹配（loudness matching）比音调匹配重复性更好。21 世纪前，耳鸣响度匹配没有标准的测试方法，Vernon 和 Meikl（1981，1988）推荐首先在阈值给刺激声，然后以 1dB 为步长逐渐增加强度直到接近耳鸣响度。但有学者提出由于大多数耳鸣响度在 10~20 感觉级，这种测试方法需要 10~20 次给声才能找到耳鸣响度，有可能产生耳鸣残余抑制和响度不适。采用上升法，缩短每次给声时间，尽量避免耳鸣残余抑制。

患者往往不理解响度，测试应向患者解释响度的概念，可以通过举例或利用测听仪让患者理解。在2005年的耳鸣测试指南中，音调匹配后，在确定的频率进行耳鸣响度匹配。以1dB为步长，寻找该频率的阈值，给患者刺激声后问患者耳鸣声比刺激声大还是小，根据患者反应，以1dB为步长调节刺激声大小直到刺激声接近耳鸣声大小。

通过音调和响度匹配找到与患者相似的耳鸣声后，让患者在同一频率和强度比较纯音和窄带噪声（narrow band noise，NBN），如果患者选择纯音，耳鸣匹配完成。如果患者选择窄带噪声，在相同强度下让患者比较窄带噪声和宽带噪声（broad band noise，BBN），以患者最终选择的噪声基础上，以1dB为步长，寻找该噪声的阈值，根据患者反应，以1dB为步长调节刺激声强度直到刺激声接近耳鸣声大小，即获得响度匹配。

二、最小掩蔽级

最小掩蔽级（minimum masking level，MML）指所给刺激声刚好掩蔽患者耳鸣声。Feldmann发现35%的耳鸣患者可以用与耳鸣相同频率的刺激声很好的掩蔽耳鸣声。临床上使用测听仪寻找能够完全掩蔽患者耳鸣声的最小宽带噪声。最小掩蔽级可以帮助判断需要多大的刺激声才能掩蔽患者耳鸣声。可以作为判断耳鸣掩蔽治疗是否有效的指征。对很容易掩蔽和对可以接受噪声的患者有可能通过耳鸣掩蔽治疗获益。相反，对耳鸣声不容易掩蔽的患者，可能需要通过其他的治疗方法获益。Henry（2005）对最小掩蔽级的具体测试步骤做了较为详细的描述。

以1dB为步长寻找白噪声的阈值。如果患者是双耳耳鸣，则双耳同时给声，以1dB为步长逐渐增加测试强度，如果双耳耳鸣声同时被掩蔽，测试结束。如果一耳被掩蔽，则固定已掩蔽耳的测试强度，继续增加另一耳的测试强度直到另一耳也被掩蔽。如果患者是单耳鸣，在耳鸣耳给白噪声，步骤同双耳耳鸣的测试步骤，直到刚好掩蔽耳鸣声。这时询问患者对侧耳能否听到耳鸣声，如果对侧耳听不到耳鸣声，则测试停止。如果对侧耳这时能听到耳鸣声，则固定已掩蔽耳的测试强度，增加对侧耳白噪声，直到对侧耳耳鸣声掩蔽。

三、耳鸣残余抑制

耳鸣残余抑制（residual inhibition）指经过一定时间的耳鸣掩蔽后，耳鸣声减小的现象。但这种现象只是短暂的，不能作为耳鸣治疗的方法。耳鸣残余抑制的持续时间和抑制强度有很大的个体差异性。残余抑制包括 3 种现象：完全抑制、部分抑制、反跳。完全抑制指停止给掩蔽声后耳鸣声完全消失。部分抑制指停止给掩蔽声后耳鸣声响度减小，并逐渐恢复的现象。反跳指掩蔽声停止后耳鸣声不但没有减小或消失反而增大的现象。

耳鸣残余抑制在最小掩蔽级上 10dB 双耳给白噪声，持续给声 1 分钟。1 分钟后询问患者耳鸣声是否有变化。如果耳鸣声无变化或耳鸣声增大，则无残余抑制现象。如果双耳耳鸣声完全消失则完全抑制，记录患者耳鸣刚恢复的时间。如果单耳或双耳耳鸣声减弱，则部分抑制，记录患者耳鸣完全恢复的时间。

耳鸣残余抑制产生的机制目前尚不清楚。有学者观察到长时间佩戴耳鸣掩蔽仪可以使残余抑制积累，耳鸣掩蔽仪使用的时间越长，当关闭耳鸣掩蔽仪时，残余抑制持续的时间越长，一些患者最终不再需要耳鸣掩蔽仪。

四、耳鸣掩蔽听力曲线

在各频率用纯音或窄带噪声测试，记录刚好可以掩蔽耳鸣的最小强度，在听力图中连成线，这条曲线称为耳鸣掩蔽听力曲线（tinnitus masking curve）或耳鸣掩蔽听力图。Feldmann（1971，1983）系统研究耳鸣掩蔽听力曲线和听力图之间的关系，把耳鸣掩蔽听力曲线分为5型：Ⅰ型（汇聚型）、Ⅱ型（分离型）、Ⅲ型（重叠型）、Ⅳ型（间距型）、Ⅴ型（不能掩蔽型）（图8-1-1）。Ⅰ型汇聚型指高调耳鸣伴高频听力损失，听力曲线与掩蔽曲线从高频到低频逐渐靠拢，约占22%。Ⅱ型分离型指低调耳鸣伴低频听力损失。听力曲线与掩蔽曲线从低频到高频逐渐分离。此型少见，约占2%。Ⅲ型重叠型指低调耳鸣伴感音神经性听力损失，听力曲线与掩蔽曲线近乎重叠，约占53%。Ⅳ型间距型指听力曲线与掩蔽曲线平行，二者之间有10dB以上的间距，约占17%。Ⅴ型不能掩蔽型，在重度感音神经性听力损失患者，因为听阈高，用任何强度的噪声都不能掩蔽耳鸣，约占6%。

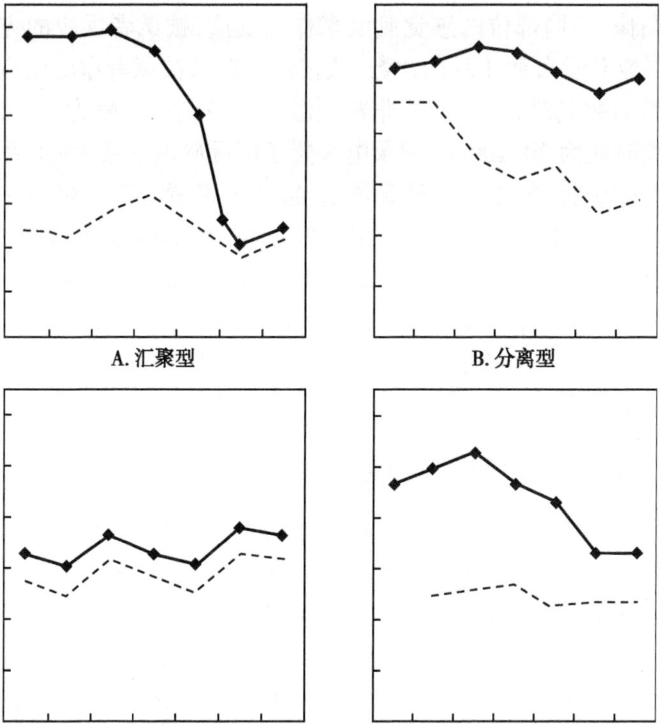

A. 汇聚型　B. 分离型

C. 重叠型　D. 间距型

图8-1-1　4种类型的耳鸣掩蔽听力曲线

五、P300 检查

P300 是事件相关电位（event-related potential，ERP）中的一个重要成分，是对与感觉刺激有关的注意、认知、解题和随意运动所致的反映认知过程的客观生物学指标。设备使用听觉诱发电位仪 Smart EP。电极安放法按照国际 10/20 法安放电极，采用经典 oddball 序列刺激模式，由于听觉诱发电位 P300 中的 P3 波潜伏期能较灵敏反映认知功能改变的情况，因此选择作为测量指标。

诱发 P300 电位通常是通过视、听、体感来辨认两种以上的刺激，对随机编成的刺激序列，用不同音调声音，不同颜色的闪光图像，不同部位的感觉刺激来作出反应，被试者反应的方法可是默计该刺激出现的次数，或按键。要求被试者作出反应的刺激为靶刺激，反之则为非靶刺激。一般刺激间隔为 1~3 秒，持续时间为 20~100ms，记录电极置于国际脑电学会 10/20 系统的 Cz、Pz 处，参考电极置双耳垂，接地地极置前额。带通一般为 0.1~100Hz，低限为 0.01~2Hz，高限为 30~1000Hz，电极阻抗 < 5kΩ，分析时间不少于 1000ms。P300 确认和测量直接影响到结果的准确性，一般在刺激后 300ms 左右出现一个最大正向波即为 P300，但亦有报道，可在 350~800ms 内出现。以下两图分别显示正常人与耳鸣患者 P300 潜伏期差别（图 8-1-2、图 8-1-3）。

六、耳鸣对侧抑制检查

在一侧耳正常 DPOAE 检测基础上，用纯音听力计给对侧耳施加声刺激，再进行一次 DPOAE 检测流程，比较两种检测方法下的 DPOAE 结果，这就是耳鸣对侧抑制的检测方法。

对侧耳给声方法：给予耳鸣匹配频率（但正常人可选择 1000Hz）、强度为 65dB SPL 的白噪声刺激。对侧抑制检查的结果是比较有无对侧声刺激条件下 DPOAE 幅值变化（RA）。以最大抑制差值 RA≥1dB 为存在对侧抑制现象（标记为 +），<1dB

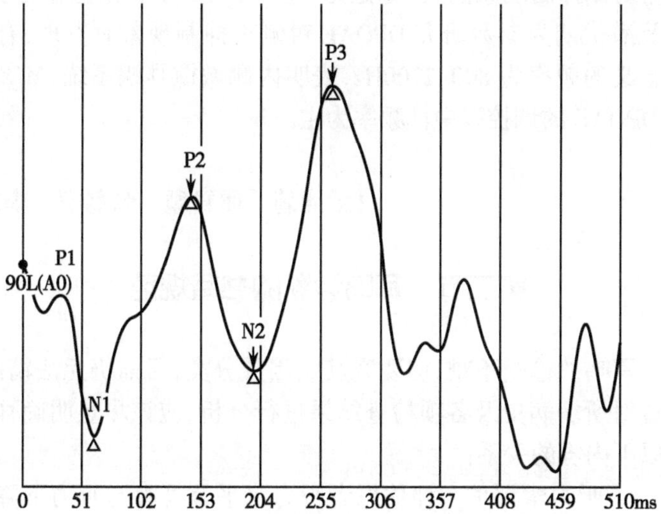

图 8-1-2　正常人 P300 检查结果

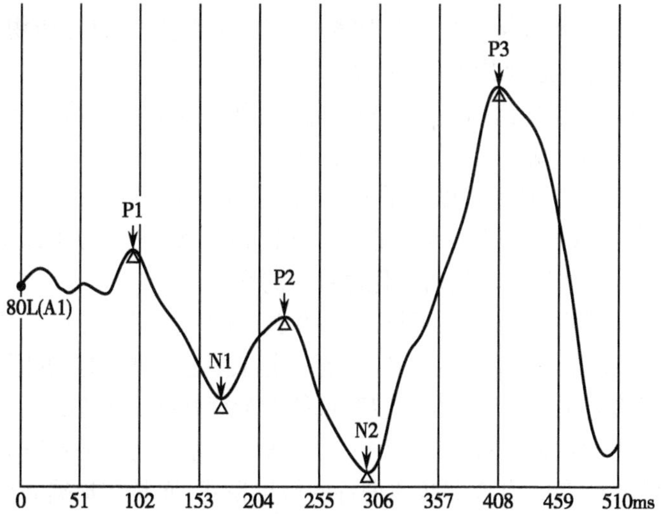

图 8-1-3　耳鸣患者 P300 检查结果

视为对侧抑制现象消失(标记为 -)。Giraud 等早前应用反应幅值及潜伏期为参数研究 DPOAE 对侧声抑制现象时发现,有统计意义的频率为 800~2700Hz,表明内侧橄榄耳蜗系统(MOCS)对 DPOAE 的调控以中低频率为主。

(孟照莉　谭君颖　张剑宁　李明)

第二节　耳鸣诊断的书写规范

耳鸣的诊断不难,但要究其病因及分类,目前仍无法精确。通过对所获病史及各项检查结果进行分析,应该尽量明确耳鸣与以下内容的关系:

1. 听力学评估　评估患者听力水平及耳鸣与听力下降的关系。

2. 病损部位与性质诊断　如确定是否为分泌性中耳炎、蜗性病变及蜗后病变等。

3. 病因诊断　如是否为突发性聋、噪声性、耳毒性药物、颅脑外伤后遗症及其他系统疾病引起等。

4. 心理学诊断　如性格特征、心理承受能力及抑郁、焦虑程度等。

简言之,耳鸣诊断目的应达到:①病变部位诊断;②病因诊断;③严重程度诊断(包括心理学评价和耳鸣主观评估),以求确定治疗方法和便于病情变化过程中的观察。

耳鸣可以是很多不同的原因引起的一种症状,除了耳源性,还要除外身体其他部位可能引起或者使耳鸣加重的因素。病因诊断是给患者提出建议和可能的治疗基础。考虑到医疗费用问题,有基本的诊断检查以及根据个体差异进行的检查。没有针对所有的患者都必须进行的检查模式,而是要根据病史采集情况和基本诊断考虑的方向,进行个体化的诊断检查。但是在很多情况下,很难做出明确诊断。

一、检查及诊断

(一) 病史

病史采集是诊断的基础以及进一步检查的根据,同时要评估耳鸣的严重程度,以及是否出现继发症状。

以下的提问很重要:您耳鸣多久了?(急性、亚急性、慢性?)耳鸣声像什么声音?是一直响还是有间断?环境噪声能够掩盖住您的耳鸣吗?有听力下降吗?耳鸣和听力下降是一起出现的吗?在紧张、激动或心理压力大时,耳鸣会加重吗?身体运动时对耳鸣有影响吗?头位变化时耳鸣是否也会改变?某种食物或者饮料对耳鸣有影响吗?有对某些特定声音听到就有不适感吗?耳鸣使您心烦吗?影响睡眠吗(如有影响,是入睡障碍还是全程睡眠障碍)?耳鸣会影响您的注意力吗?耳鸣影响您的生活质量吗?您有其他疾病吗(心血管系统、颈椎、代谢性疾病、颞下颌关节病变)?所用治疗药物?治疗效果如何?

(二) 必要的检查

1. 耳鼻咽喉科专科检查　包括一般检查及相关窥镜检查,如鼓膜显微镜检查、鼻咽部内镜检查等;如有与脉搏同频的搏动性耳鸣,要听诊耳周、乳突、颈部及颅中窝,观察压颈试验时搏动性耳鸣有无停顿。

2. 听力学检查　纯音测听、声导抗、镫骨肌反射、耳鸣心理声学检查、响度不适阈、超高频测听检查、言语测听、耳声发射、听性脑干反应等。

3. 前庭功能检查。

4. 耳鸣严重程度评估　了解耳鸣的严重程度以及可能伴发的继发症状可以用耳鸣严重程度及疗效评价量表,也可用视觉模拟量表(visual analogue scale,VAS)评估耳鸣的主观响度和严重程度,本量表可以在随访和治疗过程中一直使用。

(三) 视患者情况需要补充的诊断检查

根据病史以及必要检查基础上,如不能诊断,需进一步的检查以解释病因，如有颞下颌关节系统症状时需行颞下颌关节检查；有鼻部疾病时如鼻中隔偏曲、慢性鼻窦炎等需行鼻部细致检查；有颈部不适者应性颈椎相关检查；有客观性耳鸣或椎基底动脉供血障碍需行颅内外动脉多普勒超声检查；除外耳源性病变，炎性病变或发育畸形需行颞骨高分辨 CT；当 ABR 检查怀疑蜗后病变时，或者一侧全聋，有听中枢病变表现或者有其他脑神经病变表现时需行颅脑 MRI；对处于更年期的耳鸣患者应行相关检查；对有偏头痛的患者需行血管超声等相关检查；有血管搏动性耳鸣时需行椎基底血管数字减影造影检查；相关实验室检查：感染性血清学检查（支原体、HIV、梅毒等）；免疫学检查（免疫球蛋白、风湿因子、组织特异性抗体等）；脑脊液检查（提示有中枢系统感染性疾病时）；物质代谢（血糖、血脂、肝酶、甲状腺激素等）；内科检查（考虑有心血管系统疾病、代谢性疾病或免疫性疾病时）；心理学评估（对于“耳鸣让您心烦吗”或者“耳鸣整天响，很烦”做出肯定回答者，有必要进行精神心理检查）。

二、诊断书写规范

在书写病历下诊断时，可以找到相应病因的耳鸣，如梅尼埃病、中耳炎、突发性聋、耳毒性药物、噪声性聋以及其他全身疾病等引起的耳鸣均应按其病因进行诊断；而原发病后遗留的耳鸣，比如突发性聋患者，耳聋治愈或者疗效稳定之后，仍存在的耳鸣应该诊断为突发性聋后耳鸣或耳鸣（突发性聋后遗），再比如老年性聋患者伴有耳鸣的情况应诊断为老年性聋伴耳鸣或耳鸣（老年性聋）。

由于耳鸣与心理因素密切相关，每个耳鸣患者都可能存在不同程度的心理问题，所以在临床上对原因不明的耳鸣诊断，避免书写“神经性耳鸣”，因为这一诊断概念不准确，多数主观性耳鸣通常无法明确是由听神经病变所造成的；另外，“神经性耳鸣”的诊断可能误导患者认为其耳鸣是不治之症，从而造成悲观情绪，丧失配合治疗的信心，不利于治疗的开展。对临床上一类原因不明的主观性耳鸣，即通过目前的检查手段（包括耳和全身的体格检查、听力学检查、影像学检查以及实验室检查等）均未发现明显异常，或异常检查结果与耳鸣之间缺少明确的因果关系，可称之为主观特发性耳鸣，为方便临床应用简称为特发性耳鸣。

客观性耳鸣的病因和性质相对明确，如书写为“血管搏动性耳鸣”“搏动性耳鸣（腭肌阵挛）”、“搏动性耳鸣（颞下颌关节紊乱）”等。

慢性耳鸣患者，对伴发的心理障碍进行判定非常重要。心理诊断应该由对耳鸣的诊断和治疗有经验的心理医师进行，这种诊断在某些情况下可以加入心理治疗手段。

第三节 耳鸣资料的计算机登记与分析

原因不明或伴随不可逆听力损失存在的慢性耳鸣目前仍是耳科学的顽症之一。耳鸣治疗困难的原因之一是对耳鸣的发病机制、临床过程以及变化规律等缺乏了解。耳鸣病因的多样性又进一步增加了对耳鸣了解的困难。有鉴于此，在耳鸣病人的诊治过程中注意积累有关耳鸣的临床资料便显得十分重要。系统化的临床资料登录与管理可以为临床工作的评估、管理与改进提供重要的依据。耳鸣的临床资料还可以为研究、了解耳鸣发病机制、临床过程以及变化规律提供与耳鸣直接相关的重要线索，是任何其他研究手段所无法替代的。临床上对耳鸣与患者心理过程的关系的认识在很大程度上即得益于有关临床资料的积累和分析。

临床资料积累的关键之一在于如何保持患者数据录入的准确性、一致性和连续性。由于患者表述病症的方式、程度千差万别，加之病例资料采集者的主观因素，如果对患者资料录入不加以统一的标准和程序要求，则录入的资料就有可能带有人为因素的影响，从而影响日后对资料的分析与使用。

耳鸣是耳科临床常见症状之一。随着时间的延长，患者资料的规模会以很快的速度增长。如何管理数量巨大的患者资料并保证快速、准确、无遗漏的患者资料检索也是有关患者资料数据库管理和研究人员所面临和必须解决的问题之一。正确、有效地使用计算机技术和有关数据库软件是解决这些问题的关键。

积累患者资料的目的在于对这些资料进行正确、准确的分析，寻找有关疾病的规律，以帮助了解有关疾病，并为寻找新的、更为有效的治疗和预防手段提供线索。

美国俄勒冈听力研究中心（Oregon Hearing Research Center）耳鸣数据库（tinnitus data registry）是世界上建立较早、收集患者资料规模较大的耳鸣数据库之一。从其所积累的耳鸣患者资料中已分析得出了不少有关耳鸣规律和患者特征的数据，为了解耳鸣和对耳鸣进行研究提供了不小的帮助。该研究中心并已将有关耳鸣数据整理出了耳鸣数据档案（tinnitus data archive），公布在其互联网网页上，供耳鸣研究人员使用（Meikle，1997）。本节将借鉴美国俄勒冈听力研究中心耳鸣数据库的有关资料对耳鸣病人资料的登记与分析中应当注意的一些问题予以简要介绍。有关俄勒冈听力研究中心耳鸣数据库及其耳鸣数据档案的更多详情，读者可以查阅互联网上俄勒冈听力研究中心耳鸣数据库的有关网页，其网址如下："http://www.ohsu.edu/ohrc-otda/"。

一、耳鸣数据的采集与录入

任何数据库的价值都取决于其所存数据的准确性与可靠性，而数据的采集与录入是决定数据准确性与可靠性的最关键步骤。

1. 耳鸣数据的采集　耳鸣是一个主观症状，患者对耳鸣的描述千差万别，用语极为丰富。耳鸣同时又常常伴有其他神经、心理表现，其对患者生活的影响（耳鸣严重程度）在很大程度上受这些神经、心理因素的左右。若要全面、准确的体现耳鸣的临床严重程度，耳鸣临床数据的采集应当包括耳鸣以外其他与耳鸣有关的临床表现。

耳鸣临床资料的收集常包括病史问卷或表格、问诊与查体、听力/耳鸣检查和其他相关辅助检查结果，以及随诊资料等。让患者在就诊前填写耳鸣问卷或表格是西方耳鸣诊治中心常用的做法，其目的除可以使临床人员对耳鸣患者病情事先有所了解外，并使得接诊过程更具有针对性。患者所填写的问卷或表格也通常是耳鸣数据的重要来源。耳鸣问卷一般设计得较为详尽，涵盖内容较为广泛、全面，同时在某些项目上和一定程度上允许患者使用自己的语言最为准确地描述其症状和体验。问卷的缺点在于患者的描述有时不易统一，可能给数据录入带来一定困难。病史表格一般设计较为简短，并具有答案容易统一的优点；缺点是有时患者的答案选择受到限制，不能准确反映其症状体验。

耳鸣患者的接诊是耳鸣数据采集过程的重要环节。接诊者不仅要通过询问病史对患者在问卷或表格中做出的答案进行核实与修正，更重要的是需要发现患者在问卷或表格中未能表达出来的症状与问题。接诊者同时负责对患者进行身体检查，正确记录有关的阳性或重要阴性体征，作为耳鸣数据录入的重要内容。

耳鸣患者的听力与耳鸣检查结果是耳鸣数据的重要组成部分。听力检查应遵循严格、正确的操作方法，对有疑问的项目应重复检查，以求最大程度的可信度。虽然耳鸣检查目前尚无统一的标准，但自20世纪80年代起达成的共识认为耳鸣检查的基本项目应当包括耳鸣音调、耳鸣响度、最低掩蔽级和残余抑制时间（Henry和Meikle，2000）。在同一诊所内，检查的方法应力求一致，以保证有关数据的可用性与可比性。随访资料代表着疾病的发展与转归，同时也体现治疗的效果，在促进对耳鸣发生、发展的了解方面有着无可替代的作用。随诊可以通过问卷/表格、门诊或电话/信访等形式进行，有关问题的设计应参考初诊问卷/表格的内容,以保证对病程观察的连续性。对有疑问的随访资料应由有关人员通过与患者的直接接触进行核实与修正。

耳鸣数据的采集是耳鸣数据积累以及后续统计、分析的第一步,也是保证有关资料可信、可用的关键环节,其重要性无论如何强调都不过分。对耳鸣数据采集的每一环节都应给予反复、细致的考虑,并根据实际应用中遇到的问题予以及时、必要的修改。问卷或表格的设计应充分考虑到患者人群对医学知识与术语的理解程度,对可能的意外答案应留有余地。接诊者对患者的诊查应详尽、细致。听力及耳鸣检查应力求准确。对患者在初诊及随诊问卷或表格中的答案都应由诊查者或其他有关人员进行核实,以避免患者由于对医学术语不熟悉所带来的误答。

2. 耳鸣数据的录入　耳鸣数据资料的存储与其他资料的存储一样,现在一般都是在计算机上以数据库的形式进行保存。早期大型数据库常需要放在中心主机或服务器上,并使用专用的数据库软件进行储存和管理。当今的个人计算机的功能之强大,一般已能够为一定规模的数据库提供硬件平台。俄勒冈听力研究中心耳鸣数据库初建时是使用所在大学的主机服务器,而后随着个人计算机的发展,现在已经基本移至个人计算机平台。数据库软件种类繁多。一般挑选数据库软件需要考虑的主要因素包括数据容量、可检索项数量、使用及检索难易程度、所附统计/分析功能,以及获得软件升级及技术支持的难易程度等。早期大型数据库一般多使用运行于主机服务器上的专用数据库软件,取其容量大、功能强和具有一定统计分析功能的优点。现在也有许多为个人计算机设计的数据库软件,如微软公司的 Office 办公软件组合中的 Access 等,其功能之强也可适用于一定规模的数据库之需。数据库软件的选用还应当考虑到其与其他常用数据分析、文字处理以及绘图制表软件的互通性,以方便日后的数据统计分析及结果发表。

耳鸣数据在录入时需要做一些量化处理，以便将来的统计分析处理。常见的做法是将病史问卷/表格中的答案、听力及耳鸣检查的结果等需要录入的项目赋予一定的数值(即编码)，再行输入数据库储存。代表某一耳鸣性状的数据可以分为“有/无”和“程度”两大类。对前一种性状，患者的答案一般是“是”或“否”或者“有”或“无”，编码一般是“0”或“1”；而对后一种，患者需要标出或选择一定的程度，通常由“无”到某一种程度(如“严重”或“极为严重”，或者“偶尔”或“总是如此”等)，编码常采用从“0”到某一个数值。听力及耳鸣检查结果录入时可以直接采用测试结果值进行编码，也可以将此时结果进行分类编码录入。如可以将听力损失按程度轻重分为“轻”“中”“重”度等，并将每一程度进行赋值编码。下面是一些问卷数据编码的例子(表8-3-1)。

表 8-3-1 耳鸣问卷数据编码例表

问卷问题	可选答案	编码值
有无工业噪声接触史	无/有	0/1
描述耳鸣对睡眠的影响	无/偶尔/有时/经常/总是影响	0/1/2/3/4/5

耳鸣数据录入时的分类项有时会影响到日后对数据的统计分析。一般的原则是分类越细越好。现在计算机以及数据库软件功能强大，可以在数据的统计分析需要时较为方便的对数据进行项目合并，但难以对已录入数据进行进一步的项目分离。数据的实际录入可以通过手工和计算机进行。计算机录入通常需要对数据问卷表格进行特殊设计以便于扫描，并需要特定的扫描设备，其优点是处理快速并可以避免手工录入时可能出现的人为误差。在数据录入量不大时可以考虑手工录入，但其缺点是人为误差常在所难免，需要反复核实以尽量减少。理想的数据库软件在数据录入阶段可按所录入数据特点对具

体数据的录入设置自动检验功能,减少或防止不正确或不合理数据的输入。

二、耳鸣数据录入的内容

耳鸣数据应包括一般项目、耳鸣资料、听力资料、其他病史、治疗措施以及随访资料等。

一般项目包括性别、年龄、职业、文化程度等。一般项目是研究耳鸣流行病学特点的重要资料,有助于了解耳鸣在人群中的分布以及日常、社会生活对耳鸣发生、发展的可能影响等。耳鸣资料应当描述任何可能导致患者耳鸣发生的发病原因、耳鸣的发展过程、耳鸣的特征以及任何可以导致患者耳鸣感受变化的因素等。听力资料应涵盖听力史、听力检查结果以及听力变化与耳鸣的关系等。其他病史除应概括患者的既往病史、其他并存疾病外,重点应描述患者与耳鸣有关的精神、心理反应,耳鸣对患者日常生活及工作的影响等。对耳鸣患者所采取的治疗措施应及时、详尽地录入。随访资料除应记录患者耳鸣与听力的变化外,更应记录耳鸣对患者生活的影响程度的变化,因为后者目前被认为更能代表耳鸣严重程度的变化。图 8-3-1 为俄勒冈听力研究中心耳鸣数据库采集数据所使用的部分表格和问卷,供参考。

在客观条件和设备、人员条件允许的情况下,录入数据越全、越细就越有利于对耳鸣特征的记录以及日后对耳鸣的分析研究。数据库的设计应考虑到为以后的发展留有余地,应在不影响准确记录的前提下考虑方便修改和新添项目。对数据库的运作和使用情况应每间隔一段时间进行检查,及时发现问题及需要修改或补充的项目与细节,使之不断地适应临床与研究的要求,并减少由于设计欠合理影响数据的使用价值。下列为俄勒冈听力研究中心耳鸣数据库录入的部分数据项目分类,供参考。

OREGON HEARING RESEARCH CENTER　　Tinnitus History, Page 1

TINNITUS HISTORY

Appointment
Date:_______ Time_____

Name______________________________________Age_____

Address____

Birthdate _____________ (*Month/ Day/ Year*)　Phone (____)_______-_______ (*Home*)　(____)_______-_______ (*Work*)

Male ❑　Female ❑　Eye Color:_________　Your Preferred Hand: Right ❑　Left ❑　Unsure ❑

Referred to Tinnitus Clinic by:____________________________________

2. About how long have you been aware of having tinnitus?
   1 .... Less than 1 yr　4 .... 6 - 10 years
   2 .... 1 - 2 years　5 .... 11 - 20 years
   3 .... 3 - 5 years　6 .... 20+ years

3. Some people know the date when their tinnitus started. *YY/MM/DD if known:*___________

4. Did you become aware of your tinnitus suddenly or more gradually?
   Suddenly (1 week or less) 1
   More gradually 2
   Do not know 3

5. Were illness, accident or other special circumstances associated with the onset of your present tinnitus? *(Please describe briefly)*
   ____
   ____

5a. Before that did you experience any episodes of temporary or milder tinnitus?
   No 1
   Yes 2

5b. If **YES,** circle all that apply
   After exposure to loud sound 1
   Associated with colds, flu, or allergies 2
   Any other time(s): ___________________
   ____

6. Since it started, has there been any change in the **amount of time** you are aware of hearing tinnitus?
   No, there has been no change 1
   Yes, I now hear tinnitus **more** of the time 2
   Yes, I now hear tinnitus **less** of the time 3
   I am not sure if the amount of time I hear it has changed 4

7. Which **one** of the statements below best describes your current tinnitus?
   Tinnitus usually lasts a few minutes at most 1
   Tinnitus usually lasts up to several hours 2
   Tinnitus usually lasts up to several days 3
   Tinnitus is always there 4

8. If your tinnitus is **not** present all the time, about how much of the time does it seem to be present?
   Less than half the time 1
   Half the time or more 2

9. How **much of a problem** is your tinnitus?
   Not a problem 1
   A small problem 2
   A moderate problem 3
   A big problem 4
   A very big problem 5

9a. If tinnitus **is** a problem, about **how long** has your tinnitus been a problem?
   1 year or less .... 1 *(Go on to Q.10)*
   More than 1 year 2

9b. If more than 1 year, about **how many** years?
   ______years

10. Which is **more** of a problem for you, **hearing difficulty**...or...**tinnitus**?
   Hearing difficulty is worse problem... 1
   Tinnitus is worse problem 2
   They are equally bothersome 3
   Not sure 4
   Neither one is a problem 5

Adapted from Meikle, Griest & Press (1986)　11.10.94

图 8-3-1　俄勒冈听力研究中心耳鸣数据库采集数据所使用的部分表格和问卷

OREGON HEARING RESEARCH CENTER — Tinnitus History, Page 2

11. Where does your tinnitus appear to be located?
   - A. **Left** ear .... No   Yes
   - B. **Right** ear .... No   Yes
   - C. **Both ears** .... No   Yes
   - D. **In head**, on **left** side .... No   Yes
   - E. **In head**, on **right** side .... No   Yes
   - F. **Fills head** .... No   Yes
   - G. Other location .... No   Yes

   ____
   (Please describe)

12. If your tinnitus is in more than one location, where is it **worst**?
   (**CIRCLE** only **One** answer below)
   - **Left** ear worst 1
   - **Right** ear worst 2
   - **Both** ears **equal** 3
   - **In head, left side** worst 4
   - **In head, right side** worst 5
   - **Fills head** 6
   - Other location 7

   ____
   (Please describe)

13. Since it started, has the **location** of your tinnitus changed?
   - No change 1
   - Started in 1 ear, now in both 2
   - Started in both ears, now in 1 ear 3
   - Other 4

   ____
   (Please describe changes)

14. Do you feel that tinnitus makes it more difficult to hear clearly?
   - No .... 1 *(Go on to Q.15)*
   - Sometimes 2
   - Often 3
   - Unsure 4

14a. If tinnitus does make it more difficult to hear, in what situations does tinnitus interfere with your hearing?

   ____
   ____
   ____
   (Please describe)

15. Does your tinnitus seem to be one sound or more than one sound?
   - 1 sound 1
   - 2 sounds 2
   - 3 or more sounds 3
   - Unsure 4

16. In the list below, please choose the sound or sounds that most closely resemble your tinnitus.
   - A. Ringing .... No   Yes
   - B. Clear tone .... No   Yes
   - C. More than one tone .... No   Yes
   - D. Whistle .... No   Yes
   - E. Hissing .... No   Yes
   - F. Buzzing .... No   Yes
   - G. Hum .... No   Yes
   - H. Music .... No   Yes
   - I. Sizzling .... No   Yes
   - J. Transformer noise .... No   Yes
   - K. High tension wire .... No   Yes
   - L. Crickets, insects .... No   Yes
   - M. Pulsating .... No   Yes
   - N. Pounding .... No   Yes
   - O. Ocean roar .... No   Yes
   - P. Clicking .... No   Yes
   - Q. Other: ______________________________

   ____

17. From the list above, or in your own words, please LIST your tinnitus sound(s) starting with the sound that bothers you the most:

	Sounds like:		Location:
1.	__________	is in:	__________
2.	__________	is in:	__________
3.	__________	is in:	__________
4.	__________	is in:	__________

18. Besides the sounds that you listed above, do you hear any additional tinnitus sounds?
   - No, I don't ever hear any other tinnitus sounds 1
   - Yes, I sometimes hear other tinnitus sounds 2
   - Yes, I hear additional sounds most or all of the time 3

Adapted from Meikle, Griest & Press (1986)　　　11.10.94

图 8-3-1　俄勒冈听力研究中心耳鸣数据库采集数据所使用的部分表格和问卷(续)

OREGON HEARING RESEARCH CENTER — Tinnitus History, Page 3

19. On the scale below please (CIRCLE) the number that best describes the loudness of your **usual** tinnitus:

1	2	3	4	5	6	7	8	9	10
Very quiet				Intermediate					Very loud

20. Since it started has your tinnitus grown **louder** than when you first noticed it?

No change in loudness 1
Tinnitus has grown louder 2
Tinnitus has grown softer 3
Both types of change have occurred 4
Not sure if loudness of tinnitus has changed 5

21. Does the **loudness** of your tinnitus tend to fluctuate up and down?

Loudness rarely or never fluctuates 1
Loudness fluctuates several times per month 2
Loudness fluctuates several times per week 3
Loudness fluctuates daily 4

21a. If your tinnitus shows **loudness fluctuations**, how large are the changes usually?

Barely noticeable 1
Moderate 2
Very marked 3
Variable in size 4

22. Have you noticed an increase in tinnitus **loudness** caused by any of the following?

A. Noise exposure .... No Yes
B. Stress or fatigue .... No Yes
C. Colds, sinus, hayfever .... No Yes
D. Tobacco use .... No Yes
E. Alcohol use .... No Yes
F. Aspirin or other pain medication .... No Yes
G. Head or neck injury .... No Yes

22a. Anything else that has caused changes in your tinnitus? (Please indicate whether tinnitus became louder or softer)

____

____

23. Does your tinnitus interfere with sleep?

No .... 1 *(Go on to Q.24)*
Yes, sometimes 2
Yes, often 3

23a. If tinnitus does cause you sleep problems, how severe is the problem?

Mild problem 1
Moderate problem 2
Severe problem 3

23b. Have you found anything that helps you sleep?

____

____

(Please describe)

24. How much of an effort is it for you to **ignore** tinnitus when it is present?

Can easily ignore it 1
Can ignore it with some effort........... 2
It takes considerable effort 3
Can never ignore it 4

25. How much **discomfort** do you usually experience when your tinnitus is present?

No discomfort 1
Mild discomfort 2
Moderate discomfort......................... 3
A great deal of discomfort 4

26. Have you changed jobs because of tinnitus?

No, tinnitus has not caused job change(s) 1
↓ Yes 2

____

____

(Please describe job changes)

27. Have you made other changes in your lifestyle because of tinnitus?

No, tinnitus has not caused lifestyle change(s) 1
↓ Yes 2

____

____

(Please describe lifestyle changes)

Adapted from Meikle, Griest & Press (1986) — 11.10.94

图 8-3-1 俄勒冈听力研究中心耳鸣数据库采集数据所使用的部分表格和问卷(续)

OREGON HEARING RESEARCH CENTER　　Tinnitus History, Page 4

PROBLEMS SOMETIMES CAUSED BY TINNITUS

The problems listed below are sometimes reported by people withtinnitus. How often has tinnitus caused you to have the problems listed below?

CIRCLE the number that best describes you

	Never	Rarely	Sometimes	Usually	Always
Has tinnitus . . .					
1. Made it uncomfortable to be in a quiet room?	1	2	3	4	5
2. Made it uncomfortable to be in a noisy environment?	1	2	3	4	5
3. Made you feel irritable or nervous?	1	2	3	4	5
4. Made you feel tired or stressed?	1	2	3	4	5
5. Made it difficult for you to relax?	1	2	3	4	5
6. Made it difficult to concentrate?	1	2	3	4	5
7. Made it harder to interact pleasantly with others?	1	2	3	4	5
Does tinnitus . . .					
8. Interfere with your social activities or other things you do in your <u>leisure time</u>?	1	2	3	4	5
9. Interfere with your <u>required</u> activities (work, home care, other types of responsibilities)?	1	2	3	4	5
10. Interfere with things you need or want to do with your family?	1	2	3	4	5
Has tinnitus caused you . . .					
11. To feel left out of conversations?	1	2	3	4	5
12. To feel frustrated or angry?	1	2	3	4	5
13. To get discouraged?	1	2	3	4	5
Does tinnitus . . .					
14. Cause you to feel embarassed at times?	1	2	3	4	5
15. Interfere with your overall enjoyment of life?	1	2	3	4	5
16. Cause you to feel depressed?	1	2	3	4	5
17. Interfere with your ability to sleep?	1	2	3	4	5
18. How often do you have difficulty ignoring your tinnitus?	1	2	3	4	5
19. How often do you experience discomfort from tinnitus?	1	2	3	4	5

1-10,15,17,18,19: Adapted from Meikle, Griest & Press (1986); 11,13,14,16: Adapted from Demorest & Erdman (1987); 12: Adapted from Wilson, Henry, Bowen & Haralambous (1991) and Demorest & Erdman (1987)　12/14/01

图 8-3-1　俄勒冈听力研究中心耳鸣数据库采集数据所使用的部分表格和问卷（续）

（1）一般项目：病历号、性别、年龄等。

（2）耳鸣病史：耳鸣存在时间、耳鸣起病方式、可能的耳鸣病因、既往有否间断耳鸣、耳鸣有否变化等。

（3）耳鸣特点：总体特点、耳鸣位置、主观响度、单一或复合耳鸣、耳鸣变化规律等。

（4）耳鸣严重程度：睡眠情况、患者总体自我感觉、患者情绪、耳鸣对患者日常生活及工作的影响、耳鸣对患者人际交往的影响等。

（5）耳鸣测试结果：音调匹配、响度匹配、最低掩蔽级、残余掩蔽持续时间等。

（6）听力检查结果：纯音听阈、言语听力测试、最舒适阈与不适阈等。

（7）随访资料：耳鸣变化、使用治疗器具情况、接受其他治疗情况、治疗对耳鸣的影响、精神心理状况等。

三、耳鸣数据的统计与分析

数据统计与分析的基础是录入时的量化过程。数据录入量化的合理性与准确度决定了数据统计和分析的难易与合理性。耳鸣数据统计的目的在于按临床研究需要并结合耳鸣病理特点将耳鸣数据进行分类记数和累计，为进一步的数据分析做准备。数据分析是按照研究目的或假设的要求，适用正确的统计分析工具对数据进行运算，以运算结果对研究假设作出验证。实际操作中，现行的计算机软件常可将数据的统计与分析一步完成。

对耳鸣数据的统计与分析可以使用数据库软件的统计分析功能进行，也可以使用专用的统计分析工具软件。俄勒冈听力研究中心耳鸣数据库所使用的统计分析软件为SPSS/PC+（statistical package for the social sciences，美国芝加哥SPSS公司出品）和PATS（patient analysis & tracking system，美国波特兰Dendrite公司出品）。一般地讲，专用软件可以根据使用人员和目的的需要进行专门设计，使用起来可能更为方便和具有针对性，但缺点是需要有专门的软件设计人员配合，费用较高，维护和更新也可能较为复杂。通用数据库软件不需要专门费时设计，从其生产公司处一般可以较为方便地获得技术支持与产品更新升级，但在实际使用中有可能缺少某种需要的特性，使得运用受到一定限制。

具体研究项目的需要决定所要使用的具体数据项。在完成数据项的选定后，应对数据进行初步检验，以进一步核实数据的正确性。检验的内容应包括有无不合理数据（例如不可能出现的数据）、缺失的数据、数据的分布状态等。出现不合理数据、缺失数据或异常的数据分布常提示数据的录入可能有问题，需要重新对照原始资料进行核实和必要的修正。

统计方法的运用应遵循统计学的相应原则，选用的统计方法和检验工具应符合有关方法和工具对数据性质以及统计目的的要求。所用数据的分布状态直接影响到适用统计、检验工具的范围，是选用统计、检验工具的一条重要依据。所有数据分析前都应对所用数据进行分布状态检验。对数据库数据的分析统计一般属于回顾性分析，其所得结论适用于所记录的患者人群，对进一步的推论应持审慎态度。分析研究的无效假设除应当与研究目的相关外，还应当合理并合乎逻辑。按研究目的的需要，对患者数据可按有关项目进行匹配，以达到对照的目的。常用的匹配项目包括年龄、性别、听力状况、耳鸣测试值、噪声暴露史、心理分析数据等。由于耳鸣数据库所录入的一般为就诊耳鸣患者的数据，其代表性可能局限于症状较为严重的耳鸣患者人群，而不一定代表其他具有非症状性耳鸣的人群。促成耳鸣患者的因素除耳鸣本身之外，在很大程度上还取决于患者的心理状态。对耳鸣数据的分析研究应考虑到这一因素。对耳鸣数据的统计处理与分析遇到有疑问时应与专业统计人员协商，避免由于统计方法不当导致错误结论。

在实际临床及研究工作中，对耳鸣患者数据的分析处理可以协助评估当前治疗手段的有效性、研究耳鸣的流行病学特点、为特定研究项目寻找具有一定特点的耳鸣病人、为新的耳鸣研究提供新的思路和研究设计等。

（石勇兵）

参考文献

1. 黄治物,吴皓．耳鸣中枢化机制与临床诊疗．临床耳鼻咽喉头颈外科杂志,2014,284:222-225
2. 李辉,李明,张剑宁等．耳鸣心理声学检测方法临床意义及研究进展．中国医学文摘-耳鼻咽喉科学,2014,29(5):296-300
3. 李明,韩东一．共同促进我国耳鸣研究的健康发展．中华耳鼻咽喉头颈外科杂志,2012,47(9):705-708
4. 李明,张剑宁．2014年美国《耳鸣临床应用指南》解读．听力学及言语疾病杂志,2015,23(2):112-115
5. 王坚．听觉科学概论．北京:中国科学技术出版社,2005. 357
6. 余力生．AWMF指南目录:耳鸣．听力学及言语疾病杂志,2013,216:571-573
7. 余力生．特发性耳鸣诊疗思路．临床耳鼻咽喉头颈外科杂志,2014,284:219-221
8. 中华耳鼻咽喉头颈外科杂志编辑委员会耳科专业组．2012耳鸣专家共识及解读．中华耳鼻咽喉头颈外科杂志,2012,47(9):709-712
9. Evered D,Lawrenson G. Appendix Ⅱ. Guidelines for recommended procedures in tinnitus testing. In:Evered D,Lawrenson G,eds. CIBA Foundation Symposium 85. tinnitus. London:Pitman,1981. 303-306
10. Feldmann H. Studies on the masking of subjective tinnitus:a contribution to the pathophysiology of tinnitus. Laryngol Rhinol Otol,1969,48:528-545
11. Feldmann H. Homolateral and contralateral masking of tinnitus by noise-bands and by pure tones. Audiology,1971,10:138-144
12. Feldmann H. Tinnitus masking cuives. J Laryngol Otol,1983,9(suppl):157-160

13. Fowler EP. Control of head noises. Their illusions of loudness and of timbre. Arch Otolaryngol, 1943, 37: 391-398
14. Goodhill V. A tinnitus identification test. Ann Otol Rhinol Laryngol, 1952, 61: 778-788
15. Henry JA, Flick CL, GilbertAM, et al. Reliability of tinnitus loudness matches under procedural variation. J Am Acad Audiol, 1999, 10: 502-520
16. Henry JA, Meikle MB. Techniques for measuring the loudness of tinnitus: pulsed versus continuous stimuli. J Am Acad Audiol, 1999, 10: 261-272
17. Henry JA, Meikle MB. Psychoacoustic measures of tinnitus. J Am Acad Audiol, 2000, 11 (3): 138-155
18. Henry JA, Zaugg TL, Schechter MA. clinical guide for audiologic tinnitus management Ⅰ: Assessment. American Journal of Audilogy, 2005, 14: 21-48
19. Josephson EM. A method of measurement of tinnitus aurium. Arch Otolaryngol, 1931, 14: 282-283
20. McFadden D. Tinnitus-Facts, Theories and Treatments. Washington, DC: National Academy Press, 1982
21. Meikle MB. Electronic access to tinnitus data: the Oregon Tinnitus Data Archive. Otolaryngology-Head & Neck Surgery. 1997, 117 (6): 698-700
22. Penner MJ. Variability in matches to subjective tinnitus. J Speech Hear Res, 1983, 26: 263-267
23. Reed GF. An audiometric study of two hundred cases of subjective tinnitus. Arch Otolaryngol Head Neck Surg, 1960, 71: 94-104
24. Vernon J, Fenwick J. Identification of tinnitus: a plea for standardization. Journal of Laryngology and Otology, 1984, (suppl. 9): 45-53
25. Vernon JA. Tinnitus: causes, evaluation, and treatment. In GM English(Ed). Philadephia: Lippincott. Otolaryngolgy, Rev. ed, 1992. 1-25
26. Vernon JA, Meikle MB. Tinnitus masking: unresolved problems. In D. Evered & G. Lawrenson (Eds). Tinnitus. Ciba Foundation Symposium, 1981, 85: 239-256

27. Vernon JA, Meikle MB. Measurement of tinnitus: an update. In: Kitahara M, ed. Tinnitus, Pathophysiology and Management. Tokyo: Igaku-Shoin, 1988. 36-52

28. Wegel RL. A study of tinnitus. Arch Otolaryngol Head Neck Surg, 1931, 14: 158-165

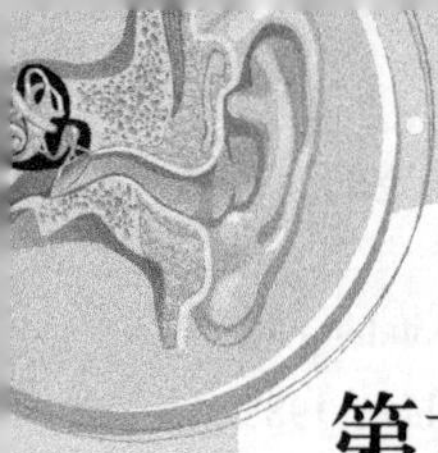

第九章

耳鸣的治疗

第一节　耳鸣治疗原则

耳鸣病因复杂，目前没有明确有效的治疗方法。临床选择中西药物或采用其他治疗方法，应根据患者的个体情况而定。由于现阶段还没有找到能彻底消除耳鸣的方法，笔者推荐耳鸣综合治疗体系，即在耳鸣咨询、声治疗的基础上配合对症疗法如药物、助听器、针灸、手术等，以减轻不适症状为目标，尽快缩短适应时间从而提高疗效。本章主要介绍主观特发性耳鸣的治疗。

特发性耳鸣的治疗应从针对耳鸣本身，转向重点治疗与耳鸣有关的不良心理反应及伴随症状。方法应侧重于在耳鸣咨询和声治疗基础上，使患者了解耳鸣的基本知识和自身情况，消除对耳鸣的畏惧心理，树立对治疗效果的信心，这将对治疗的依从性起到积极作用，从而使耳鸣向着逐渐缓解的方向发展，进而达到部分和完全适应。具体治疗原则如下：

1. 治疗首要目标是消除耳鸣引起的不良心理反应，改善睡眠，使患者尽快适应耳鸣，成为有耳鸣的正常人。

2. 将耳鸣咨询和声治疗贯穿始终。

3. 可以明确病因的耳鸣行病因治疗。

4. 对于病因不明确的、病因明确但久治不愈的、病因明确但治愈后仍遗留长期严重耳鸣的患者，应该采取对因和对症治疗相结合的耳鸣综合疗法。

5. 耳鸣伴有听觉过敏患者首先治疗听觉过敏，治疗上利用声音来进行“脱敏”。

6. 伴有中重度及以上听力下降的严重耳鸣患者，建议使用助听器治疗或人工耳蜗植入。

第二节　耳鸣的病因治疗

耳鸣既可独立出现，又可成为许多疾病的伴发症状，还可是一些严重疾病的首发症状（如鼻咽癌、听神经瘤）。引起耳鸣的原因很多，尽量从听觉系统、全身9大系统、心理等三方面采用排除法寻找耳鸣的可能病因。尽量避免漏诊严重的疾病，如听神经瘤、小脑脑桥角胆脂瘤、颅内外血管畸形等。

主观性耳鸣常见病因主要由听觉系统病变和（或）其他系统病变共同产生，可以分为以下几类：①外耳病变：常见于外耳道耵聍栓塞、异物、疖和肿瘤等；②中耳病变：咽鼓管病变、急慢性中耳炎、肿瘤等，也可见于鼓室硬化和鼓室内血管病变等；③内耳病变：梅尼埃病、突发性聋、耳硬化，药物、噪声、感染所致的内耳损伤，均有可能导致耳鸣的产生；④蜗后听觉中枢系统的病变：如听神经瘤、小脑脑桥角病变等也可以产生耳鸣；⑤其他系统病变引起的耳鸣：循环系统疾病（高血压、低血压、动脉硬化），内分泌系统疾病（如甲状腺功能亢进、糖尿病），血液系统疾病（如贫血、白血病等），自主神经功能紊乱、精神紧张、抑郁以及药物中毒、颈椎病、颞下颌关节性疾病或咬合不良、鼻咽癌、颈静脉球瘤及颈动脉体瘤等亦可引起耳鸣。

对于可明确病因的耳鸣患者，对因治疗后病因治愈，耳鸣也同时消失，这类患者的结果是理想的，也是大部分医师都能做到的。

第三节　耳鸣的对症治疗

目前耳鸣的发生机制不明确，可以产生耳鸣症状的疾病很多，仅有少数耳鸣可以明确病因，针对病因治疗后耳鸣可治愈或缓解；多数不能明确病因的耳鸣患者多采用对症治疗，即对耳鸣引起的不良心理反应，如心烦、失眠、焦虑、抑郁等进行治疗，包括药物治疗、掩蔽疗法、习服疗法、心理学治疗以及其他治疗方法。

一、药物治疗

药物治疗主要有两方面，即治疗原发疾病和治疗耳鸣引起的躯体症状。

西药主要包括抗惊厥药、血管扩张药、苯二氮䓬类药、神经营养药、改善循环药物及合成的前列腺素 E_1 等几方面；中医药主要根据耳鸣患者个体情况辨证论治，使用饮片、中成药、针灸等。

二、掩蔽疗法

见本章第五节。

三、心理治疗

见本章第六节。

四、其他特殊疗法

如经颅磁刺激、电刺激、激光、微波及电磁波治疗、高压氧治疗、催眠治疗及星状神经节阻滞术等治疗耳鸣，有一定疗效，当然临床疗效与病情的轻重、病程的长短等因素均有关系。

综上所述，耳鸣常常作为全身疾病的伴随症状出现，治疗方法较多，但是却没有特异性的治法，选择时须根据患者的情况及治疗条件，并充分考虑每种治疗方法可能带来的不良反应，权衡利弊。由于耳鸣的主观特性，目前还缺乏客观检测和评估手段，同样响度的耳鸣对于不同的人反应可能大相径庭，因而如何判定耳鸣的严重程度是值得慎重考虑的问题，也因于此，各种治疗方法的疗效难以进行比较。

（李明）

第四节 耳鸣习服疗法

耳鸣是一种严重影响患者生活质量和身心健康的常见症状，近来研究表明，长期严重耳鸣地形成和维持与听觉中枢有关，边缘系统和自主神经系统也参与了耳鸣厌烦情绪的产生。据此，美国学者 Jastreboff 等首先提出了一系列治疗原则，称为耳鸣习服疗法（tinnitus retraining therapy，TRT），或再训练疗法。习服疗法的主要目的是使患者尽快达到对耳鸣的适应和习惯。主要方法则是由专科医师定期给予习服训练的详细指导，包括耳鸣不全掩蔽、松弛训练、转移注意力和心理咨询等。患者应长期坚持训练，并且必须使用有声材料如耳鸣掩蔽器、音乐光盘、磁带等以协助达到对耳鸣适应和习惯的目的。该疗法被国外学者广泛应用于耳鸣临床，长期疗效达 80%~90% 以上，笔者应用该疗法治疗 117 例主观耳鸣患者，也得到基本相同的结果，值得临床推广应用。

一、耳鸣习服疗法的适应证

1. 长期、严重耳鸣。
2. 病因不明特发性耳鸣（SIT）。
3. 耳鸣病因明确但久治不愈，在积极治疗原发病的同时采用本疗法，增加对耳鸣的认同感。
4. 病因治愈后仍遗留耳鸣，如突发性聋治愈后的耳鸣。

二、耳鸣习服疗法主要机制

听觉系统存在 3 个重要特征：①听觉通路的各个层面尤其较低层面的神经元存在自发的随意放电活动；②听觉系统能够

根据外界声音大小不断调整其灵敏度或增益(gain);③中枢抑制或反馈抑制。正常情况下,外界声音使得神经元之间的活动同步化,神经元的自发电活动并不被感受为声音。而当人处于极其安静的隔音室内,衣服的摩擦声、自己的心跳声和呼吸声也能被听到。耳蜗病变时,神经元自发电活动能立即被皮层下中枢检测出来,并上传到听皮层被感知为耳鸣。可能原因是,听觉系统自动调整(增加),皮层—橄榄—耳蜗束的中枢抑制作用也相应减小。

耳蜗损伤后听力下降,所感受到的外界声音变小,听觉系统发生了与上相同的变化。皮层下中枢将检测到的耳鸣信号传送到边缘系统,因此,边缘系统被激活了。边缘系统一方面又进一步使得皮层下中枢易于检出耳鸣信号(敏化),另一方面也激活了自主神经系统。结果是耳鸣与负性情绪密切关联并形成了条件反射,长期严重耳鸣使得这种条件反射得以强化,最终形成恶性循环。边缘系统的激活同时启动了记忆过程,耳鸣信号被中枢存储为厌烦的令人不愉快的信号。因此,在耳蜗功能完全恢复以后,中枢可能仍然有耳鸣的感觉。可见,听觉系统并不是产生耳鸣症状的唯一部位,非听觉系统(边缘系统和自主神经系统)在耳鸣相关症状中也有重要作用。

根据上述认识,耳鸣的治疗原则如下:①扩大外界声音;②打破耳鸣与不良情绪之间的关联及恶性循环链;③增加听觉系统的滤过功能及中枢抑制力。耳鸣习服疗法正是根据以上原则进行的,目的是通过长期习服训练让神经系统(听觉系统、边缘系统和自主神经系统)重新训练或再编码,以降低中枢敏感性,增加中枢抑制或滤过功能,打破耳鸣与不良情绪之间的恶性循环链,将耳鸣视为“背景”噪声,放松对耳鸣的警戒,以此减轻或消除耳鸣以及与耳鸣相关联的症状。

三、耳鸣习服疗法的主要方法

主要方法是由专科医师定期给予习服训练的详细指导,包括耳鸣不全掩蔽、松弛训练、转移注意力和心理咨询等。患者必须使用有声材料如耳鸣掩蔽器、音乐光盘、收音机、磁带等以协助达到对耳鸣适应和习惯的目的,并且应长期坚持训练。实际上,本疗法是一种综合治疗措施。

1. 不全掩蔽　不全掩蔽(incomplete masking)用低强度宽带噪声掩蔽耳鸣,音量以刚刚听到为准,不要全部掩蔽耳鸣。每天可听6小时以上,每次1小时,根据后效抑制效应决定二次之间的间隔时间。工作和学习时都可以听,但入睡后不能听。以往习惯于用窄带噪声甚至纯音掩蔽耳鸣,并且强调掩蔽声频率应该与耳鸣音调一致。但根据Jastreboff的耳鸣生理模型,仅当在背景噪声中能够检出不太强的耳鸣信号时,才能产生对耳鸣的适应和习惯。有患者采用高强度噪声完全掩蔽耳鸣15年也未能适应耳鸣。另外,低强度噪声也可分散患者对耳鸣的注意力。宽带噪声更能降低耳鸣信号与背景噪声的比值,以免耳鸣信号孤立和凸出。

2. 松弛训练　身心疲劳或紧张可以加重耳鸣,耳鸣也可以加重身心紧张。耳鸣患者常常伴有紧张、焦虑或抑郁等情绪,身体也不能得到很好的放松和恢复。本组所有病人不同程度地长期存在耳鸣与身心之间密切的负性关联。为减轻身心紧张状态,耳鸣习服疗法强调放松训练(relaxation training),或称松弛疗法,目的是让患者得到身心松弛。闭目静坐或平卧,用意念控制神经和肌肉的紧张性,先从头皮、额部、面部肌肉开始放松,逐渐将上下肢、胸部乃至全身的肌肉放松。每天1~3次,每次10~20分钟。

3. 转移注意力　转移注意力是非常关键的一步,就是不管何时何地何种情况下,一旦感到耳鸣,患者能立即把注意力转移到其他事情上,比如听音乐、读书、看报、想其他问题等等。总之,要做最能吸引注意力的事情,以分散对耳鸣的注意力,让耳鸣成为不重要、不烦人的事情。久而久之,就会形成习惯或条件反射:一旦感觉耳鸣,就会立即把注意力转移到其他事情上;而且,耳鸣很快成为不重要、不烦人的事情。患者会很快达到对耳鸣的适应和习惯。

4. 心理咨询(psychological consultation)和自我心理调适(mental self-adjustment)　耳鸣不可治要终生忍受,对此,医师除为患者进行必要的检查外,更要进行耐心和细致的解释和指导。Jastreboff将该步骤称为直接咨询(directive counseling)。首先向患者讲解听觉生理和耳鸣发生的可能原因,针对患者最关心的问题进行详细的解答。并告戒患者不要寻求安静处,反而要创造声音充实的环境,如主动接触自然界的声音,或用音乐光盘、VCD、小半导体收音机等收听喜爱的节目等。其次,要指导患者对耳鸣的忽略、习惯、遗忘和适应,争取与耳鸣和平共处。把耳鸣当作火车轰鸣声、冰箱的噪声、亲属的鼾声,你就可以很快适应和习惯这些声音,这些很强的噪声并不引起你的任何烦恼和睡眠障碍。如同衣服一样,一旦没有了衣服(耳鸣),你反而会感到不舒服。再次,医务人员不要给患者任何负面意见,如耳鸣不好治,没有好办法等。让患者努力消除耳鸣引起的心理反应,并积极控制消极情绪以免加重耳鸣。要求患者消除错误观念,树立耳鸣可治愈的信心。让患者明白,耳鸣没有特效药物,最好的治疗办法是习服疗法而不是药物,应消除对药物的依赖心理。耳鸣可能仍然很响,但患者不再受耳鸣的困扰。耳鸣是典型的心身疾病,耳科医师应重视和加强心理学知识的学习和实践,对严重心理障碍者应请心理科协同治疗,使患者树立能适应的信心,改变用药物使耳鸣停止才算治愈的错误观点,放弃对药物的长期依赖。

四、疗效判定标准

1. 完全适应　耳鸣消失或明显减轻,情绪、睡眠和工作等不受任何影响。

2. 基本适应　耳鸣消失、减轻或仍存在,但情绪、睡眠和工作基本不受影响。

3. 部分适应　耳鸣仍存在,但情绪、睡眠和工作仍部分受影响。

4. 未适应(无效) 耳鸣仍存在甚至加重,仍严重影响情绪、睡眠和工作。

五、耳鸣习服疗法的疗效

本疗法一般在1个月后开始见效,耳鸣严重程度减轻,情绪趋于稳定。随着对耳鸣认识的改变和训练的增加,3~6个月后达到基本适应。坚持训练12~18个月者,大部分能够达到完全适应。少部分在少数情况下仍有轻度心烦。表9-4-1为解放军总医院117例耳鸣患者习服疗法结果。

表9-4-1 解放军总医院117例耳鸣患者习服疗法结果

治疗时程	疗效	TRT组	对照组例数	χ^2值及P值
2个月	完全适应	0	0	χ^2=12.54 P<0.001
	基本适应	3	0	
	部分适应	17	3	
	未适应	97	105	
	总适应率	17.09%	2.78%	
6个月	完全适应	21	3	χ^2=69.30 P<0.001
	基本适应	17	9	
	部分适应	58	17	
	未适应	21	79	
	总适应率	82.05%	26.85%	
12个月	完全适应	73	11	χ^2=53.64 P<0.001
	基本适应	23	13	
	部分适应	7	21	
	未适应	14	63	
	总适应率	88.03%	41.67%	

上述结果表明，疗效随习服训练的时间延长而增加。有文献报道，单纯心理咨询的有效率是20%，而80%患者在应用习服疗法6~12个月后症状显著改善。在训练12个月后仍未适应的患者，如果继续再坚持训练6~12个月仍可达到适应。故本疗法要求患者坚持1~2年的长期训练，以使大脑内的可塑性变化更稳固地建立起来。

影响习服疗法疗效的因素较多，包括病程长短、文化程度、个人性格以及心理素质等。病程越长，患者对耳鸣的担心变得越来越少，在明白耳鸣习服疗法的原理后习服越快。文化程度较高的人，容易接受习服疗法的理论，较容易达到习服的目的。那些病急乱求医、性格急躁、心理波动较大者，常常买来许多药物，而且不相信习服疗法，不坚持习服锻炼，故很难达到习服的目的。

（王洪田）

第五节　耳鸣掩蔽疗法及其临床应用

耳鸣患者如果留意就会发现一种普遍现象，即处在嘈杂环境中，耳鸣响度感觉降低甚至完全消失，而在夜深人静时耳鸣则显得非常明显而心烦。这是因为嘈杂的环境声对耳鸣起着掩盖作用。谈起耳鸣的掩蔽问题，一般认为是用外界声音来掩盖耳鸣，实际上这仅是一种很古老的经验之谈。在过去很长一段时间里，只是停留在利用掩蔽现象上，与我们这里要阐述的耳鸣掩蔽疗法有着本质的差别。这是因为随着对耳鸣认识的加深及制作掩蔽声音的技术改进，耳鸣掩蔽已由以前的偶然性及暂时性掩蔽现象（即暂时缓解）的结果发展为针对性较强、较系统的长期缓解甚至完全抑制耳鸣的治疗方法，即耳鸣掩蔽疗法。现在如果要对耳鸣掩蔽疗法下定义的话，则可描述如下：通过对耳鸣性质的系列测试后，选择与耳鸣音调响度相匹配的特定外界声作为掩蔽声，在医师的指导下聆听掩蔽声以达到抑制耳鸣或缓解耳鸣症状的方法。

早在公元前400年左右，希波克拉底(Hippocrates)就曾论及外界声音可以抑制耳鸣这一现象。大约在1825年，医学听力学之父Itard首先提出并应用声掩蔽来缓解耳鸣，提出外界声干扰耳鸣是最有效的缓解耳鸣的方法，且描述掩蔽声是能够被患者容忍的某些类似于耳鸣的声音。当然由于在他那个时代缺乏对耳鸣性质测试的仪器及制作用于耳鸣掩蔽的声音技术手段而大大地妨碍他对耳鸣掩蔽治疗的继续深入研究，并始终难以形成一种有效治疗方法。今天，我们可以对耳鸣性质进行测试，并且可获得与其匹配的各种不同的声音，以及在实验室可以将其复制下来供患者使用。这些使我们能够发展耳鸣的掩蔽治疗。下面就耳鸣掩蔽疗法的作用机制、影响因素、治疗方案、推荐治疗模式、常见错误以及应用范例等进行阐述。

需要说明的是，有学者认为，耳鸣掩蔽不需要音调相同或相近，而是用白噪声就可起到掩蔽耳鸣的作用。甚至本书前半部分的内容也是这样。但笔者的观点同多数学者一样，仍然认为，掩蔽声应该与耳鸣音调相同或相近。显然，这是一个有争议的问题，有待进一步研究。

一、掩蔽疗法的机制

掩蔽疗法既然是用一种声音掩蔽耳鸣声，有些医师和患者就要问是不是一种物理疗法(理疗)，或者说是一种“以毒攻毒”(一种声音克制另一种声音)的疗法。回答当然否定的。如此理解，歪曲了耳鸣掩蔽疗法的实质和内涵。

首先，让我们来了解一下声掩蔽的生理机制。关于声掩蔽现象发生的部位，在耳蜗、听神经及各级听觉中枢都找到了实验证据。如耳蜗基底膜是最先开始产生掩蔽的解剖部位，较强掩蔽声引起基底膜的较大振动使测试声引起基底膜的较小振动不易被察觉而产生声掩蔽现象。在听觉神经系统，掩蔽噪声能够使各级中枢的部分神经元诱发放电受到抑制，也能使听神经、脑干及皮层诱发电位的阈值提高、振幅减低。这些事实可在一定程度上对听觉的掩蔽现象提供解释。

其次，我们可以从耳鸣产生的生理机制来阐述。众所周知，耳鸣既可以是整个听觉系统中某一部分功能紊乱表现出来的一种临床症状，也可能是精神或心理因素所致。耳鸣至少有80%源于外周（即耳蜗性耳鸣），这种由内耳引起的耳部疾病，主要途径可能为病变导致毛细胞或听神经末梢等受损或变性坏死而致功能失调或引起中枢控制失调，这样就可能使听神经自行发出一些病理信号，即产生一种异常的自发放电活动，且被感觉（错误地编码）为一种声音。

已有的实验表明：

1. 蜗内细胞之间（内外毛细胞、支持细胞等）存在着广泛的依存联系，即细胞通讯。

2. 传出神经系统对内、外毛细胞的兴奋性有抑制作用。

3. 噪声可以激活传出神经系统，抑制内、外毛细胞的兴奋性。

4. 各种神经递质（如5-羟色胺、GABA等）参与耳鸣的形成。

5. 耳鸣与学习记忆关系密切。

6. 耳鸣与中枢可塑性有关。

7. 耳鸣为病变积累效应的一种结果。

8. 传出神经系统功能受大脑皮层的调控（即受精神和心理因素的影响）。

为了方便理解耳鸣掩蔽治疗机制，我们不妨设想一下耳蜗性耳鸣的形成过程。当内、外毛细胞因某种原因受到侵害时，细胞会出现一个包含垂死环节的过程，在这一过程中由于细胞间的通讯作用，邻近的细胞会表现出一系列反应，如细胞活动增强等。此外，受大脑支配的传出神经元活动性降低，神经递质的产生出现改变，导致传入神经元出现异常自发放电活动并传入中枢，当这些变化持续一定时期，传出神经元活动出现适应性降低,则异常自发放电活动会在中枢出现学习记忆现象及在中枢得到可塑。此时则可能表现出长期持续性耳鸣。此时如果患者存在一定的心理及精神因素则会形成耳鸣加重的恶性循环。

掩蔽的作用机制就是选择活动性增强部分毛细胞相对应的窄带噪声以兴奋支配这部分毛细胞的传出神经,从而降低毛细胞的自发活动性,使之恢复正常活动。经过一段时期的刺激训练,即可恢复部分或全部传出神经的兴奋性,降低异常自发放电活动或自发放电活动恢复正常。抹掉中枢对耳鸣的记忆及破坏其可塑性,从而达到缓解耳鸣甚至耳鸣消失。因此,在实施掩蔽疗法时一定要排除影响传出神经系统功能的不利因素,如精神紧张、心理因素等。所以建议掩蔽疗法应和松弛疗法相结合,也就是笔者提倡的掩蔽松弛疗法,即在进行掩蔽疗法时应指导患者如何达到一种较为松弛的状态去聆听掩蔽声并结合一定的松弛操进行。这些其实也决定了掩蔽疗法的适应证。

二、耳鸣掩蔽疗法方案

1. 影响耳鸣掩蔽疗法效果的因素及掩蔽参数的确定

Wegek 和 Lane 证实掩蔽效果部分依赖于掩蔽声的频率。对耳鸣掩蔽也一样,耳鸣掩蔽声需要包含和耳鸣音调相应的频率范围,因此,耳鸣音调的匹配是耳鸣掩蔽中最重要的一部分。对患者个体最小掩蔽曲线的了解,也可以帮助恰当选择缓解耳鸣的掩蔽声和掩蔽声强度。

在常规听觉生理掩蔽中,用单个纯音掩蔽一个噪声是困难的,以及常规掩蔽不产生残留抑制现象,然而已有临床调查发现在 89% 的耳鸣患者中存在耳鸣残留抑制效应,这说明耳鸣掩蔽和常规听觉生理掩蔽从机制和形式上均截然不同。

常规掩蔽虽然可以通过努力获得对侧(中枢)掩蔽,但在低掩蔽声强度下,很难获得。而在耳鸣掩蔽中,某些病例对侧掩蔽很容易产生,当然也并不是所有病例均存在。

常规掩蔽结果表明与强度关系密切,耳鸣掩蔽结果则表明并不完全依赖于强度，在某些病例中，产生掩蔽效果的强度可低于耳鸣匹配的强度，而在其他一些病例中，掩蔽器的最大强度也不能掩蔽低强度耳鸣。

在“中枢掩蔽”中，某一耳给掩蔽声而掩蔽另一耳。Snyder发现中枢掩蔽随频率增加而增加，也发现中枢掩蔽随掩蔽噪声带宽的减少而增加，笔者也发现对某些耳鸣患者可采用对侧掩蔽声治疗。

Formby 和 Gjerdingen 认为一般性掩蔽仅对起源于内耳的耳鸣有治疗作用，而对中枢性耳鸣无把握。因此，中枢性和外周性耳鸣的差异明显提示在中枢性耳鸣的掩蔽中，虽然他们有侧别优势，但仍需要采用双侧掩蔽以便取得治疗效果，这和 Zwislok 提出的中枢掩蔽不能超过 10dB SL（感觉级）相关，因为耳鸣强度通常很低（3~7dB SL），因此，中枢掩蔽应该是可能的。此外，对那些响度异常的耳鸣，双侧掩蔽强于单侧掩蔽可能是掩蔽治疗效果的决定因素。

Weiher 和 Grabowski 的研究中非常强调双侧掩蔽的重要性，他们采用双侧掩蔽成功地掩蔽了 55 名中 37 名患者（67%）。此外，他们也发现广泛的残留抑制现象。

耳鸣掩蔽治疗受某些参数及因素的影响，了解这些影响因素对耳鸣掩蔽疗法参数的选择以提高疗效是十分重要的。

（1）耳鸣患者音调的准确匹配，掩蔽声的声学性质：确定患者耳鸣性质（如音调等），多种音调时，可选择耳鸣主音调，有效的掩蔽声信号频率应包含耳鸣主音调，即效果好的掩蔽声是具有与耳鸣主调相同的中心频率的窄带噪声。

（2）掩蔽声刺激强度及掩蔽时程：由于耳鸣患者的听力多不正常，特别是常伴在耳鸣主调附近频率范围的听力损失，因此，要想使掩蔽声刺激发挥理想的掩蔽作用，必须有适当的响度，但是如果过响患者难以接受，甚至会造成进一步的声损伤。此外，在达到一定响度的条件下，掩蔽时程，疗程也对掩蔽效果有很大的影响。

（3）患者的听力损失：患者的听力损失也是必须考虑的因素，因为，准确的听力图可指导耳鸣掩蔽治疗参数（如掩蔽声强度）的选择以及选择同侧、对侧或双侧进行掩蔽等。

2. 耳鸣掩蔽的仪器（图 9-5-1）

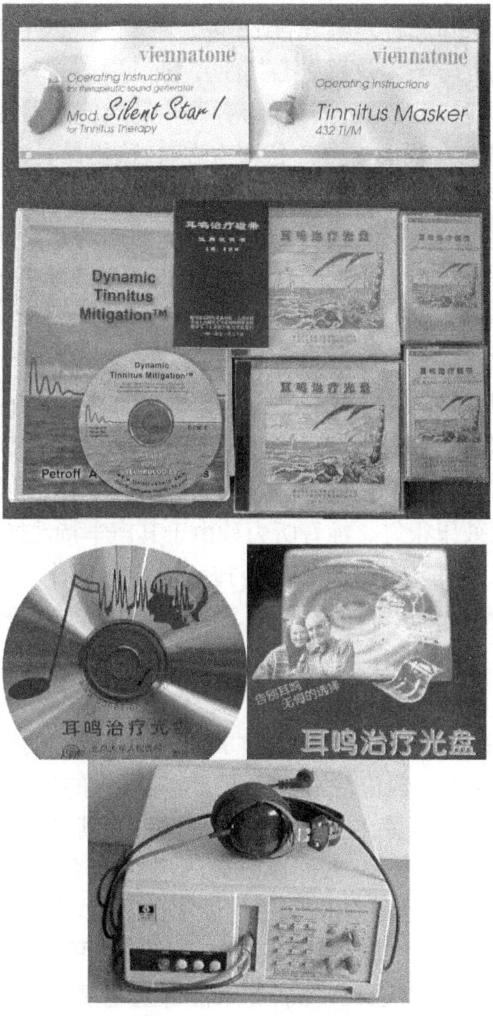

图 9-5-1　部分掩蔽器

（1）助听器：适于轻、中度耳聋患者伴4000Hz以下频率的主调耳鸣声，因为它仅通过增大外界声音（噪声、言语声），而助听器电学特性决定放大后的音频率主要集中在4000Hz以下，因此，针对性和效果局限。当然对于耳鸣伴听力下降的患者，治疗耳鸣的首选方案为选配助听器，这可在改善患者听力障碍程度的同时，尝试治疗耳鸣，治疗效果的评定一般以半年为1个疗程，在确定此方案无效后再选其他方案。

（2）耳鸣掩蔽助听器：是助听器和耳鸣掩蔽器两者相结合的产品，目前在我国这类产品均为进口，价格昂贵，而且因针对性不强治疗效果并不理想，在国内应用极少。

（3）小型掩蔽器：国内有天津助听器厂的盒式及耳背式掩蔽器，另有国外公司生产的耳背式、耳内式掩蔽器。因它们的掩蔽声频率范围有限，因此对个体耳鸣声而言缺乏针对性，达不到最佳效果。

（4）专门耳鸣掩蔽仪：能产生宽带、窄带噪声且频率范围及噪声输出强度可调的仪器，国内有类似产品，但功能不全。这里建议有条件的医院可以将纯音听力计作为专门掩蔽仪进行耳鸣掩蔽治疗，效果很好。纯音听力计由于其声学特性好，窄带频率针对性强，因而治疗效果在同类掩蔽治疗中最佳。但是他们体积较大、价格昂贵，不便携带，患者必须到医院方可进行治疗，因而受限制。

（5）“随身听”或“CD唱碟”方式：选择的最佳掩蔽声在实验室录制磁带或CD碟，然后经“随身听”或CD机播放，调节音量以控制强度。但应注意如下几点：①灌录的磁带要高保真；②“随身听”的质量，主要指放声保真度，尤其是耳机频响特性是否覆盖录制音频率，若存在失真，则影响掩蔽效果；③听掩蔽声方式：响度适度，使用时间适度。因此，应认真指导患者使用时音量应控制在可掩蔽耳鸣的最低强度，时间不宜过长。“CD唱碟”保真度较“随身听”高，如果能配上宽频带的耳机则是非常理想的耳鸣掩蔽形式。

三、推荐掩蔽治疗模式

这里笔者根据临床应用经验推荐几种掩蔽模式，仅供参考。事实上，在临床中接触患者的耳鸣错综复杂，如果在实践中对患者掩蔽治疗效果进行总结，从某一角度来说患者将教会我们针对变化无穷的耳鸣如何做出正确的判断以及选择恰当的掩蔽模式。

（1）助听器模式：耳鸣主调在4000Hz以下伴轻、中度听力损失的耳聋患者。

（2）纯音听力计模式：适用于各种音调耳鸣患者。

选择中心频率与耳鸣主调一致的窄带噪音，掩蔽声强度为10~20dB SL，同侧气导给声，让患者聆听30~45分钟，保证1次/天，有条件可2次/天，疗程最少1个月，中途不可间断。对传导性、混合性及无听力损伤或轻度听力损伤，主调在3000Hz以下可采用骨导耳机给声（尤其是双侧耳鸣患者）。采用天津助听器厂的盒式或耳背式掩蔽器辅助治疗（在家里使用），3次/日（早、中、晚），每次30~45分钟，音量适中。对治疗有效者则应继续治疗以巩固疗效。

（3）“随身听”模式：适用于耳鸣主调在4000Hz以下的患者，灌录从纯音听力计输出的与耳鸣音调匹配的窄带噪声，3次/日（早、中、晚），40~60分钟/次，音量适中。当然有条件者可先在医院进行为期1个月的纯音听力计模式治疗最佳。观察疗效以3个月为1个疗程追踪。

（4）“CD碟”模式：尤其适用于耳鸣主调在6000Hz以上的患者，这时应选择频响特性好的耳机，否则也难达到最佳效果，其他同第3条。因其方便可行，且可录制高保真的掩蔽声，因此这一模式是值得推荐、推广的掩蔽治疗模式。

四、耳鸣掩蔽疗法的注意事项

1. 双侧非对称性耳鸣　在临床双侧耳鸣患者很普遍，占患者的67%。通常耳鸣患者仅意识到一侧耳鸣，因为仅在一侧明显。这很容易患以下错误：临床上在同侧耳给掩蔽声，然后问患者是否能听到耳鸣，患者通常回答他仍听得到耳鸣。但实际上，掩蔽的这一侧耳鸣已听不到了；相反地患者反映的耳鸣来自另一侧。因此必须强调不仅要问患者掩蔽时是否听到耳鸣，还要问在哪侧听到耳鸣。

临床上常发现非对称性耳鸣患者强度低的一侧通常总没意识到。这时双侧性耳鸣可通过掩蔽强度高侧耳鸣使其进入残留抑制而证实另一侧耳鸣存在。事实上，耳鸣始终存在，只不过是通过残留抑制过程暂时性消除掉主调耳鸣而使另一侧耳鸣变得明显。

双侧耳鸣有时在音调上不对称，以致耳鸣在种类性质上两耳鸣声有差别。通常患者知道但并不会做出相应的主诉。出现这种情况时，对决定治疗方式等很重要，即是否两种耳鸣声对患者的痛苦相等。如果一侧耳鸣对患者影响不重要，那么双侧掩蔽就不需要，这必须确定该侧被忽略的耳鸣确实可以忽略。在临床某些患者会说“我右侧严重耳鸣，另一侧也有一点耳鸣”。严重耳鸣侧应给予首先治疗，治疗中若出现该侧耳鸣缓解或大大减轻，这时可能另一侧被引起注意，再根据耳鸣对患者的烦恼程度可考虑是否治疗轻的一侧。

2. 高频听力损失　临床上常遇到如下情况：①患者的耳鸣是高音调；②患者在耳鸣耳有高频听力损失，耳鸣音调匹配频率为6kHz。如使用宽频带噪声，则由于中低频成分过多，在这种病例中，临床发现患者简单地拒绝比耳鸣更不愉快的中低频音。解决这一问题的办法是选择针对性的窄带噪声，即选择中心频率为6000Hz的窄带噪声（详见病例1），但是这种情况下掩蔽声选择应考虑为患者所接受，最有效或有效掩蔽声对高音调耳鸣常是“尖锐”或“高调”。

3. 耳鸣音调的漂移　对许多耳鸣患者应保持长时期的耳鸣音调的测试，尤其是在治疗期间关注患者耳鸣音调的变化。

在治疗过程中会出现两种情况:①耳鸣音调漂移;②由于耳鸣主调治疗有效使治疗前次要的音调成为主调,以上两种情况均应重新测试耳鸣音调及耳鸣掩蔽曲线等检查,重新调整掩蔽治疗参数并密切关注音调的变化(参阅病例 3),切忌治疗过程中对患者不闻不问。

4. 医患关系 耳鸣治疗是持久的艰难工作,需要医师和患者密切配合,共同努力,并且期望患者虔诚地遵守医师对治疗方案所做的规定。

当患者受耳鸣之苦时,特别是已发展到令人心烦的持续性耳鸣时,很多患者都陷入痛苦茫然失措之中。因此,首先,医师在为患者排除器质性疾患之后,要耐心而扼要地向患者传授有关的耳鸣知识,根据患者具体病情及检查结果做出初步诊断,简述耳鸣的病理生理机制、影响以及诱发及缓解耳鸣的各种因素等,通过这一系列介绍可解除大部分患者的疑虑,有利于消除患者的心理障碍。其次,与患者就有关耳鸣情况进行交流(包括治疗期间),如耳鸣对患者的主要危害,患者对耳鸣的理解等,纠正患者一些不健康的观点,使其对医师产生一种信任感及权威感。最后,介绍掩蔽疗法对其治疗的针对性,开具治疗处方,制定一些规定,嘱其认真执行,如此患者应该会很虔诚地听从医师安排。

5. 对侧掩蔽 当考虑掩蔽时,有两种双侧耳鸣患者类型:①采用单侧掩蔽既产生对侧也产生同侧掩蔽效应;②仅产生同侧掩蔽效应。那么无论如何,需要使用掩蔽进行治疗以达到对耳鸣的缓解。在临床中对侧掩蔽通常存在,应该测试对侧掩蔽的可能性,并在适当的时候使用它。如一侧"死耳"的耳鸣患者,应该对对侧掩蔽效果进行测试,在这种病例中对侧掩蔽是十分需要的,尤其是当对侧掩蔽获得成功时(详见病例 2)。

6. 掩蔽强度 掩蔽时为了获得最大的残余抑制,通常较易患的错误是不适宜地提高掩蔽强度。在最低强度有效掩蔽声作用后,会经历一个短时的残余抑制效应;这些仅是自然特性,然而患者或部分医师发现残余抑制效应并希望出现最大的残余抑制效应。他们的理由是如果低强度掩蔽产生某些残余抑制，那么提高掩蔽声强度应该产生更大的残余抑制效应。事实并非如此，有研究表明大的掩蔽声并不产生更大的残余抑制效应。因此过分地提高掩蔽声强度，患者常感到掩蔽声太响而出现厌烦，或产生不适感而放弃治疗，严重者可能会导致进一步听力下降。

医师和患者应该很好地去理解残余抑制效应，出现完全残余抑制效应最像治愈，因为这时耳鸣完全消失。因此，耳鸣患者理解如何利用残余抑制效应是十分重要的，当他们了解到部分残余抑制效应在发展时，说明掩蔽疗法在产生效果，应该增强信心并持之以恒地继续治疗。

此外，由于掩蔽声只不过是另一种声音，许多医师和患者并不想尝试掩蔽疗法，因为，他们大多数认为他们已经不能再为耳鸣的缓解做任何事情，且对耳鸣的治疗抱绝望的态度。

单纯的掩蔽治疗并不是对所有患者都有效，因此，我们认为掩蔽治疗的目的是产生耳鸣缓解，而不是追求残余抑制效应，当残余抑制效应存在时，它将反应被视为一种具有良好治疗适应证的指标。当残余抑制效应不存在或很短暂，并不表示掩蔽治疗不能缓解患者耳鸣。

通常，耳鸣缓解在掩蔽治疗初期即出现且较明显，这时很多患者知道掩蔽疗法将是成功的。但是在某些病例中，耳鸣缓解起初并不明显，我们主张患者不要抱着试 1 周或 2 周甚至 1 次的态度，而应该建议患者有恒心和毅力地继续治疗下去，坚持就是效果。

7. 掩蔽仅仅是掩蔽　耳鸣患者可能会告诉我们以前曾经使用过掩蔽疗法但失败了，因而拒绝接受掩蔽疗法的治疗。在这种情况下，我们最好去仔细询问其所采用过的掩蔽方法（包括掩蔽方式、掩蔽信号、参数等）。有些患者可能仅使用一种简单的噪声发生器式的掩蔽器，这时对他们而言尽管使用了掩蔽声掩蔽,但这种情况掩蔽仅仅是形式上的掩蔽,并没有达到真正意义上的掩蔽治疗,应该重新对患者进行全面的介绍、检查测试,树立患者的信心,使其重新接受掩蔽治疗。

8. 耳鸣的中枢定域(位) 较易犯的一种严重错误是对那些耳鸣位于头的中央,而不是耳朵的患者。当问及患者他听到耳鸣在何处时,常重复回答他不知道听到在哪里。从另一方面,许多回答“在双耳”且很少说“在头里”“在头后面”,或“在头顶”。对这些不知道他们听到的耳鸣在哪,通常一下子反映位置常多数在“头里”。

考虑到患者的耳鸣位于头顶,当掩蔽用于右耳,耳鸣可能最多向左移一点。掩蔽用于左耳,可能耳鸣仅向右移。这时掩蔽器用于双耳可能会产生最坏的状态,因为这时患者听到3种不同的声音。他听到在左耳为掩蔽声而另一种掩蔽声在右耳,并且他继续听到在头顶的耳鸣声。显然,因此这种安排不是一种办法,但这种结果并不意味着掩蔽不能对这位患者产生作用。办法在于用相干声同时发射到两耳,在这种方式中掩蔽声也就感觉在头顶。

一般认为两耳骨传导刺激几乎相等,因此,合适的时候可尝试骨导对位于头内的耳鸣掩蔽。也许骨导掩蔽可能效果更好。

9. 残余抑制 Veron对326名患者的一项调查中,发现80%的患者耳鸣音调相应频率从2000Hz到12 000Hz,78%耳鸣音调可由单个音获得最佳匹配,响度匹配平均为4.4dBSL。

当然,在临床上,了解一组患者平均音调是没有帮助的,精确确定每一个耳鸣患者的特征才是真正需要的。这些可能是决定产生持久的残余抑制所必须的主要掩蔽特征。Veron发现在288名患者调查中,门诊测试显示83%有某些形式的残余抑制。

耳鸣患者常常告诉我们,他们不能了解掩蔽的观点“为什么治疗仅仅是以一种声换另一种声呢?”,那么我们必须测试掩蔽效果,并且测试后常常患者立即理解他如何产生了缓解。首先，宽带噪声比某一高音调尖叫声更艺术性地容易被接受。其次，外界声比耳鸣声更容易被忽略。许多患者常被残余抑制的出现深深感动。因为他们首次出现没有听到他们耳鸣的现象，尽管它的暂时属性，因此他们仍期望发展为一个永久性残余抑制。这时我们对患者解释只要出现缓解，掩蔽治疗就可能很成功的，但应说明残余抑制不是掩蔽的目的。

在临床测试中有些患者结果由于显示不了残余抑制，医师就不推荐掩蔽治疗。同样由于患者未获得残余抑制而不想继续使用简单掩蔽治疗。在这些情况下，也不应该让患者放弃掩蔽治疗。

10. 一些不是错误的错误　当采用掩蔽时，即使掩蔽声强度增加大到患者不可接受，某些患者发现耳鸣仍不能被掩蔽声完全盖住，在这些病例中，若掩蔽声可能产生一个明显“降低耳鸣到较低和更可被患者接受的强度”。则应该降低掩蔽强度至患者可接受强度，并使耳鸣获得缓解，因此，以耳鸣不能完全被盖住为由而不接受耳鸣掩蔽治疗的患者是一个严重的错误。

11. 当睡眠是一个问题时　对某些患者，耳鸣仅当试图入睡时才感到讨厌，在 Veron 门诊病例调查中，19% 自称耳鸣经常干扰睡眠，44% 称睡眠干扰是“有时候”，以及 37% 回答是否定的。就是说 63% 在某些形式上干扰睡眠，意味着需要特别的掩蔽安排，这时使用掩蔽器可帮助入睡，如有患者使用掩蔽器时用 2 分钟从 100 往回数数，获得一定效果。

附

病例 1（2000 年 4 月）

1. 病史摘要　李某，女，18 岁，高中生，半年前不明原因右耳持续蝉鸣声，耳鸣响度稳定，自觉耳鸣响度强（按很强、强、中等、弱、很弱五等级划分），比较影响学习，但主诉无学习负担及精神上的压力原因。

2. 听力测试　纯音听阈测试(图 9-5-2),声导抗鼓室压图为双 A 型,1000Hz 声反射阈正常,反射衰减阴性。ABR 测试结果,双耳 click 声 130dB peSPL 诱发出正常波形。

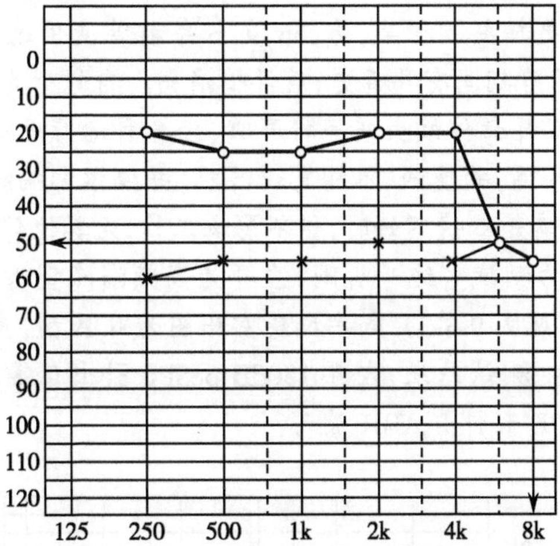

图 9-5-2　Feldmann 曲线(最小掩蔽曲线)为Ⅰ型
音调匹配为 6000Hz 纯音,响度为 5dB SL

3. 耳鸣评估　耳鸣音调匹配为 6000Hz 纯音,响度 5dB SL,Feldmann 曲线(最小掩蔽曲线)为Ⅰ型。残留抑制时间:100 秒,主观评估得分 67 分(评估方法参见本章第一节)。

4. 掩蔽治疗方案　因耳鸣音调频率较高,对掩蔽声要求耳机频响较高,采用纯音听力计模式(因当时尚未实现将声音录入 CD 碟)选择中心频率为 6000Hz 的窄带噪声,强度为 20dB SL(80dB 有效掩蔽级),同侧气导给声,在医师的指导下聆听 30~45 分钟,1 次 / 天,疗程 1 个月。

5. 效果评估　治疗 3 次后,自觉耳鸣声变小,2 周后,由持续声变为偶尔隔断出现。随后的 2 周治疗,耳鸣声继续减小,并耳鸣感觉为隔断声。耳鸣主观评估得分为 35 分。自感耳鸣响度很弱。

6. 随访　采用天津助听器厂生产的盒式掩蔽器巩固治疗，3次/天(早、中、晚)，每次30~45分钟，音量适中。2个月后随访，告知耳鸣完全消失。

病例2(1999年5月)

1. 病史摘要　程某，男，55岁，5年前曾使用过链霉素(治疗结核)，治疗期间有耳鸣史，后耳鸣消失。自觉听力无障碍，半年右耳突发耳聋伴蚊虫叫声样耳鸣，经各种治疗无效。现感右耳持续性耳鸣，响度强，不能忘记耳鸣，并偶尔影响睡眠。感觉很心烦，尤其是心情不好时，但不影响工作，无其他伴随症状。

2. 听力测试　纯音听阈(左耳为高频渐降型听力下降，右耳无听力，见图9-5-3)，声导抗鼓室压图为双A型，声反射均未引出。ABR测试结果，左耳130dB peSPL引出正常波形，右耳130dB peSPL未引出ABR波形。

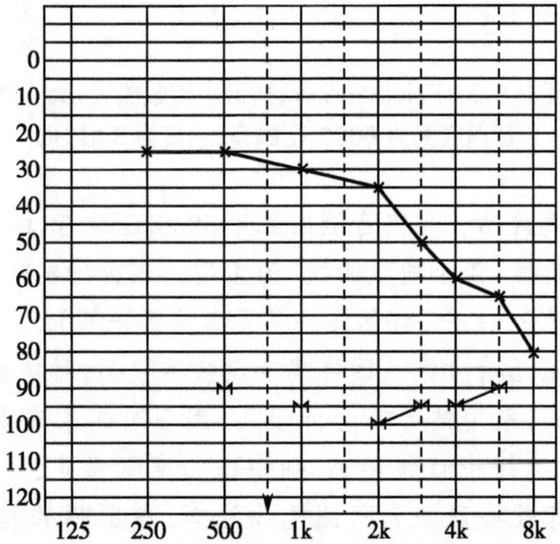

图9-5-3　Feldmann曲线(最小掩蔽曲线)为V型
音调匹配为3000Hz纯音，响度为7.5dB SL，(耳鸣测试均为对侧给声)

3. 耳鸣评估　耳鸣音调(对侧)匹配为3000Hz，响度7.5dB SL，残留抑制时间：0秒，Feldmann曲线(最小掩蔽曲线)为V型。

主观评估得分86分。

4. 掩蔽治疗方案选择 选择中心频率为3000Hz的窄带噪声,(因当时尚未能实现将掩蔽声录入CD碟故未选“CD碟”模式),掩蔽声强度为(85dB有效掩蔽级),测听仪对侧气导给声,在医师的指导下聆听30~45分钟,1次/天,疗程1个月。

5. 效果评估 1个疗程后患者感觉掩蔽期间有些轻松感,愿意接受,但自觉耳鸣未得到明显缓解。响度无变化。耳鸣主观评估得分77分。

6. 随访 采用天津助听器厂生产的盒式掩蔽器继续治疗,3次/天(早、中、晚),每次30~45分钟,音量自觉适中,能忍受,但不能盖住耳鸣声,自觉耳鸣被盖住一部分。3个月后随访,告知自觉有改善,掩蔽器能盖住耳鸣。6个月随访,耳鸣主观评估得分67分,自觉有一定程度改善。

病例3(2002年9月)

1. 病史 李某,女,50岁,2年前突发左耳耳聋伴持续性噪音样耳鸣,曾试过高压氧、药物等治疗均无效。自觉可感到3种耳鸣声(马达声、磨齿声、日光灯整流器响声),以后一种为主。响度感觉较响,有耳堵和耳闭感,耳鸣音调有变化,左耳感听力障碍。

2. 听力测试 纯音听阈测试(图9-5-4),声导抗(鼓室压图双侧均为A型,1000Hz声反射阈均为95~105dB SPL),ABR测试结果,双耳click声130dB peSPL诱发出正常波形。

3. 耳鸣测试评估 耳鸣主音调匹配为2000Hz,响度匹配为5dB SL,残留抑制时间为60秒,Feldmann曲线(最小掩蔽曲线)为Ⅰ型(聚合型)。主观评估得分74分。

4. 掩蔽治疗方案 采用“CD碟”模式,选择频率为2000Hz的窄带噪声,强度为25dB SL(85dB有效掩蔽级),双侧给声,在医师的指导下聆听30~45分钟,每日早、中、晚3次,带CD碟回家治疗。

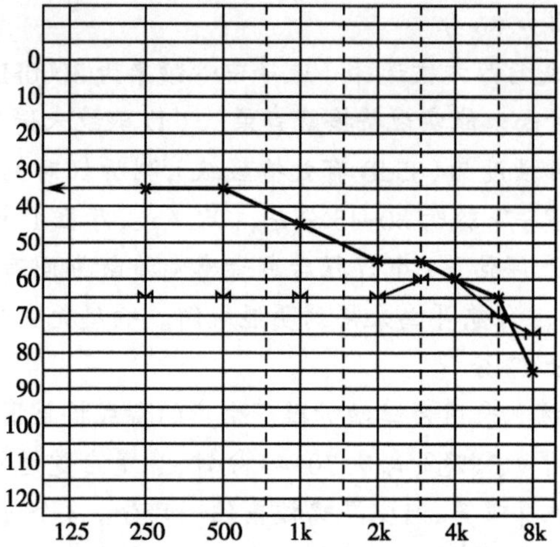

图 9-5-4 Feldmann 曲线(最小掩蔽曲线)为Ⅰ型
音调匹配为 2000Hz 纯音,响度为 5dB SL

5. 治疗 3 天后,患者诉耳鸣音调有改变。重新评估耳鸣,发现音调匹配后为 3000Hz,响度仍为 5dB SL。重新选择频率为 3000Hz 窄带噪声,强度约为 25dB SL(85dB 有效掩蔽级),仍双侧给声,3 次 / 日。

6. 治疗 6 天后,患者诉耳鸣音调明显变尖,重新评估耳鸣,发现音调匹配后为 6000Hz,响度仍为 5dB SL。重新选择中心频率为 6000Hz 窄带噪声,强度约为 20dB SL(90dB 有效掩蔽级),双侧给声(选择频响特性较好的耳机),3 次 / 日,疗程 1 个月。

7. 效果评估 治疗 2 周后,自觉耳鸣声略小,且音调维持不变。1 个月后自我感觉良好,但耳鸣声仍未感明显减小,耳鸣主观评估得分为 55 分。

8. 随访 采用中心频率为 6000Hz 窄带噪声,强度减为 15dB SL(85dB 有效掩蔽级),双侧给声,3 次 / 天。1 个月后随访,告知耳鸣声已不影响睡眠且工作中有时可忘记耳鸣,仍在随访中。

(黄治物 常伟)

第六节 耳鸣的心理咨询与治疗

古人在很久以前就注意到了外界声音对耳鸣的掩蔽作用，以及所带来的耳鸣症状的暂时缓解。声音疗法在今天仍然是耳鸣症状治疗的主要手段。Vernon(1978)在20世纪70年代提出了声掩蔽疗法治疗耳鸣。Jastreboff(1993)在20世纪90年代推出了耳鸣习服法，将声音疗法、患者咨询和训练与时间结合了起来，追求持久的疗效。

本书第六章介绍了有关耳鸣的心理问题，表述了心理障碍与慢性耳鸣的密切关系，以及其在决定慢性耳鸣症状严重程度上的重要作用。随着对耳鸣患者存在的心理问题的认识的逐步深入，现在研究人员及临床工作者对耳鸣患者的心理治疗也越来越予以更多的重视。由于心理治疗的专业性，对慢性、严重的心理障碍的矫治主要由专业心理学者实施。虽然如此，由于耳科医师是耳鸣患者的首诊医师，而其言行又可能对患者的心理产生很大影响，因此其对耳鸣患者的心理健康也必须予以高度重视。

一、对首诊耳鸣患者的心理观察与处理

如本书第六章第三节所述，患者初次就诊时的感受对其以后的心理反应和心理感受有着重要的影响。医师在初次接诊耳鸣患者时必须充分意识到其言语举止可能给患者心理所带来的影响，避免由于言语不慎对患者心理产生消极作用。事实上，由于患者初诊时的心理特点，首诊有可能成为医师对患者实施正确心理引导的一个极好机会。

多数耳鸣患者对与医师的首次接触抱有极大的希望。初次求医的患者一般认为医师对其疾病具有权威的地位，因此对医师的言语、评价和结论给予高度的重视。患者对医师的企盼包括通过医师的诊察与解释对其耳鸣症状增加了解，并希望医师

能够对其病症提出明确的治疗方案。患者尤其希望医师能够对其病症提出明确的预后。接诊医师必须充分认识到患者的这些心理特点以及其言行可能给患者带来的积极或消极影响,审慎行事,争取在患者身上实现积极的心理效应,或至少避免引起消极的心理反应。

医师留给患者的第一印象十分重要。医师应当使患者相信他具有良好的业务素质和深厚的专业功底,对耳科疾病及耳鸣的有关知识和业务精通、扎实。医师同时还应当使患者感觉到其对患者有深切的同情心,对患者的病情、症状有浓厚的兴趣,对诊治患者的病情积极、认真。接诊的场所应当干净、整洁,现场及所使用的器械、设备应当摆放有序并处于良好的可用状态。医师应当衣着整齐、姿态端正,体现出专业医务人员的素质和自信。条件适宜者可以将证明医师专业训练的文件摆放在适当的位置。诊室内还可以适当摆放有关的宣传品。所有这些都有助于营造一个专业、认真和友好的诊室氛围,使得患者在诊治过程的一开始对医师建立起一种信任感。医学心理学研究提示,患者对医务人员的信任程度直接影响患者接受和执行医务人员治疗建议的程度,也影响到患者对自身疾病预后的信心。

医师对患者所表述的症状主诉应当认真倾听,并鼓励患者将与其耳鸣有关的症状和不适尽可能地表达出来。对耳鸣患者症状、病史的了解不应当局限于耳科和听力症状,患者的既往史、个人史和家族史常可为了解患者耳鸣症状的发生、发展以及患者的性格特点和心理特征提供十分有用的信息。医师与患者的语言交流中应当避免使用可能产生消极作用的语汇。常见的不当语汇有:“耳鸣没有什么治疗办法”“用这个试试看吧”等。

除口头询问病史外,有条件时应使用简便、可行的心理问卷对慢性耳鸣患者的心理特征和现时心理状态进行评估。临床上最为常用于慢性耳鸣患者的心理问卷主要覆盖抑郁倾向、焦虑倾向和强迫症倾向。对慢性耳鸣严重程度的评估不应当局限于听力检查和对耳鸣的心理物理测试,耳鸣严重程度问卷有可能提供更为重要和符合患者心理感受的信息。这种心理评估不仅可以帮助医师了解患者的心理状况，也可以为制定治疗计划提供有用的指导和依据。对耳鸣严重程度的评估在首诊时就应当进行，以留下患者病情的基准值，供日后对患者病情发展以及治疗效果进行评估所用。当治疗有所进展时，能够向患者展示体现相对于其病情基准值有所改善的量化指标，往往能够激发患者的积极态度，增强其对症状改善的信心，对患者的心理过程产生积极影响。

对耳鸣病例首先要排除是否存在导致耳鸣的具体疾病。在除外具体病因之后，对耳鸣病人的病情通报和咨询就成为了医师对患者施加心理影响的重要时机。医师应当依据已经掌握的临床病情资料结合所知的有关耳鸣的知识及具体患者可能接受和理解的程度对患者耳鸣产生的可能机制予以尽可能详尽地阐述。对耳鸣患者的咨询内容可以包括听觉系统解剖、工作机制、听力障碍及耳鸣的可能发病机制、有关治疗措施的作用机制、耳鸣与其他相关症状及心理反应的关系和产生机制及应对措施等。引发患者心理反应的一个重要机制是患者对耳鸣缺乏了解以及由此而引发的不安和恐惧感。医师如能为患者症状提供合乎逻辑并令其信服的解释，将为缓解患者心理反应、避免和防止出现与耳鸣相关的慢性、复杂的心理障碍提供极大的帮助。医师应当结合通过心理问卷所获得的有关患者心理特征和心理状态的信息，向患者解释耳鸣与心理反应及心理障碍的关系，使患者有机会对其心理状态进行自我监控与调整，减少并发不良心理反应的机会。必要时，医师应在征得患者同意的前提下增加患者家庭成员的参与。由于家庭成员与患者相处的时间远远大于其他人员，如果家庭成员对患者病情有所了解并能够提供患者所需的心理支持，则对减轻耳鸣对患者生活的影响极为有益。医师应鼓励患者及家属对病情及治疗方案提出问题，并予以认真解答。多数情况下，患者对耳鸣了解越多、越正确，则越有助于其避免产生不良心理反应并积极配合治疗。

医师应当为患者制定明确、具体的治疗方案。这些治疗方案可能包括使用声音治疗器具、矫正患者不良心理反应与异常睡眠，直至适当使用药物控制耳鸣响度。医师应当不仅仅提出治疗措施，还应当结合上述耳鸣知识教育解释实施这些治疗措施的理由。临床心理学统计表明，真正严格执行医嘱的患者只占患者人群的约 1/3，另 1/3 的患者部分的执行医嘱，还有约 1/3 的患者基本不执行医师的建议或医嘱。临床心理学统计还表明，除患者对医师的信任程度影响患者执行医嘱的程度之外，患者对其治疗方案及其理由了解的越清楚，就越有可能认真执行医嘱，从而增进疗效。

有鉴于首诊在耳鸣患者病程中的重要性，医务人员应十分重视首诊的机会，充分利用这一机会对患者施加积极的心理影响，减轻、防止和避免由于医者不慎而带来患者不必要的心理障碍。

二、对伴有复杂心理病症的慢性耳鸣患者的处理

慢性耳鸣患者常合并的心理病症主要包括抑郁障碍和焦虑障碍。另外一些心理病症也可以见于慢性耳鸣患者，如躯体形心理病症中的躯体化障碍、疑病症和疼痛障碍，以及强迫症等。由于这些心理病症的病因和处理比较复杂，其有效治疗常常需要精神、心理专业人员的参与。对这些心理病症的完整治疗已经超出了本书的范畴，这里只介绍临床常见的耳鸣患者的心理问题的初步处理和治疗原则。对复杂的心理疾患，应及时转诊给有关专业人员处理。

对抑郁障碍和焦虑障碍的治疗主要包括药物治疗和心理治疗。典型抑郁障碍的主要表现有情绪低落、对周围事物失去兴趣、缺乏完成事情的愿望与动力、不恰当的自责、精力不足、认知能力下降（记忆力、注意力等）、失眠、食欲缺乏、性功能障碍等。严重抑郁症可以导致自杀意念。对抑郁障碍的临床药

物治疗主要包括使用三环类抗抑郁药、单胺氧化酶抑制药、选择性血清素再摄取抑制药等。抗抑郁药物的主要机制目前认为是提高脑内有关结构神经突触间单胺类神经递质及血清素(5-羟色胺)的浓度。现代精神病理论认为抑郁症的发生与脑内神经突触间上述递质的缺乏有关。由于耳鸣患者中抑郁症或抑郁倾向的发生率明显高于一般人群,因此耳鸣患者已经或需要接受抑郁症治疗者十分常见。对于耳鸣患者,如BDI得分持续提示抑郁表现超过3个月以上并影响患者生活、工作及社会交往功能,则应考虑使用抗抑郁药物治疗。目前一般推荐首先试用选择性血清素再摄取抑制药。选用抗抑郁药还应结合考虑患者可能具有的其他症状,如失眠等。部分三环类抗抑郁药和其他抗抑郁药同时具有辅助睡眠的作用。多数抗抑郁药需要数天到数周时间才可达到有效血药浓度。目前一般认为对一种抗抑郁药应当至少使用1个月左右才可以确定其是否有效。病人对某种抗抑郁药的反应可能十分不同,临床上常常需要试用几种药物后方可确定最适合于某个具体病人的药物。使用抗抑郁药常伴有轻重不等的副作用。在某些病人,抗抑郁药有可能加重耳鸣感受。因此,在使用抗抑郁药的开始阶段,应当对患者进行缜密的观察,以便及时发现不良反应并及时调整药物。抗抑郁药的停药必须遵循循渐进的原则,不可突然终止,以防出现严重反跳症状。

对顽固存在超过数周的焦虑症状(特别是伴有睡眠障碍者)应当考虑使用药物治疗。焦虑症的药物治疗主要包括使用苯二氮䓬类(benzodiazepines)镇静药。苯二氮䓬类药物有镇静作用过强、长期使用有可能产生药物依赖的缺点。新近在西方使用的丁螺环酮(buspiron)有镇静副作用不明显、不产生药物依赖的特点,更适合于需要长期抗焦虑治疗的患者。苯二氮䓬类药物一般可以比较快地达到有效血药浓度,在一些患者可以考虑按需服用的给药方案。对连续规律使用苯二氮䓬类药物超过数周者,其停药也应当遵循逐渐停药的原则,防止症状反跳。

必要时抗焦虑药物可以和催眠药物合并使用,可以在改进睡眠的同时增加抗焦虑药物的效果。有研究显示苯二氮䓬类药物阿普唑仑(alprazolan)在部分患者可以减低耳鸣响度(Johnson 等,1993),可以考虑用于同时伴有焦虑和睡眠障碍的耳鸣患者。对使用抗焦虑药物的患者应当同使用抗抑郁药的患者一样给予密切的观察和指导,以求达到最佳疗效并减少药物不良反应。

一般主张针对抑郁、焦虑等心理疾患的药物治疗应与相应的心理治疗配合进行(见下文)。对严重抑郁症合并有自杀倾向或药物治疗无明显效果者可以实施电击治疗。临床上复杂重症抑郁症或其他严重精神疾患通常需要由精神病科专科人员进行处理。耳科人员的职责在于识别这些疾患的存在并及时将患者转诊给有关专科人员。

三、常用于耳鸣患者的主要心理治疗及其疗效

耳科人员通常不承担实施心理治疗的任务。对严重复杂的心理疾患的心理治疗一般由有关的精神、心理专业人员进行。完整、全面的心理治疗已超出了本书的范围,在此仅将常用于耳鸣患者心理问题的一些心理治疗方法及其疗效做一简单介绍。

临床上常用于治疗抑郁症的心理疗法包括:心理分析法、感知矫正治疗、行为矫正治疗等。心理分析的目的在于找出患者内心潜在的心理冲突和病因,如既往心理创伤、与亲属或他人的关系冲突、生活/环境压力等。确定这类潜在心理病因的目的在于帮助患者了解其不曾了解的自身心理问题,从而可以配合有关治疗并有助于自我行为矫正。心理分析还可以帮助负责心理治疗的人员在了解患者心理特点的情况下制定相应、有针对性的治疗方案。感知矫正着重于向患者揭示和纠正患者对自身以及周围客观事物的不正确认识。这些不正确认识包括患者对耳鸣及其影响的消极或不正确的认识。行为矫正治疗用于改变患者已经形成的不良反应及行为模式,如畏缩、消极、放弃、情绪性反应或冲动性行为等。这些治疗通常需要有关人员接受专业

训练,能够正确分析和识别患者所具有的问题并实施正确的心理引导和矫治。

对焦虑症的心理治疗在某些方面类似于抑郁症治疗。对突患耳鸣其心理反应类似于创伤后应激障碍(posttraumatic stress disorder,PTSD)及急性应激障碍者,对患者表示由衷的关怀、培养和鼓励其战胜疾病的信心并取得其亲友的支持(承认患者耳鸣疾患的存在、对患者的关爱、生活上的体贴和帮助等),对减轻患者的心理反应具有重要的意义。对耳鸣同时伴有听觉过敏和与其相关的焦虑、恐惧症状者,可以试行在进行心理行为矫治的同时给予声脱敏治疗,即令患者经常接受宽带声刺激,由低强度开始逐渐增加,以求患者在生理和心理上对一般强度声音产生适应,从而消除其对声音暴露的恐惧和焦虑心理。其他有助于患者心理放松的辅助疗法(如生物反馈、催眠疗法、按摩疗法)等都曾试用于具有焦虑倾向的耳鸣患者,并有不同程度的效果,可以视患者具体情况加以试用。有报道发现接受催眠疗法治疗的患者中表示其总体症状改善者优于单纯接受心理咨询的患者,但不能确定这种差异是否来自治疗本身的差异或是缘于催眠疗法带来的医患之间的更多的交流和接触以及医师对患者的更多的关注(Mason 等,1996)。

Henry 与 Wilson(1999)对一组接受心理行为治疗的耳鸣患者进行观察,发现 74% 的患者症状在接受首期治疗后有所改善,多数并能在治疗后 1 年时保持疗效。Henry 与 Wilson 以问卷方式评估其疗效,并以问卷得分下降 50% 作为治疗有效的标准。这组患者接受的心理行为治疗主要包括学习班形式的集体治疗、耳鸣及心理知识教育、音乐放松、注意力控制及想象练习,以及行为矫正治疗,如克服消极想法及行为等。其他研究也提示积极的心理咨询与治疗有助于提高耳鸣的疗效(Lebisch 与 Pilgramm,1999)。有学者认为学习班形式的集体治疗对矫正耳鸣患者的心理障碍有突出效果(Davis,1999;Laurikainen 等,2000)。对耳鸣患者的心理咨询还应当包括对患者的生活方式给予积极性、建设性的指导。这些可以包括增加身体锻炼、积极参加社会活动和其他有益的文化、娱乐活动，改变不良的饮食、睡眠或其他生活习惯等。有研究提示这种生活方式和习惯的良性变化不仅可以给耳鸣患者带来生活质量的改善，而且有可能对耳鸣的病理生理过程（脑内神经活动）产生有利的影响（Hegel 与 Martin，1998）。有学者将针对耳鸣患者的心理咨询侧重于教授患者运用解决问题法对待耳鸣，解决耳鸣症状带来的不适与问题。由于患者对耳鸣的不正确认识，或者由于患者自身的性格特点，患者自发的用于应付耳鸣问题的方法往往对其症状和不适的缓解并无帮助，甚至有害，因此有必要对其进行矫正（Budd 与 Pugh，1996）。在运用解决问题法时，医者首先向耳鸣患者教授不同的解决难题的原则和方法，随后视耳鸣给具体患者所带来的问题和困扰向患者提示和建议可以使用的解决难题的方法，据观察可以使患者对治疗的满意度增加（Dineen 等，1997；Wise 等，1998）。

对由躯体形心理障碍的患者，常用的心理治疗包括心理分析治疗和其他有助于心理放松的疗法。心理分析治疗的目的在于找出并向患者揭示导致患者躯体形心理障碍的深层或潜意识里的原因，从而达到帮助患者减少其躯体形心理障碍对其影响的目的。对以耳鸣为主诉的做作症者和诈病者应在掌握确凿证据的前提下向其提出质疑。对自残（伤）型做作症者应当对其进行心理分析，帮助其发现做作性障碍的原因并协助矫治其做作性障碍行为。如果以制造他人（子女、亲属）伤病为特点的做作性障碍者已经触犯法律，需向有关部门报告。

总体上讲，对耳鸣患者的心理治疗主要应当由受过专门训练的专业心理治疗师实施。对接触耳鸣患者的耳科人员来说，最为重要的在于了解和认识心理反应在耳鸣症状中的作用，注意检查和发现耳鸣患者可能存在的心理问题，在处理耳鸣病例时对简单明了的心理问题进行处理或至少不加重患者业已存在的心理障碍，并在需要及时将患者转至有关专业人员处接受心理咨询和治疗。

(石勇兵)

第七节 耳鸣与饮食及肥胖的关系

耳鸣与心血管疾病之间的关系可能是通过供血障碍引起的。与急性耳鸣相关的疾病有高血压危象、低血压和心绞痛等;动脉硬化可能与慢性耳鸣有关。血液黏滞度的改变、微循环障碍、高脂血症、高尿酸血症、糖尿病、吸烟与酗酒也是危险因素之一。但这些因素对耳蜗功能的直接影响不明了。

变态反应与听力障碍之间已知有确定的关系(Hoover,1987),发病机制可能有以下几种:

1. 鼻腔黏膜变态反应可以引起咽鼓管功能障碍,产生传导性聋和低调的耳鸣。

2. 耳蜗的免疫反应出现内淋巴膜功能障碍引起内外淋巴之间离子浓度的改变。

3. 内淋巴囊的变态反应使内淋巴液的吸收减少,膜迷路积水,出现梅尼埃病的表现。

4. 局部突然的变态反应可以引起内耳血管痉挛,继发性引起耳蜗功能下降,出现耳鸣。

这些症状与变态反应的敏感度有关。听觉中枢的变态反应变化尚不明了。

Slater 和 Terry(1987)认为约有 10% 的耳鸣是由饮食引起的。变态反应可以直接或间接对外耳、中耳、内耳有影响,而且可能对听觉中枢也有影响。Goodey(1981)指出咖啡、茶、红酒、奶酪、巧克力及一些酒精饮料可能引起耳鸣。他建议凡怀疑食物变态反应,就要控制饮食减少影响因素。在梅尼埃病的治疗方案中低盐饮食是一项治疗措施(Thai-Van H,2001),梅尼埃病伴耳鸣的患者吃不含致敏原的食物可能会有所帮助(Good Hill,

1979)。Goodey(1981)建议凡怀疑食物的变态反应时,要进行饮食控制以降低影响因素。超重者减少富含脂肪的食品不仅能够降低体重,降低胆固醇水平,个别病人还能减轻耳鸣(Pulic,1978)。

关于咖啡、酒精、尼古丁和奎宁对耳鸣的作用有许多相互矛盾的报道。但是大量的经验告诉我们,过度摄入这些物质会使耳鸣加重而不是减轻。个别病人这些因素还可以是引起耳鸣的主要原因。对补牙材料如汞或金过敏也可出现耳鸣症状(Altrock,1989)。

血脂水平的升高可能是内耳功能障碍的一个生化学基础。Pulec 对 4251 个人进行了 8 年的长期观察,发现 2332 例患有内耳疾病。对患者进行彻底精确的神经功能、听力、前庭和血脂测试。120 例患者发现血脂高,大部分病人超重并伴有糖尿病等其他疾病。采取血管扩张药,每天 2092J(500cal)高蛋白,低碳水化合物饮食,83% 的患者在治疗 5 个月后症状可明显减轻(Pulec J.L.,1997)。

微量元素对于维持内耳正常的功能也有一定作用。这可以通过饮食改善细胞的微环境有助于耳鸣的改善(DeBartolo H.M. Jr,1989),Robert Henkin 首次提出锌缺乏会损伤听神经。测试表明耳蜗和前庭的锌水平明显高于其他软组织,过去认为眼睛是锌含量最高的组织。血浆锌含量测试表明锌缺乏会引起耳鸣和感音神经性聋。锌缺乏可能是老年性聋患者的一个病因,补充锌可以使听力获得一定程度的提高。但目前为止,没有任何证据表明任何饮食治疗能够明确减轻所有耳鸣的严重程度。关于这方面的研究众多,这里进行一个小结,为关注耳鸣研究的医师提供一些信息,有助于以后研究方向的确立。Drew 和 Davies 对 1115 名耳鸣患者进行随机双盲实验,发现银杏对耳鸣的作用和安慰剂无差别。饮食因素中锌曾受到特别的关注,有些文献显示对耳鸣无效,而有些在使用耳鸣问卷作为效果研究时则显示有效,最近的一项土耳其的研究指出耳鸣和患者锌水平偏低有关,但是这些结果能否在大宗病例研究中被重复值得商榷。还有研究针对咖啡对耳鸣的影响进行研究,表明咖啡因戒除对耳鸣的严重程度没有影响,但是戒除的急性副反应可能会加重耳鸣的负担。如果将吸烟列入饮食部分的话,也有研究表明吸烟组耳蜗损害和耳鸣的患者更多,尤其是对于超高频听力的损害更大。

因为太多的耳鸣患者没有明确的病因,很多研究将注意力放在一些代谢性疾病,包括血糖、血脂以及高血压等对耳鸣的影响上。这类研究主要采取两种形式,一种将研究对象分为耳鸣组和正常组,比较这些基础疾病的发生率在两组中的发生率,比如有研究对于不明原因的眩晕、耳鸣以及听力下降患者48名和31名对照组比较胰岛素、糖尿病及高血脂的水平,发现糖尿病和高胰岛素血症以及高血压在耳鸣患者中发生率明显较正常组高。

另一种研究形式是对伴有这些基础疾病的耳鸣患者进行饮食和药物控制,观察对于耳鸣的影响。Pulec J.L. 统计8年间就诊的4251名患者,2332名患者有内耳疾病的主诉,120名(5.1%)患者有高脂蛋白血症。大部分患者伴有超重和糖尿病。通过血管扩张药,高蛋白、低碳水化合物饮食5个月,83%的患者症状有所改善。Basut O. 对52例特发性耳鸣患者进行糖耐量以及血清胰岛素测试,高胰岛素血症的患者给予4个月的糖尿病饮食,同时和15例对照组对比。耳鸣组和对照组高胰岛素血症的发生率分别为76%和27%,饮食控制后,高胰岛素血症的耳鸣患者耳鸣明显减轻。噪声暴露被认为是耳鸣的一个诱发因素,研究表明在噪声引起的耳鸣患者中,高血脂的发生率比较高,而经过降脂治疗,耳鸣的强度会下降,同时高频听力会有所好转。Almeida T.A. 对21名40~82岁之间有耳鸣伴有明确代谢疾病的男女患者。通过营养饮食治疗,71.5%的患者主诉日常活动中耳鸣减轻。

这些研究都表明血糖、血脂、血压等对于耳鸣的严重程度都有一定的影响，而针对这些代谢疾病的饮食治疗也有一定的效果。但是病例普遍偏少，研究中考虑的其他可能有关因素不多，这些也都可能对研究结果造成一定的影响，进一步的结果期待以后更大规模、设计更加严密的研究。

值得提出的是，搏动性耳鸣的病因中肥胖是除了大脑假瘤的第二位原因，患者进行减轻体重的手术后，耳鸣会明显减轻。病态肥胖的两个主要表现是脑假瘤综合征（pseudotumor cerebri syndrome）和搏动性耳鸣，研究中对16例伴有搏动性耳鸣的病态肥胖患者进行减肥手术，术后体重指数以及脑脊液压力下降，13例患者（81%）搏动性耳鸣完全消失，证实肥胖和搏动性耳鸣之间确实有一定的关系。

除此，单纯针对肥胖和耳鸣的研究非常少，多是将肥胖和一些基础病，包括糖尿病、高血脂和高血压对耳鸣的影响一起作为研究对象，表明不明原因的眩晕、耳鸣以及听力下降患者和正常组相比，明显超重（根据体重指数比较），但是仅在男性患者中明显。

（马鑫 余力生）

第八节 耳鸣的认知疗法

一、认知疗法的基本理论

1. 认知疗法的理论假设 认知学派是当代心理学中的一个重要学派，其治疗方法也得到了许多实证研究的支持。认知行为治疗（cognitive behavior therapy，CBT）的基础是贝克（A.T. Beek）提出的情绪障碍认知理论，他认为认知是行为和情绪的基础，人们的适应性或适应不良性行为和情感类型是经过认知过程而产生的。这些认知过程可以被一定的“图式”（非逻辑的推论）所激活。适应不良的情绪和行为与适应不良的认知有关，如果患者认为自己缺乏控制力，耳鸣症状很难改善，就可能会变得抑郁。如果认为耳鸣会影响睡眠，就可能过度关注睡眠而变得焦虑。即一个人的认知决定了他的内心体验和情绪、行为反应。治疗在于改变患者认知模式中的信念和思维方式，达到矫正情绪和行为的目的。

2. 认知模式　认知疗法是以认知模式为基础的。认知模式包括核心信念、中间信念和自动思维三种成分。

从童年开始，人们在与环境的相互作用中，将一些关于自我、他人及世界的外部经验内化形成了一定的信念，其中最重要的即核心信念是根深蒂固的，即使这些核心信念人们通常不能清晰地表达，但却认为是绝对真实和正确的。因此在对情境和事件进行信息加工时，人们会以这个核心信念为指导去解释问题，并倾向选择性集中于证实自己的核心信念的信息，忽视和削弱相反的信息。在这种情况下，尽管这些信念是不正确和功能障碍性的，但人们依然坚信其正确性。例如，如果一个人在幼年时，很少有在竞争中名列前茅的经历，经常会有些做不好的事情发生（也许同龄人都是难以完成的），那么就会认为自己缺乏能力，他的核心信念可能是“我缺乏控制力”。这个信念在以后面临问题情境时就会占主导地位，使他忽视或不相信自己能做好许多事情。

核心信念影响着认知的发展过程，在认知过程中还会产生许多中间信念，这些中间信念包括态度、规则和假设。例如：

态度：“不能控制是多么可怕的，我将成为功能残疾者”。

规则：“我必须利用全部精力去对抗我的症状。”

假设：“尽管我竭尽全力，也许也不会有改变。”

在这些核心信念以及中间信念的引导下，会自动产生一些快速的估价思维，这些思维叫做自动思维，如“症状太难缠了，而我又无法改变它。”通常这种自动思维产生得相当迅速而简单，在还不能清晰地意识到这些思维时，便更多地意识到随之而来的情绪反应，于是感到消极、沮丧，最终虽症状有所减轻，但主观上总也得不到满意。

二、认知疗法的技术要点

（一）耳鸣的认知模式

我们每个人都有过耳鸣的体验，即耳鸣其实是很容易发生的，由耳鸣引发情绪和睡眠障碍，认知因素起到了关键的作用。认知过程患者对耳鸣问题更加的关注和焦虑。核心的认知过程包括注意、感知、错误的信念和适得其反的防御性行为。这些负性的言语性认知行为加剧了情绪低落。随后出现的逐级增加的焦虑可能就导致耳鸣症状的加剧。同时，过多的灾难性的担心，心理的唤醒和沮丧是耳鸣症状的维持条件。图 9-8-1 反映的是核心信念与消极行为和消极情绪产生过程的示意图。

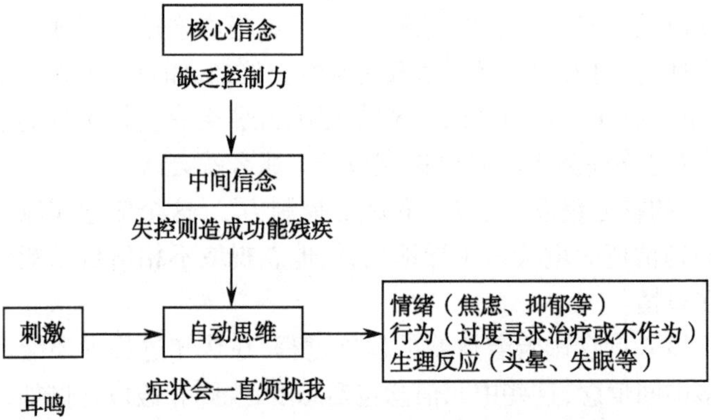

图 9-8-1 核心信念引发情绪和行为的认知图式

过多的负性的言语性认知行为导致了自主神经系统（autonomic nervous system）的觉醒，这种觉醒是交感神经系统被激活的结果，个体陷入了一种高度警觉状态。焦虑会使个体的注意力范围变得狭窄，同时将注意力分配到耳鸣的相关的线索上去，对耳鸣相关的威胁如“晚上睡眠不好”“白天工作不专心”等任何征兆进行内在的（比如躯体感觉）和外在的（比如情绪）

管理。这种管理是一种不受意识层次决定影响的自主过程。而这种对耳鸣相关威胁的管理又引发了更多的担心和关注，从而导致个体过低地估计了夜间的睡眠质量和白天的工作效率。

（二）认知矫正技术

认知疗法的核心技术是认知矫正，即帮助耳鸣患者识别引起焦虑和抑郁的思维，并纠正不恰当的假设，进行认知重构，治疗包括以下步骤：

1. 识别不适应的认知模式　治疗首先分析和评估患者的不合理信念，不合理信念通常具有三个基本特征，即绝对化要求、过分概括化和糟糕至极。

绝对化的要求人们以自己的意愿为出发点对事物持有认为其必定会怎样或必定不会怎样的信念。这种信念通常与“必须”和“应该”这类内部语言词汇加工联系在一起。如“既然耳鸣没有器质性原因，症状就不应该再出现”“我必须消除耳鸣，才能有好的睡眠”。持有这样的信念的患者很容易出现情绪障碍，因为症状的改善程度如果与个体的期望相悖，就会感到难以接受和适应，便陷入情绪困扰。

过分概括化是一种以偏概全的不合理思维方式。即仅仅依据事件的个别线索而不考虑其他情况，便对整个事件做出结论。这些人在遇到问题或挫折时，就会认为自己一无是处，从而产生自卑和消极情绪。如“我无法摆脱对耳鸣的关注，我完全控制不了自己，我真是很无能”。

糟糕至极是认为如果一件事情做不好将是非常可怕的，糟糕透顶，甚至是一场灾难。这会使人陷入极端的不良情绪体验之中。这种信念通常会与绝对化要求同时出现，当“必须”“应该”不能达到时，就会认为是糟糕到了极点。如“如果耳鸣症状不消失我整个人就会崩溃了。”

2. 与不合理信念辩论　治疗者可直截了当地向患者的不合理信念发问：“有什么证据能证明耳鸣是无法改变的？”“是否事情的结果都应该像你预料的那样？”“有耳鸣症状的人就不会

有好的睡眠吗?”。一般来说,患者是不会轻易放弃自己的不合理信念的,他们会设法为自己辩解,通过螺旋式的不断提问,使患者逐渐认识到,这些不合理信念是不合乎逻辑、不符合实际情况的;这些不合理信念是不成立的;分清什么是合理的信念,什么是不合理的信念。

通过在辩论中积极提问,促进患者主动思维,这种改变认知的方法比由治疗者直接进行说服解释要更加行之有效。

3. 以合理信念取代不合理信念　在识别自动式思维和消极认知后,治疗者应与患者一起对不适应认知模式进行真实性检验。如治疗者可以指导患者带着症状去做自己认为做不了的事情,检验其结果会不会有想象的那么糟。如果在这一过程中患者能正确评价和认识不正确的自动思维和认知错误,则正确的,更接近现实的信念就会进入患者认知图式中,这时治疗者强化这些适应性认知模式,使之取代原有的不适应认知模式。

(崔红)

第九节 生 物 反 馈

一、定义

早在19世纪,人们发现诸如心率、血压和胃分泌等过程都随代谢需要和情绪状况而变化,因此就有人试图对自主和自我调节的过程作随意控制。生物反馈作为一种现代治疗技术,是20世纪60年代从实验心理学中发展起来的。

20世纪60年代,随着控制论、系统论和信息论的兴起,以及行为医学、应激研究和应激管理策略这些研究领域的进展,出现了一种通过内脏学习来改变自己生理反应的认知行为疗法。生物反馈治疗(biofeedback therapy)是利用电子仪器,测定人体心理生理过程相关的生物学信息(如肌电活动、脑电活动、皮肤温度、心率、血压等),有选择地加以处理并且放大,以易于感受和理解的方式(如视觉或听觉信息等反馈信号,如变化的音调或图像),呈现给个体,通过一系列训练和治疗步骤,帮助个体逐步觉察并体验机体状况的变化过程,通过学习有意识地控制仪器所提供的外部反馈信号(负反馈起主要作用),从而达到自我觉察并调节内部心理生理变化,治疗并预防特定疾病的目的。

行为治疗的目的在于增强个体行为的自控能力。内脏活动的调节对于维持个体内环境的稳态具有重要意义。变化时刻存在着,但这种调节过程是自动进行的,人们往往意识不到,并且不能随意控制。生物反馈是通过电子仪器设备反映出个体没有觉察到的一些心理生理过程,并使之能够被有意识地控制。这就是说,给个体一个自己的生理反应的信息,帮助患者意识到身体功能的变化,例如肌紧张、皮温、脑电波、皮电反应、血压和心率等。关于身体功能的信息以一种易于理解的形式呈现,如变化的音调或图像。然后个体试着调控身体功能,一般以间接的方式(如放松)实现。相对于对环境进行被动的反应而言,生物反馈技术使个体成为一个调节自我、维护健康的积极参与者。

二、生物反馈的基本原理

生物反馈疗法是受到印度瑜伽术的启发,并在行为医学理论研究基础上发展起来的一门心理治疗技术。瑜伽是一种古老的印度健身修行方法。有些瑜伽行者能够控制某些内脏活动,其机制至今尚不清楚。在20世纪20年代,美国学者雅克布森(Jacobson)创立了用肌电仪监测患者的肌电活动,让患者通过肌电活动的水平变化了解自己肌肉收缩和舒张的程度,训练患者学会使全身肌肉达到高度的松弛状态。这种把肌电测量与放松训练相结合的方法可说是生物反馈疗法的雏形。

1967—1968年,米勒(Miller N.E.)等人进行了内脏学习(visceral learning)实验,也称为内脏操作条件反射。他们采用操作条件反射的训练对各种内脏反应进行研究,发现许多内脏功能是可以通过操作性学习加以改变。研究人员以食物为奖励，训练动物“随意地”降低心率。经过选择性的定向训练之后，结果动物逐渐学会了降低心率。实验为了消除实验动物骨骼肌系统对内脏学习的影响，证明动物控制内脏反应是通过自主神经系统进行的，米勒采用肌肉松弛药箭毒麻痹动物骨骼肌系统，同时施以人工呼吸，并改用电刺激动物脑内“快乐中枢”作为奖励手段，或以撤销痛苦电击的方法作为负强化手段，让动物重新进行内脏学习实验，结果动物的心率也出现了降低的现象，证实存在内脏操作条件反射现象。米勒等采用同样的实验方法还分别使动物学会了在一定程度内“操作”心率的增加、血压的升高或下降、肠道蠕动的增加或减弱等反应。

1969 年，Shapiro D. 在人体也进行了血压变化的操作条件反射试验。有两组被试，一组以血压升高为正确反应，另一组以血压下降为正确反应，当被试出现正确反应时给予奖励，结果两组被试都成功地学会了控制自己的血压。1970 年，Nowlis 报道了对人脑电波的控制，在其实验中每当脑电波出现 α 波时伴随一个声音讯号，要求被试尽量设法增多或减少声音出现的时间，结果经过一段时间的训练，一些被试能够控制自己的 α 波。被试报告，当视觉表象出现时，α 波就消失，α 波的出现常常在“安静”“放松”“舒适感”的状态下。

米勒等的内脏操作条件反射实验是生物反馈疗法的基础，这些研究从理论上改变了传统观点所认为的内脏和腺体不能随意控制的认识，用操作条件反射训练有意识地改变内脏活动。现代生物反馈理论认为，每一个生理状态变化，都伴随自觉或不自觉的心理和情绪的相应变化。反之，每一个自觉或不自觉的心理和情绪的变化，也一定会产生相应的生理状态变化。临床实践证明，意识与无意识、神经系统的随意和不随意功能之间存在着密切的联系和相互影响。生物反馈技术通过学习建立新的条件反射的行为方式，将正常属于无意识的生理活动置于意识的控制之下。皮层下中枢与大脑皮层之间存在着丰富的神经联系，这是无意识生理心理活动接受有意识控制的解剖基础。

20世纪40年代兴起的“控制论”“信息论”的观点认为，机体本身就是一个“自动控制”系统。由其控制部分（中枢神经系统）发出的信息对受控部分（内脏）的活动进行调节，受控部分（内脏）也不断将信息反馈给控制部分（中枢神经系统），以不断校正并调整控制部分对受控部分的影响，二者之间进行信息交换，才能实现精确调节。生物反馈放大了的内脏活动信息起到了反馈联系的作用，使大脑更精确地控制机体活动。

运用控制论的观点我们把生物反馈的实质看作是“控制—反馈—再控制—稳态”这样一个动态的过程。生物反馈治疗疾病，就是借助一定外力（变不易感知的信息为易感知的信息，引起反馈调节，使开环状态变为闭环可调节状态），使机体过度的或不平衡的心理、生理状态向相对平衡状态转化，以保持身心健康。在这个过程中，熵增重新调整减少，机体内部从无序增加调整为有序增加，从而维持了内环境的稳定。近年来，有学者用近似熵、互近似熵等非线性分析方法来研究生物反馈的相关问题时发现，生物反馈的训练调节不仅可以通过提高系统自身的混沌性而增强抗应激能力，还作用机制可能是通过提高中枢-外周神经的调节灵敏性而发挥作用的。

三、临床应用的种类

目前临床应用的生物反馈种类主要有：

1. 肌电反馈　目前国内应用最多的一种。利用肌电生物反馈仪将骨骼肌的肌电活动检测并转换为可觉察的信息。患者根据反馈信息进行加强或减弱骨骼肌运动的训练。Jacobson发现，当获得肌电活动的反馈信息后，个体能很快达到深度放松的状态。肌电生物反馈可用于治疗各种肌紧张或痉挛、失眠、焦虑状态以及紧张性头痛、原发性高血压等疾病，也可用于某些瘫痪患者的康复治疗。

2. 皮肤电反馈　皮肤电活动主要通过皮肤电阻大小的变

化或者皮肤电压的波动来表示。由于皮肤电往往反映了个体情绪活动的水平，通过反馈训练，对皮肤电活动进行随意控制，从而达到调节情绪的目的。皮肤电反馈可以用于克服焦虑状态(如运动员)和降低血压。

3. 心率、血压反馈　直接将收缩压、舒张压或者脉搏速度的信息反馈出来，通过训练，可学会调控心率或血压，可用于高血压的治疗。

4. 皮肤温度反馈　体内产热和散热的变化，外周血管的舒张和收缩，都可引起皮肤温度的变化。训练控制皮肤温度，实际上就是对交感神经中枢的训练。采用热变电阻式温度计记录个体皮肤温度的变化并转换成信息反馈，使之学会控制外周血管的舒张和收缩，用于治疗神经血管性功能障碍，如偏头痛、雷诺病等疾病。

5. 括约肌张力反馈　在消化道内放置球形的压力传感器，对某一段消化道张力变化的信息反馈，学会控制腔内的张力。括约肌张力反馈可以用于反流性食管炎、肠激惹综合征、功能性和器质性大小便失禁等疾病的治疗。

6. 脑电反馈　通过对脑电图记录在清醒、安静状态出现的脑电波节律的反馈训练，可以对失眠和癫痫等疾病进行治疗。

除了使用单一反馈信息的单导生物反馈仪外，还有可以同时记录多种信息的多导生物反馈仪。临床采用生物反馈治疗时，可同时进行多种信息反馈，如在治疗高血压时，可以同时进行血压、皮肤电、皮肤温度的反馈训练以增加疗效。

四、生物反馈治疗的技术要点

生物反馈治疗的核心技术是让患者通过仪器了解到自己可以对自身的生理指标进行适当的控制和调节，而其中的关键是要掌握放松技术。放松训练(relaxation response)是通过一定的程式训练，学会精神上和躯体上(骨骼肌)放松的一种行为治疗方法。通过放松使肌肉和精神完全松弛，以达到对机体的调节作用。放松可以通过副交感神经支配阻断交感神经支配从而降低焦虑水平。

（一）生物反馈仪的准备

生物反馈仪所提供的反馈信息可分为特异性信息和非特异性信息两种。特异性信息的控制指标与疾病的病理变化一致，如原发性高血压的患者可选用血压反馈仪提供血压变化的信息。非特异性信息的控制指标仅作为代表机体紧张程度或唤醒水平的指标，如肌电生物反馈中的肌电活动水平可以代表机体的唤醒水平，可通过改变肌电水平调节其他脏器的活动。一般来说，在治疗过程中应尽量设法寻找特异性信息变量，当找不到特异信息变量时，可以采用非特异信息变量。例如，易化放松训练的抗应激作用的生物反馈训练通常包括肌电生物反馈和皮肤温度生物反馈。

运用于生物反馈治疗的设备有：肌电反馈仪、皮肤湿度反馈仪、脑电反馈仪、脑电反馈仪及脉搏反馈仪等。仪器的操作者需经过专业训练，以保证结果的可靠性和科学性。

（二）患者和环境的准备

选择病例时，应对患者视觉和听觉能力、智力水平、自我调节能力、暗示性、注意力、记忆力及个性心理特征等进行全面的评估，选择适合进行生物反馈训练的个体。

在进行生物反馈训练前，除了对患者做生理、生化检查外，还应让患者了解疾病与心理应激、情绪之间的关系，了解生物反馈训练的原理、必要性、优越性和安全性，使患者主动地参与训练。告知患者成败的关键在于自己不间断的训练。

生物反馈治疗应具有一个安静、舒适的训练环境。可在一个单独的或与周围隔离的房间中进行，避免受外界的干扰，以保证训练的顺利进行。

（三）治疗过程

以肌电反馈为例。记录肌电信息的电极安放部位因人、因病而异。既可安放在全身各部位或易放松的部位，也可按照解剖位置和根据体表标志放在靶肌的肌腹上。电极之间的距离将影响其接受电信号的范围和大小，电极间距离愈大，所接受的电信号范围也愈大，但过大的间距则影响精确度。

生物反馈训练在指导语的引导下进行。选择患者喜欢的信息显示方式呈现反馈信息。生物反馈治疗过程中，必须贯彻心理治疗的原则，尤其要建立良好的医患关系，而不是把生物反馈仪当成理疗仪器去使用。每次训练之前先测出患者的肌电基准水平值，加以记录以便参考并作为疗效观察的依据。放松目标宜循序渐进，适度加强，以免造成过度的挫折影响训练进程。施治者注意调节反馈信号，调节阳性强化的阈值，使阈值调整恰当，使患者获得自控生物指标的阳性信号占 70%，阴性信号占 30% 左右。当阳性信号达 90% 以上甚至 100% 时，即提高阈值的标准要求；当阳性信号只在 50% 左右时，降低阈值标准的要求，使训练循序渐进。每次练习完毕，指出所获成绩，布置家庭作业并提出下次实验室练习任务，让患者回忆放松的感受和经验，靠自我体验继续主动引导肌肉进入深度放松状态。重要的是患者要将在诊室中学会的放松体验，每天在家中自行练习（2~3 次，每次 20 分钟），学会在脱离了仪器和特定训练环境的条件下也能够自我放松，最终取代生物反馈仪。但许多患者缺乏长期坚持的动机。生物反馈疗法主要依靠自我训练来控制体内机能，并且主要靠按时练习，仪器监测与反馈只是初步帮助自我训练的手段，而不是治疗的全过程。要每天练习并持之以恒，才会有良好效果。

生物反馈放松训练一个疗程一般需要 4~8 周，每周 2 次，每次 20~30 分钟。

（四）结合放松疗法

生物反馈治疗常结合不同的放松疗法（relaxation therapy）进行训练。通过采用生物反馈的方法个体可能更容易学会并掌握放松技术。放松疗法是常用的、最简单一种行为治疗方法。是通过一定的程式训练，个体学会精神上及躯体上特别是骨骼肌放松的一种行为治疗方法。在中外古代的历史上，特别是在宗教中，如基督教、犹太教、东方的禅宗、瑜伽、印度教、道教等均有放松训练的原型。放松训练的方法很多，其中主要包括：渐进性肌肉放松训练、自主训练、意向控制训练、指导性想象训练、冥想等。

放松训练具有良好的抗应激效果，对阈下焦虑及应激相关障碍有效，如失眠初期及轻度高血压（Brauer 等，1979）。研究表明，在进入放松状态时，向营养性系统功能增高，表现为全身骨骼肌张力下降，呼吸频率和心率减慢，血压下降，并有四肢温暖、头脑清醒、心情轻松愉快、全身舒适的感觉。有些研究还表明，放松可以提高学习能力，改善短时记忆和长时记忆，增强感觉—运动操作能力，缩短反应时，提高智力和稳定情绪，长期地做放松训练还可改变人的个性特征。研究结果认为放松训练通过神经、内分泌及自主神经系统功能的调机体各方面的功能，从而达到增进心身健康和防病治病的目的。

在进行放松训练中，有时还会产生一些特殊的感觉，比如抽动、颤动、麻木感、瘙痒感、灼热感、不平衡感、上浮感、眩晕感以及知觉变化等。这些变化有利于心身功能和神经系统的调整作用，恢复大脑自我控制功能。

通过采用生物反馈的方法个体可能更容易学会并掌握放松技术。这种治疗对阈下焦虑及应激相关障碍有效，如失眠初期及轻度高血压（Brauer 等，1979）。最初的方法被称为渐进性放松（progressive relaxation），训练患者依次放松单个肌群，并调整呼吸（Jacobson 1983）。通过对肌肉进行的反复“收缩—放松”的循环对照训练，使被试觉察到什么是紧张，从而更好地体会什么是放松的感觉。这种方法不仅能够影响骨骼肌系统，还可以使大脑处于低唤醒水平。具体步骤：

1. 每次训练大约 20~30 分钟。在安静的环境中，被试采取舒适放松的坐位和卧位，做 3 次深呼吸，每次呼吸持续 5~7 秒。然后按指导语以及规定的程序进行肌肉的“收缩—放松”交替的对照训练，每次肌肉放缩5~10秒，然后放松30~40秒。

2. “紧握你的右手，慢慢地从1数到5，然后很快地放松右手，特别要注意放松时的感觉。再重复一次，注意放松后的温暖感觉。”

3. 某一肌群放松后，再转换到另一块肌肉群。全身肌肉放松程序顺序依次为上肢、下肢、躯干（腹部、腰部、肩背部）、颈部、面部肌肉。

4. 经过反复训练，使被试能在对放松感觉的回忆后就能自动放松全身时，训练就可以逐步停止。以后，被试凭着对放松感觉的把握，反射性地使自己放松。

这种技术曾流行一时。由于实施较为费时，日常的临床工作采用更为简单的步骤（如Bernstein和Borkovec，1973）。Öst（1987）创建了一种快速而强烈的方法——实用松弛法（applied relaxation），用于焦虑性障碍的治疗很有效。不论哪种方法，患者都可跟随录音磁带的指导或参加小组治疗，这样可以减少治疗师的时间。在治疗期间患者必须有规律地练习放松，但许多患者缺乏长时间坚持的动机。生物反馈疗法主要依靠自我训练来控制体内功能，并且主要靠按时练习，仪器监测与反馈只是初步帮助自我训练的手段，而不是治疗的全过程。要每天练习并持之以恒，才会有良好效果。

尽管冥想（meditation）没有作为精神疾病的常规治疗使用，但是对于轻症的精神疾病患者，冥想被愈来愈多地作为一种精神科治疗的替代方法。中国气功、印度瑜伽、日本坐禅中都冥想训练的内容。冥想的方法有很多种，每一种都与不同的信仰体系或传承相关，但都有一些共同的特征。这些方法都要在意识的控制下，通过调身（姿势）、调息（呼吸）以及调心（意念），来达到松、静、自然的放松状态。第一是指导放松并调整呼吸。第二是引导注意的方式，客观观察传入感受器的感受而不进行反应，不去注意外部世界及占据内心世界的思潮，通常是通过观呼吸或重复一个词或短语（咒语）来实现。第三个共同特征在一天中选择一段时间来恢复平静。最后一点是参加集体静坐共修,这种团体力量正是医院中所缺乏的,这可以部分解释该方法对于某些人的成功之处。

临床实验表明,冥想作为一种促进身心健康和减轻应激的方法,对许多人有帮助,这些人的问题往往与压力大、节奏快的生活方式有关。

冥想的目的是增强人们面对应激源时做出“放松反应”的能力,包括作为一种替代性的应激反应减轻应激时的心理活动和生理反应来促进健康。同时,冥想还能帮助人们进入一种清晰的、警觉的意识状态,或者“不受妨碍地洞察”到认知和情感歪曲的个人体验的本质。有研究结果显示,当人们做冥想练习时,血压会降低。僧侣能通过冥想显著地改变他们的新陈代谢过程和大脑的生物电活动。

使用生物反馈疗法应注意:①治疗的主要目的是让躯体肌肉及精神状态放松。即任其自然,解除焦虑患者习以为常的警觉过度与反应过度的身心状态。②心理要求处于此时此地的状态,既不对过去念念不忘,也不对将来忧心忡忡,不要把思维集中在解决任何现实性问题上,而应任何无意志地自由飘浮。③松弛状态下可能出现一些暂时性的躯体感觉,如四肢沉重感、刺痛感、各种分泌的增加、精神不振、飘浮感等,就应事先告知患者,以免引起不必要的恐慌和焦虑。

附

案例

女性,48岁,会计师。耳鸣1年余,入睡时尤甚。失眠6个月。不能坚持工作2个月。

基线评估:①采用标尺评定,以10点记分作为耳鸣症状的严重程度,自评结果为8分;②采用匹兹堡睡眠质量指数量表评定睡眠质量,自评结果总分=12分。

具体治疗步骤如下:

1. 治疗前准备

（1）建立信任的治疗关系。

（2）健康教育：与患者共同探讨耳鸣与失眠的关系，澄清焦虑症状的存在以及对耳鸣的影响。

（3）确定治疗目标：改善睡眠、提高对耳鸣的适应性，恢复社会功能。

（4）制定治疗计划。

2. 认知矫正 要点：①请患者回忆最近的一个具体事例，提问“出现耳鸣时你在想什么”，以识别负性自动思维；②请患者用想象再现情绪体验，让患者意识到负性自动思维与焦虑、抑郁的因果关系；③检验不合理信念：“耳鸣不消除我什么也做不成”；④以合理信念置换不合理信念，“顺其自然，为所当为”，提高对耳鸣的适应性。

3. 生物反馈治疗 在非常安静、光线柔和、温度26°C左右的治疗室内，患者坐在一张有扶手的沙发或呈45°角的躺椅上，解松紧束的领扣、腰带，穿拖鞋或便鞋，坐时双腿不要交叉，以免受压，头部最好有依托物。

由治疗者给予渐进性想象放松的指导语，语调应该舒缓而轻柔。指导语内容如下：

“请你躺好或者坐好，调整一下姿势，尽量让自己感到舒适一点。请你轻轻地闭上眼睛，深深地吸一口气，再慢慢地呼出来。深深地吸一口气，再慢慢地呼出来。随着你的呼吸，将疲劳和紧张全都呼出去；深呼吸，把注意力慢慢地从周围环境中收回来，将注意力集中到自己的鼻尖上，感受一下气流通过鼻尖所带来的感觉，关注你的鼻尖，深深地吸一口气，再慢慢地呼出来；深呼吸，想象一下你眼前有一枝玫瑰花，鲜艳的花朵，绿色的叶子，鲜艳的花朵，绿色的叶子，慢慢地接近它，深深地闻一闻，感受一下芬芳的气息，好，慢慢地把气呼出来，深深地闻一闻，再慢慢地把气呼出来，就像这样深而慢地呼吸，在整个放松过程中请尽量保持这种深而慢的呼吸。

想象一下你眼前有一个光圈，用它扫描一下你的身体，慢慢地移动光圈到你的头顶部，感觉一下头面部的肌肉是紧张的，还是放松的，请向上抬起你的眉头，尽量上抬，保持住，再保持一会儿，感觉一下前额肌肉紧张的状态，好，放松，彻底的放松。再来一次，向上抬起你的眉头，保持住，感觉前额肌肉紧张的状态，放松，彻底的放松；现在向上提起你的双肩，尽量用力，保持一会儿，感受一下紧张的感觉，放松。再做一次，向上提起你的双肩，尽量用力，保持一会儿，放松，彻底的放松，请记住这种放松的感觉；现在尽可能使劲地把双肩往前屈，一直感觉到后背肌肉被拉得很紧，特别是肩胛骨之间的地方。拉紧肌肉，保持姿势。好，放松……；再重复一次，双肩向前屈，绷紧背部，同时把腹部也尽可能往里收，收紧腹部肌肉，感到整个躯干都被拉紧，保持一会儿……好，放松……彻底地放松；好，再来一次，双肩前驱，收紧背部、腹部肌肉，保持住，放松，再放松，体会一下放松的感觉。

好，请收紧你的臀部和大腿肌肉，绷紧，保持住，保持住，好，慢慢地放松，放松；再来一次，收紧臀部和大腿肌肉，保持一会儿，放松，完全地放松。请用你的双脚脚掌和脚趾抓紧地面，同时绷紧小腿肌肉，保持一会儿，放松，再来一次，用脚掌和脚趾抓紧地面，绷紧小腿肌肉，保持住，好，放松，彻底地放松。

现在，从下到上移动光圈扫描一下身体的各个部位，看看是不是都已经放松了，移动光圈到小腿，放松小腿肌肉，移动光圈到大腿和臀部，感受一下放松的感觉，移动光圈到胸腹部，肩背部，头面部。好，现在我已经很放松了，我的两臂很松弛，两条腿发沉，我感到全身都很松弛，不想动了，我觉得很放松、很平静。

想象一下，你现在躺在厚厚的、松软的草地上，阳光照耀着我的全身，你感到很温暖、很舒适，这里的空气很清新，能够闻到青草的芳香，远处还有小鸟在歌唱，阳光照在你的身上，暖洋洋的，舒服极了，你在享受放松时温暖、愉快的感觉，并将这种感觉尽量保持一会儿、多保持一会儿……当我从 10 数到 1 时，请你慢慢地睁开眼睛。10……1，好，现在你可以睁开眼睛了，今后要经常练习这种放松的方法，它可以帮助你消除紧张疲劳，帮助你保持一个良好的状态”。

治疗者在治疗过程中注意调节反馈信号。应使阈值调整适当，使患者获得自控生物指标的阳性信号占70%，阴性信号占30%左右。当阳性信号达90%~100%时，即提高阈值的标准要求；当阳性信号只在50%左右时，则降减低阈值标准的要求，使训练循序渐进。

每周2次由医师指导指导练习，其余时间通过发放便携式放松枕（内置心理医师指导语）在病房每天练习1~2次，出院后通过发放音频资料在家中每天练习1~2次。总治疗时间8周，每次治疗结束后提出下次治疗的训练目标。治疗者要填写治疗记录单，记录单包括患者身份信息、病史、诊断，以及每次治疗的时间、基线数据、阈值和反馈指标数据和患者在家中练习的情况。要求患者每周评定症状的变化，采用标尺根据患者的主观感受对症状程度从1~10打分。

症状程度：

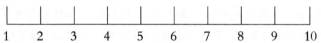

1 2 3 4 5 6 7 8 9 10

共治疗8周，结束后评定：①采用标尺评定，以10点记分作为耳鸣症状的严重程度，自评结果为2分；②采用匹兹堡睡眠质量指数量表评定睡眠质量，自评结果总分=5分。恢复正常工作。

（隋嫚秋 崔红）

第十节 电刺激

电刺激疗法（electrical stimulation therapy），是指利用电流直接刺激听觉系统达到抑制耳鸣的目的。根据电极部位，将电刺激疗法分为外刺激（颅或外耳）和内刺激（中耳及内耳）两类。治疗对象主要为耳蜗性耳鸣患者，仪器为耳鸣电刺激器或抑制器。所有患者在治疗前，均要进行耳鸣病因检查、病变部位确定及耳鸣评定。

1. 外刺激 外刺激（external stimulus）适用于耳蜗性耳鸣。用电刺激器，电流量为1.5~2.5mA，频率为0.2~20 000Hz，刺激电流波形可为双正弦、单正弦或方波，正电流或负电均可。刺激电极可用针灸针或盘状电极，刺激部位在耳周，另一电极置于头颅中线任何部位上，深度应达帽状腱膜下。刺激强度可逐渐增加，至病人耳内有轻微疼痛时，调整电流波形及波宽，选择对耳鸣抑制的最佳参数，再一次调整电流输出强度至病人能耐受最大强度，刺激时间为30~60分钟/次，1次/天，10次为1个疗程，可做2~3个疗程。个体间治疗效果差异较大，有效率达55%（Sulman，1985）。个别人可出现耳鸣加剧、头部感觉异常、耳闭塞感等副作用。

KItahara（1988）应用具有两种发生器的电刺激器，一种刺激频率为60 000Hz，最高可达80 000Hz或100 000Hz，此种频率易于穿透皮肤而作为载波。另一种是扫频声波发生器，频率为0.05~20 000Hz，用于调节载波信号，扫描时间分别为0.1、1、2、3、4、5分钟，信号经2cm直径不锈钢电极导入于双乳突皮肤处，最大电流不能超过30mA，持续时间2.5分钟。如病人耳鸣为纯音性质，频率则应与耳鸣音调匹配相同；如耳鸣为噪声性质，则应用与音调匹配相同的扫频频率，信号强度增加至病人能听到为止。每天刺激时间累积10~30分钟，10次为1个疗程。疗效标准为耳鸣主观响度减少50%，有效率达68%。头两次治疗时偶可出现耳鸣加剧、眩晕及头痛等。

2. 内刺激 根据刺激电极位置的不同，内刺激（internal stimulus）分为三种情况：①鼓岬电极或蜗窗电极，将针形电极的一端套以绝缘管，外耳道及鼓膜消毒后，经鼓膜后下象限刺入鼓室深达鼓岬（promontory），用棉花及胶布牢固固定，注意穿刺部位应准确。另外，在外耳道及鼓膜消毒后，局部麻醉，在显微镜下切开鼓膜暴露蜗窗龛，将电极放于蜗窗膜周围或其表面，电极用不锈钢或铝合金制成，尖端球形直径 2mm，外侧套入塑料管以绝缘，应良好固定以免损伤蜗窗。如鼓膜有较大的干性穿孔，可经穿孔处置入电极，但放置部位一定要准确。②鼓膜电极，为薄片或银球形，用乙醇或丙酮擦拭外耳道和鼓膜后置于鼓膜表面，牢固固定。③外耳道深部电极，用球形或圆柱形电极涂导电膏，用乙醇或丙酮擦拭外耳道后置于外耳道后下壁深处。

用电生理实验专用的电刺激器，输出电流为 30~400μA，电流波形采用正性或负性矩形波，也可用正弦波，可用 AC 或 DC 连续电流，极性可正可负。参考电极为银 - 氯化银电极，可置于前额、乳突或耳垂等处。治疗前最好先作 ECochG 及 ABR。记录摆动感、声音感、不适阈、痛感及耳鸣抑制的电流量，如电流量已达 400μA，但仍无不适及痛感，此时也不宜再增加电流量。刺激时间每次 2~3 小时，每天 1 次，可做 2~3 个疗程。Aran（1981）报道，蜗窗电极疗效可达 60%，高于鼓岬电极疗效 43%，外耳道电极效果最差 10%。

笔者曾在一位患者测试耳蜗电图之前测试鼓膜电极电阻时偶尔发现，将万用电表置于电阻测试的最小挡，电表的正极接鼓膜电极，负极接乳突或耳垂电极，接通后，患者有轻微痛感，耳鸣立时消失。此后，我们用此法治疗耳鸣，竟有不少人获得较好效果。有的人，特别是顽固性耳鸣患者，即使耳鸣在短暂停止后又响，也能给患者暂时得极大满足和安慰，从而增强战胜耳鸣的信心。因外耳道深部或鼓膜电极损伤小，容易操作，故值得临床试用。

（王洪田）

第十一节　人工听觉对耳鸣的影响

一、助听器与耳鸣

助听器（hearing aids）是帮助听力残弱者改善听力，从而提高言语交往能力的一种扩音装置。外界声刺激信号可能降低患者对耳蜗和听觉通路其他部位产生的异常信号的感知,伴有听力下降的耳鸣患者,外界声刺激信号输入减少,异常信号易被感知而产生耳鸣。戴助听器时,其在补偿损失的听力同时也降低了对异常信号的感知,从而减轻耳鸣,也就是说,放大的外界声音对耳鸣产生了有效的掩蔽效应。2014年美国耳鸣临床应用指南向已确认有听力损失且有持续性恼人耳鸣患者推荐助听器验配。

王更慧等对20例伴有听力下降、病程在1年以上的耳鸣患者,观察配戴助听器至少6个月后耳鸣的变化情况。结果20例耳鸣患者中痊愈3例(15%),显效5例(25%),有效7例(35%),无效5例(25%),总的有效率为75%(15/20)。每天使用助听器超过4小时的患者有效率为90.9%,而每天使用时间少于4小时的患者有效率为55.6%,二者差异有统计学意义($P<0.05$)。研究得出结论,对于伴有听力下降的耳鸣患者,佩戴助听器不仅能够补偿听力,而且对耳鸣也有治疗作用,每天较长时间佩戴助听器的患者疗效更明显。

徐万红等将56名伴有感音神经性听力减退的耳鸣患者分为平坦型、上升型、下降型和切迹型4组,采用耳鸣残疾评估量表评估其佩戴助听器前后耳鸣的变化程度,了解配戴助听器治疗伴有感音神经性听力减退的耳鸣患者的疗效。结果显示,配戴助听器半年后,耳鸣情况得到改善,无论从THI总体得分,还是分别从功能性、情感性、严重性三个方面的评分来看,配戴助听器后均有明显改善($P<0.01$),平坦型、上升型、下降型、切迹型4组之间没有差异($P>0.05$)。其得出结论,配戴助听器对部分伴有感音神经性听力减退的耳鸣患者有效。

张敏敏等对84例患者给予助听器结合心理咨询干预,6例双耳配戴助听器,78例单耳配戴;对78例单耳配戴患者根据听力损失情况分为中度听力损失组、中重度听力损失组、重度听力损失组。结果显示,3、6、12个月后疗效判定,有效率为26.19%、63.10%、72.62%,与对照组相比,差异有统计学意义($P<0.01$)。

中度听力损失组耳鸣改善效果最好，重度听力损失组最差；中度听力损失组疗效均优于中重度、重度听力损失组，差异有统计学意义（$P<0.01$）。助听器不仅改善耳聋患者的听力问题，同时对伴有的耳鸣症状有明显改善作用，助听器结合心理咨询是临床治疗耳聋患者耳鸣的理想方法。

助听器可通过治疗听力损失和降低对耳鸣的关注来改善患者生活质量。调查和病例对照研究显示，大多数坚持使用助听器的耳鸣患者的耳鸣症状均有所缓解。

二、人工耳蜗与耳鸣

人工耳蜗（cochlear implant，CI）是一种帮助重度、极重度感音神经性聋患者恢复或获得听力的电子装置。CI 能把声音信号变为电信号直接刺激听神经纤维，从而产生听觉。在 CI 用于治疗耳聋的过程中，发现其具有高效抑制和消除耳鸣的作用。到目前为止，以治疗耳鸣为目的的 CI 植入尚处于探讨阶段，CI 对耳鸣的影响也多为回顾性研究，对患者植入前后耳鸣变化的详细对比资料也相对较少。CI 能否成为一个治疗耳鸣的有效方法还值得深度研究。

House 和 BmCkmannw 在 20 世纪末就已经注意到 CI 对耳鸣的影响，并对这一现象的积极作用予以肯定。East 和 Cooped 将 CI 对耳鸣的抑制和缓解作用作为评估植入后患者主观感受的一个方面。Aschendorff 等和 Demajumdar 等经量表评估 CI 对耳鸣的作用后发现，耳鸣严重程度下降的范围由 20% 到 86% 不等，另外还提出了在 CI 治疗耳聋时，优先选择有耳鸣的一侧，以期达到同时治疗耳聋和耳鸣的目的。迄今为止，CI 抑制耳鸣的机制还不完全清楚，研究显示绝大多数的患者植入后，其耳鸣的持续时间和自觉耳鸣响度以及心烦水平整体上改善明显，平均耳鸣残疾问卷（tinnitus handicap questionary，THQ）评分较术前有显著的下降。Vermeire 和 Van de Heyning 通过对 20 名受试者的分析，进一步证实了 CI 在提高植入耳听力的同时，对耳鸣也起到良好的抑制作用。不仅如此,双侧耳鸣患者在进行 CI 术后,不仅植入侧耳鸣有减轻或消失,而且对侧耳鸣也得到缓解。Di Nardo 等研究也证实,大多数情况下 CI 对耳鸣的影响是双侧的,CI 对耳蜗的电刺激是抑制耳鸣的原因。BoVo 等也对 51 例语后聋伴严重耳鸣患者进行了系统回顾性研究,证实 CI 对耳鸣有着确切的治疗作用,并主张双侧耳鸣患者植入时,选择耳鸣声较大的一侧;文章还进一步推测,CI 植入后短期内耳鸣声音就减轻的机制可能是声掩蔽及听神经电刺激效应,而 6 个月时耳鸣声音才较术前减轻的机制可能是大脑可塑性重组的完成,但仍不能解释少数患者在接受 CI 手术后耳鸣立即改善的原因。关于残余听力保留、术后言语识别率与耳鸣有无相关性等问题,也仍在探讨中。此外,出人意料的是,CI 术后在开机与关机两种不同状态下,耳鸣症状都能部分改善或完全消失。有学者通过正电子发射计算机断层显像(PET)研究证实了 CI 抑制耳鸣的部分神经机制:开机时,耳鸣被抑制,PET 上可以看到右侧前中回及顶回(Brodmann21、38 区)有激活反应区,而关机时,耳鸣抑制消失,患者可感受到耳鸣,此时 PET 显示的激活反应区为右侧小脑。

CI 对耳鸣的影响程度与患者术前和术后的烦恼情绪也有一定相关性,有耳鸣烦扰经历的患者,30% 以上 CI 术后效果较其他有耳鸣但无烦扰感的患者差,但就整体而言,74% 的患者认为 CI 在抑制耳鸣方面有帮助,以植入耳的效果最显著。龚树生和陈成芳对最近 10 年国外有关 CI 与耳鸣的文章进行统计,数据显示,约有 33%~65.8% 的患者耳鸣完全消失,25%~39% 的患者耳鸣减轻或缓解,5% 的患者耳鸣症状加重。近来有学者为一例突发性聋后的耳鸣患者进行了 CI 植入,获得较好效果,进而提出单侧重度突发性聋伴耳鸣常规治疗无效,可考虑作为 CI 新的适应证。若 CI 应用于耳鸣治疗,进一步的工作将是如何确定其适应证,术前如何评估其疗效、可行性以及如何降低风险等。CI 抑制耳鸣可能是通过调制耳蜗神经的异常自发放电,或是改变听神经核的功能状态来实现的。中枢听觉系统各级结构的活动都受到外周听觉信号的辅助调控，当失去外周听觉信号输入时，中枢结构的自发活动得以异常释放，成为导致耳鸣的信号源；中枢结构的病变也可以导致其异常活动，从而成为耳鸣信号来源。外周听觉器官产生的耳鸣信号也需要经过中枢结构的中继传输至皮层，产生耳鸣感受。只有听觉系统所属各个结构（皮层、丘脑和外周传入通路）之间的相互作用和调控达到一种兴奋/抑制的平衡，方可实现正常的听觉感知，失去这种平衡就有可能产生耳鸣，各个结构的异常活动还能互相反馈，形成恶性循环，加重耳鸣。神经结构的这种异常活动能被CI电刺激所抑制，如听觉神经纤维的自发放电率、自发放电周期及耳鸣相关神经元的同步放电率可因微电流刺激而改变。通过CI提供持续或短暂间隔的电刺激来打破异常循环，从而达到有效抑制耳鸣的目的，且不影响残余听力。

对耳聋伴耳鸣的患者来说，由耳鸣引起的不良心理反应与耳鸣诱发的边缘系统和自主神经系统异常活动相关。CI改善听力后，新的听觉环境可使心情愉悦，减轻耳鸣的不愉快感，实际上这也是CI植入后对大脑高级中枢的一种重塑。CI的康复效果不单是通过声学途径解决问题，还包含了心理声学形式的掩蔽。这种电刺激抑制耳鸣的机制至今不明，从分子生物学角度深入研究可能会得到新的启示。

CI治疗耳鸣的适应证：耳鸣所引起的后果往往比耳聋更严重，在选择CI治疗耳鸣前，要进行耳鸣程度的评估。如利用耳鸣残疾量表（tinnitus handicap inventory，THI）或国内耳鸣评价量表评估后，对重度耳鸣患者可以考虑选择CI治疗。CI的应用可不仅局限于有听力障碍的人群，极可能应用于听力正常或轻度下降但伴有严重耳鸣的患者。我们建议满足以下适应证的耳鸣患者可考虑CI：①严重耳鸣伴极重度或全聋的患者；②严重耳鸣伴轻度听力损失或听力正常的患者；③已排除听觉通路病变以及其他系统疾病所造成的严重耳鸣患者；④保守治疗无效者；⑤患者心理稳定，有积极接受CI植入的意愿，对手术效果有正确的期望值；⑥采用耳鸣严重程度指数（tinnitus severity index，TSI）、耳鸣残疾问卷表（THQ）、THI和国内耳鸣评价量表来综合评价耳鸣的严重程度，达到重度以上者。

据统计，CI术后确有出现耳鸣或原有耳鸣加重的风险，约占5%~8%。Salzburg人工耳蜗研究中心观察了39例患者，术后耳鸣强度增加的有2例，甚至2例术前无耳鸣症状的患者术后出现了耳鸣。Chadha等报道了40例CI术后的儿童患者，其中有15例手术后植入耳产生了耳鸣（CI关机情况下），但无生活及社交障碍，有2例出现睡眠障碍。Andersson等的问卷调查显示，耳鸣可能是CI术后一个较大的问题，但其程度相对较轻且与听觉和心理相关。107例CI术后患者进行THI评估，35%没有任何耳鸣残疾障碍，30%有轻度障碍，18%中度障碍，17%严重障碍。认为新出现耳鸣或原有耳鸣加重的比例较低（9%），CI用于治疗耳鸣是禁忌的观点没有依据。还有学者报道，少数患者术后出现眩晕，其中90%为耳源性，而造成严重眩晕较为罕见。此外，如机械或电子故障，排斥反应以及CI对耳蜗残余听力的损伤等都是与手术相关的并发症风险。

早在20世纪70年代，鼓岬电刺激（promontory electrical stimulus）就已应用于耳鸣的治疗，对噪声性耳鸣的疗效可以达到100%，突发性聋引起的耳鸣有效率为87.5%，梅尼埃病引起的耳鸣有效率为83.3%，迷路炎并发耳鸣有效率为75.0%，耳毒性药物引起的耳鸣有效率为66.6%，其他原因所致耳鸣的有效率为76.4%，但对于听神经瘤所致耳鸣的有效率只有8.3%。经过一次电刺激治疗后，耳鸣消失的时间可以从几小时到几天，治疗间隔越短疗效越显著，同时对听觉也有改善作用。当耳鸣消失时，不仅是治疗耳，对侧耳的听觉也可得到改善，但其纯音听阈却无改变，提示内耳和听觉中枢功能可能得到了改善，语音清晰度有了提高。但为何鼓岬电刺激未广泛应用于耳鸣的治疗呢，是因其存在诸多缺陷，如有效抑制耳鸣的时间短、远期疗效差，连续使用电刺激可对患者产生损伤，需反复穿刺鼓膜等，操作烦琐，又给患者带来一定的痛苦且有增加中耳感染的风险，故而近年来逐渐被弃用。CI 对耳鸣的抑制有着和鼓岬电刺激相似的原理，都是对听觉系统进行持续或间断电刺激。目前鼓岬电刺激只用于成人 CI 术前检查，对听觉通路的完整性以及术后疗效进行预估，但能否完全反映 CI 术后言语识别发展程度及抑制耳鸣的效果尚待验证。由于其具有简单易操作的优点，能否术前用鼓岬电刺激筛查来提高 CI 治疗耳鸣的成功率、降低术后风险，值得进一步积累资料和观察，其各项参数（如刺激频率、刺激时间、电流强度）的选择也需要进一步研究。

文献已证实 CI 植入后会有一定比例的耳鸣患者出现耳鸣不缓解或加重的情况，尽管出现率较低，但仍然是一个无法避免的问题，这要求术者在术前同患者充分交流沟通，说明可能会出现耳鸣加重的情况，以便术后出现耳鸣加重时患者能进一步配合治疗。可以采用的解决办法有：① CI 输出相关参数的调整；② CI 言语处理器的声干扰，如加用 2000000~6000000Hz 人耳不可感知的声音及宽带噪声，可有效抑制耳鸣；③研究针对耳鸣治疗的 CI 编码策略；④进一步的心理治疗。

根据 SanChez 的流行病学调查，英国等 9 个国家的耳鸣患病率为 10.1%~30.3%，据此保守估计，中国至少有 10% 的人体验过耳鸣，其中约 5% 的耳鸣者寻求医疗干预，2% 患者的耳鸣严重影响生活、睡眠、注意力、工作能力和社交活动，约 0.5% 的患者因耳鸣而出现焦虑和抑郁，这部分患者是我们需迫切解决的问题。CI 治疗耳鸣已引起业内人士的高度关注，而且近年来国产人工耳蜗正在加速市场化，其预期价格仅为进口产品的 1/3 不等，在经济方面具备了可行性。

从单纯回顾性研究 CI 对耳鸣的影响，转变成针对耳鸣的备选方法，CI 作为未来治疗耳鸣的外科手段，其适应证、疗效及风险的术前评估、应急预案等各项相关细则尚待完善。随着耳蜗软电极和耳蜗全覆盖理念以及可能针对耳鸣的程控编码等技术的创新和改进，相信 CI 作为治疗耳鸣的新技术应用于临床指日可待，对于患有严重耳鸣的患者来说，Cl 将成为一个可供选择的治疗方案。

三、脑干听觉植入与耳鸣

当今世界医学科学技术飞速发展，人工听觉技术不断创新，为耳聋患者带来福音。部分重度、极重度耳聋患者伴有严重耳鸣，人工耳蜗植入技术对重度、极重度感音神经性聋患者是一种有效的听力重建方法，但对听神经缺失或严重损伤的患者不适用。为给听神经缺失或严重损伤的患者患者重建听觉，1979 年 House 耳研所提出听觉脑干电极植入（auditory brainstem implant，ABI）这一概念并用于临床，其工作原理与人工耳蜗类似，不同的是人工耳蜗通过电极刺激耳蜗内的听神经纤维而获得听觉，而 ABI 是将电极越过耳蜗和听神经直接刺激脑干耳蜗核复合体的听神经元产生听觉。听觉脑干植入适用于由于听神经病变、畸形、缺失或损伤，耳蜗破坏及硬化等导致的极重度感音神经性聋的患者，国内外尚未见其用于耳鸣治疗的文献报道。

（李明）

第十二节 耳鸣的手术治疗

通常有手术指征的耳鸣是一部分客观性耳鸣和能找到病因的主观性（或称特发性）耳鸣，如鼓室肌阵挛、耳硬化、听神经瘤等。需要明确的是，目前有关耳鸣手术疗效的报道，大多数并非以治疗耳鸣为第一目的，而是在治愈其他疾病同时，观察到对耳鸣产生影响，例如人工耳蜗植入、鼓室成形术、人工镫骨手术等，分别是以治疗极重度聋、中耳炎和耳硬化为目标。如果上述患者同时患有严重耳鸣，或患者有治疗耳鸣的强烈愿望，在考虑适应证时是否将耳鸣作为适应证之一纳入,是临床医师要清楚的问题。换而言之,手术医师术前需要仔细评估哪些患者术后可能受益于耳鸣的改善,哪些不能。只有少数耳鸣患者有手术治疗适应证。

本章节不讨论一些显而易见的原因所致耳鸣的手术治疗,如分泌性中耳炎、听神经瘤等。有可能的病因,但这些病因与耳鸣之间关系并非十分明确的一类患者,是本章阐述的重点。

1. 人工耳蜗植入(cochlear implantation) 人工耳蜗是一种使重度听力损失患者恢复听觉的植入式辅助电子装置,目前主要用于双侧极重度耳聋患者。随着 CI 手术的增加,其对耳鸣的影响引起人们注意。部分 CI 患者确实出现耳鸣的某些改变,这些改变包括耳鸣消失、响度减轻或加重、音调或持续时间的变化,等。有关 CI 对耳鸣影响的报道很多。Ruckenstein 报道 38 例 CI 患者,92% 耳鸣改善,无耳鸣加重者。Miyamoto 报道 44 例耳鸣患者,CI 后 4 例耳鸣消失,15 例减轻,5 例加重。王洪田等对 9 例双侧耳鸣患者的研究发现,CI 植入后 4 例双侧耳鸣消失;2 例同侧耳鸣消失,对侧不变;1 例同侧耳鸣消失,对侧明显减轻;2 例无变化。

CI 可能通过 2 种途径影响耳鸣,一是提供外周声刺激,通过增加听皮层声刺激抑制耳鸣;二是直接电刺激某些中枢区域产生作用。不过,没有证据揭示 CI 是通过何种途径影响耳鸣的。与鼓岬电刺激等其他电刺激方式不同,人工耳蜗能持续工作从而实现对耳鸣的持久抑制作用。

人工耳蜗用于耳鸣治疗的问题在于,目前所有相关治疗的报道都是基于对极重度聋伴耳鸣患者的疗效分析,其结果对于绝大多数仅伴有轻中度听力损失的耳鸣患者而言,借鉴意义有限。同时,由于不清楚 CI 究竟通过何种途径影响耳鸣,CI 治疗耳鸣的适应证还不清楚。

2. 搏动性耳鸣的手术治疗 搏动性耳鸣表现为与脉搏一致的耳鸣,临床上并不少见,常常给患者带来不小的困扰,对患者的睡眠和注意力干扰尤为突出。搏动性耳鸣的病因复杂,较常见的是颞骨内听觉外周器官附近的颈动脉、静脉及其分支畸形。部分静脉源性搏动性耳鸣可经手术治疗治愈或缓解,术式依据病因不同而异,没有统一标准。但搏动性耳鸣的远期疗效仍有待观察。Wilbur 报道 1 例由硬膜外积气引起的搏动性耳鸣,经乳突手术治疗后耳鸣完全消失。李正贤等报道 4 例颈内静脉源性耳鸣的诊断方法并颈内静脉及其属支结扎、切断术治疗,3 例耳鸣完全消失,1 例明显减轻。Jun 等报道 1 例由动静脉瘘引起的搏动性耳鸣患者,经行动脉血管栓塞术后耳鸣缓解。搏动性耳鸣应注意检查外耳道和鼓膜,注意鼓膜颜色是否正常。颈部触诊是必须的,通过压迫耳鸣同侧和对侧颈部,询问耳鸣是否减轻或消失,来初步判断耳鸣是否来自颈动脉或静脉系统。应仔细听诊耳周和颈部有否异常杂音,判断杂音的性质。为明确诊断,大多数搏动性耳鸣需要接受中耳颞骨 CT 和经颅多普勒脑血流图的检查,复杂病例还需要脑血管造影和成像检查。

3. 人工镫骨植入术　耳硬化接受人工镫骨植入术(implantation of artificial stapes)的首要目的是提高实用听力,临床观察约 2/3 伴耳鸣的耳硬化患者术后耳鸣减轻或消失。耳鸣减轻可能源自于听力提高,当听力提高后,传入中枢的听觉冲动恢复,耳鸣被抑制。但另一部分患者,术后听力改善但耳鸣未缓解,原因不清。也没有文献详细述及哪些因素与耳硬化患者术后耳鸣改善有关。另一个可能的原因也许是在镫骨打孔后,耳蜗内环境发生了改变,但没有可靠的证据。并不是所有耳硬化患者都适合手术治疗,但如果患者伴有较严重的耳鸣,则手术适应证可能会被谨慎地放宽。影响人工镫骨手术对耳鸣疗效判断的另一个问题是,除非患者主动描述耳鸣情况,通常不鼓励手术医师询问耳鸣状况,担心会唤起患者对耳鸣的额外关注。

4. 鼓室成形术　慢性化脓性中耳炎伴耳鸣是较常见的临床现象,持续流脓需要切除中耳肉芽和胆脂瘤等病变,往往是鼓室成形术(tympanoplasty)的手术指征。恢复听力和缓解耳鸣不是重要指征。慢性化脓性中耳炎伴耳鸣的患者，手术治疗后约 1/3 耳鸣减轻，1/3 耳鸣无变化，1/3 加重。陈文文等采用骨或软骨片修复上鼓室外侧壁，治疗粘连性中耳炎（以耳鸣、耳聋为主诉）8 例，术后平均随访 26.5 个月，患者耳鸣消失、听力恢复良好。然而很多患者中耳炎已静止，没有耳流脓症状，但听力下降伴随的耳鸣上升为困扰患者的首要症状。这些患者中，如果助听器既能改善听力又能缓解耳鸣（助听试验阳性），助听器可能是较好的选择。而助听试验阴性或患者不愿接受助听器，哪些耳鸣患者可能受益于鼓室成形术，并不清楚。如果鼓膜贴补试验（假鼓膜试验）能减轻耳鸣，或许提示患者应接受鼓膜修补。

5. 迷路切除术或耳蜗神经切断术　迷路切除术（labyrinthectomy）或耳蜗神经切断术（cochlear nerve section）曾被尝试用于严重耳鸣的治疗。理论上讲，切除迷路或切断听神经，完全切断了外周听觉冲动传入，患者耳鸣应消失或减轻。但 Simonton 报道迷路切除术 97 例，仅 16% 的患者耳鸣改善。Cawthine 行迷路切除术 52 例，只有 8% 的患者耳鸣改善。詹俊杰等采用耳蜗神经切断术治愈 1 例重度顽固性耳鸣患者，随访 6 个月，未见复发。Ryu 等对 1 例听力和前庭功能正常的顽固性耳鸣患者行耳蜗神经切断术，术后患者耳鸣改善。詹俊杰等采用耳蜗神经切断术治愈 2 例重度顽固性耳鸣患者，随访 1 年，无复发。迷路切除或耳蜗神经切断是破坏性手术，在牺牲听力的同时，耳鸣并未满意改善。目前主流观点倾向于相当一部分耳鸣患者的病因并不在外周，牺牲外周听觉器官不能改善耳鸣症状。因此这一术式已被逐渐弃用。

6. 耳蜗神经微血管减压术　Jannetta 在 1975 年提出血管压迫第Ⅷ脑神经可能是引起难治性耳蜗前庭症状的原因，并倡导血管减压术治疗严重的耳鸣。耳蜗神经微血管减压术（cochlear nerve microvascular decompression）在血管袢与其压迫的神经之间置减压材料（主要是聚四氟乙烯），达到为听神经减压的目的。Okamura 等报道 19 例因血管压迫第Ⅷ脑神经引发的耳鸣患者，血管减压术后8例耳鸣消失，9例减轻，2例无改善。马兆鑫等对2例三叉神经痛伴同侧严重耳鸣患者行乙状窦后径路耳蜗神经血管减压术，术后患者耳鸣消失，随访2年以上均未复发。Moller对72例严重耳鸣患者实施血管减压术，术后13例耳鸣完全消失，16例显著改善，8例轻度缓解，33例无变化，2例加重。Yap回顾分析了19篇第Ⅷ脑神经微血管减压术在缓解耳蜗前庭症状方面的文献，结合3例接受该手术治疗耳鸣或眩晕患者的资料，结果表明前庭耳蜗神经微血管减压术对耳鸣具有较好的疗效。Guevara对经乙状窦后入路耳蜗神经微血管减压术随访5~7年，15例有血管压迫者，3例（20%）耳鸣消失，8例（55.3%）好转，4例（26.7%）无改善，手术对听力无影响。

微血管减压术可能适用于有血管压迫的耳鸣患者，特别是单侧耳鸣者，尤其对耳鸣伴反复眩晕，听力下降的患者，可能有微血管减压术手术指征。对原因不明、经保守治疗无效的顽固性严重耳鸣患者，经术前全面检查排除引起耳鸣的全身疾病，MRI排除小脑脑桥角及内耳道占位性病变，明确小脑脑桥角段第Ⅷ脑神经有血管压迫征象者，可考虑行显微血管减压术治疗。同样，由于微血管减压术是高风险的术式，术前无法预判对耳鸣的疗效，手术选择应慎重。

7. 梅尼埃病的内淋巴囊减压术（endolymphatic sac decompression） 梅尼埃病早期以眩晕症状突出，耳鸣通常相对较轻。但梅尼埃病后期，往往眩晕得到适应或代偿，耳鸣症状反而加重，上升为困扰患者的主要症状。梅尼埃病行内淋巴囊减压后，约半数患者耳鸣减轻。Helms报道术后4个月至3年，约30%耳鸣改善，25%加重，45%不变。不同作者报道的有效率差异很大，可能与梅尼埃病的病程不同及其对中枢影响的机制有关。

8. 鼓室神经丛切断术（amputation of tympanic plexus） Lempar于1946年发现部分患者乳突手术后耳鸣意外缓解，从而提出可采取神经切断术治疗耳鸣。祁浩采用鼓室丛切断术配合中医辨证治疗顽固耳鸣36例，总有效率88.9%。孙爱华采用鼓索神经部分切除术治疗严重耳鸣，60% 患者耳鸣显著改善。鼓室神经切断术目前已很少用于耳鸣治疗。

9. 客观性耳鸣（他觉性耳鸣）　客观性耳鸣按病因可分为肌源性、血管源性、关节源性、咽鼓管异常开放等。肌源性耳鸣是由镫骨肌、鼓膜张肌、腭帆张肌和腭帆提肌等异常运动所致，睡眠和麻醉状态下耳鸣常不能停止，但在发声、张嘴和吞咽时可暂时停止。咽鼓管周围的肌肉阵挛尤其是腭部肌肉阵挛可导致客观性耳鸣，其发病率非常低。手术治疗如腭肌切断、放置通气管、咽鼓管切断等，可能用于上述耳鸣。中耳肌阵挛可试用中耳肌腱切断术。联带运动性耳鸣属罕见的面瘫恢复期后遗症，是部分面肌瘫痪时发生的他觉性耳鸣，系变性的面神经再生后出现的错向生长与支配所致。王建明等采用镫骨肌切断术治疗 2 例此类患者，均治愈，随访 1.5~2 年未复发。

颞下颌关节矫正术（temporomandibular joint diorthosis）、颞下颌关节镜检查及其他颞下颌关节手术可以间接地改善耳鸣。Morgan（1995）对其病理生理机制进行了研究分析，证明颞下颌关节与锤骨前突之间存在一种韧带样的联系，切断这个韧带能够减轻耳鸣。已有报道，使用人工关节纠正髁突的位置也能使耳鸣发生变化，但是这种治疗的适应证有很大的限制，并不能被广泛采用。

总之，手术治疗耳鸣的适应证应严格掌握，这主要是由于耳鸣病因的复杂性。术前应对耳鸣的预后有充分估计，明确已发现的阳性检查结果与耳鸣之间可能的因果关系，从而决定是否建议患者手术。应充分估计手术本身的风险，以及术后耳鸣可能恶化的风险。如果患者术前对手术疗效期望值过高，则术后耳鸣加重的风险应充分预估。

（李明　张剑宁）

参考文献

1. 崔红，王洪田 . 耳鸣心理学问题的诊断与治疗 . 听力学与言语疾病杂志，

2010,18(4):312-319
2. 陈启才,张芳园,何永坤,等．窄带噪声掩蔽治疗耳鸣的疗效观察．耳鼻喉学报,1995,9(4):193-194
3. 格尔德 M,梅奥 R,考恩 P. 牛津精神病学教科书(中文版). 刘协和,等译．成都:四川大学出版社,2004
4. 贺璐,王国鹏,彭哲,等译．耳鸣临床应用指南．听力学及言语疾病杂志,2015,(2):116-139
5. 孔维佳,王洪田,余力生,等．耳鸣的诊断与治疗．临床耳鼻咽喉头颈外科杂志,2010,24(3):132-134
6. 李辉,李明．国内耳鸣临床研究文献的质量评价．听力学及言语疾病杂志,2008,16:232-234
7. 李明,黄娟．耳鸣诊治的再认识．中华耳鼻咽喉头颈外科杂志,2009,44(8):701-704
8. 李欣,龚树生．耳鸣研究进展．中国听力语言康复科学杂志,2006,2(1):32-35
9. 李心天．医学心理学．北京:北京医科大学中国协和医科大学联合出版社,1998
10. 廉能静,刘延,蔡正华,等．掩蔽法治疗耳鸣——TM3B 型耳鸣掩蔽器的临床应用观察．中级医刊,1995,30(1):26-27
11. 林琳．植入式电子耳鸣抑制装置的研制．国外医学·生物医学工程分册,1995,13(6):363
12. 钱铭怡．心理咨询与心理治疗．北京:北京大学出版社,1996
13. 覃玉抓．耳鸣诊疗的最新进展．中国医药指南,2012,10(8):377-379
14. 任大伟,杜波．耳鸣的研究现状与展望．吉林医学,2009,30(4):291-293
15. 任明中．TM3 型窄带噪声掩蔽器治疗耳鸣的疗效观察．临床耳鼻咽喉科杂志,1991,5(1):40-41
16. 松岛纯一,肖洪万,佟丽娟．耳鸣的电刺激疗法．日本医学介绍,1994,15(8):371
17. 王更慧,余力生．助听器对耳鸣的治疗作用．听力学及言语疾病杂志,

2006,14(4):298-299
18. 王洪田,黄治物,李明,等. 耳鸣诊治基本原则与耳鸣习服疗法. 听力学及言语疾病杂志,2007,15(5):46-47
19. 王洪田,姜泗长,杨伟炎,等. 一种耳鸣分类调查表的介绍(附225例主观耳鸣分析). 听力学及言语疾病杂志,2001,9(1):48-49
20. 王洪田,姜泗长,杨伟炎,等. 耳鸣习服疗法治疗耳鸣患者117例临床分析. 中华医学杂志,2002,82(21):1464-1467
21. 王洪田,李明,刘蓬,等. 耳鸣的诊断和治疗指南(建议案). 中华耳科学杂志,2009,7(3):185
22. 王庭槐,耿艺介. 混沌动力学非线性分析方法在生物反馈研究中的应用. 自然杂志,2004,(4):223-226
23. 文雅,冯永,梅凌云,等. 不同掩蔽方式治疗耳鸣的疗效观察. 听力学及言语疾病杂志,2010,18(6):562-565
24. 徐俊冕,季建林. 认知心理治疗. 贵州:贵州教育出版社,1999
25. 徐万红,向阳红,邓安春,等. 配戴助听器治疗伴有感音神经性听力减退的耳鸣患者的临床初探. 中国听力语言康复科学杂志,2013,(2):104-107
26. 银力,曹永茂,徐威. 耳鸣再训练疗法治疗耳鸣. 听力学及言语疾病杂志,1998,6:152-154
27. 张敏敏,周慧芳,张静,等. 助听器结合心理咨询改善耳聋患者耳鸣的疗效观察. 临床耳鼻咽喉头颈外科杂志,2013,10:461-464
28. 赵翠青,刘蓬. 耳鸣的心理疗法. 中外医学研究,2010,8(29):138-139
29. 赵妍,王庭槐. 生物反馈治疗中的控制论和熵原理. 中国实用神经疾病杂志,2009,12(13):41-44
30. 中华耳鼻咽喉头颈外科杂志编辑委员会耳科专业组. 中华耳鼻咽喉头颈外科杂志,2012,47(9):709-711
31. Almeida TA, Samelli AG, Mecca FN, et al. Tinnitus sensation pre and post nutritional intervention in metabolic disorders. Pro Fono, 2009, 21(4):291-297
32. Aschendorff A, Pabst G, Klenzner T, et al. Tinnitus in cochlear implant

users: the Freiburg experience. Int Tinnitus J, 1998, 4: 162-164

33. Baguley DM, Beynon GJ, Thornton F. A consideration of the effect of ear canal resonance and hearing loss upon white noise generators for tinnitus retraining therapy. J Laryngol Otol, 1997, 111(9): 810-813
34. Baguley DM, Humphriss RL, Axon PR, et al. Change in tinnitus handicap after translabyrinthine vestibular schwannoma excision. Otol Neurotol, 2005, 26(5): 1061-1063
35. Basut O, Ozdilek T, Coşkun H, et al. The incidence of hyperinsulinemia in patients with tinnitus and the effect of a diabetic diet on tinnitus. Kulak Burun Bogaz Ihtis Derg, 2003, 10(5): 183-187
36. Bovo R, Ciorba A, Martini A. Tinnitus and cochlear implants. Auris Nasus Larynx, 2011, 38: 14-20
37. Budd RJ, Pugh R. Tinnitus coping style and its relationship to tinnitus severity and emotional distress. Journal of Psychosomatic Research, 1996, 41(4): 327-335
38. Claire LS, Stothart G, McKenna L, et al. Caffeine abstinence: an ineffective and potentially distressing tinnitus therapy. Int J Audiol, 2010, 49(1): 24-29
39. Critchley HD, Melmed RN, Featherstone E, et al. Brain activity during biofeedback relaxation: a functional neuroimaging investigation. Brain, 2001, 124(5): 1003-1012
40. Davis PB. A neurophysiologically-based weekend workshop for tinnitus sufferers. Hazell JWP eds: Proceedings of the Sixth International Tinnitus Seminar, Cambridge, 1999. 465-467
41. Demajumdar R, Stoddart R, Donaldson I, et al. Tinnitus, cochlear implants and how they affect patients. J Laryngol Otol Suppl, 1999, 24: 24-26
42. Di Nardo W, Cantore I, Cianfrone F, et al. Tinnitus modifications after cochlear implantation. Eur Arch Otorhinolaryngol, 2007, 264: 1145-1149
43. Dineen R, Doyle J, Bench J. Audiological and psychological characteristics of a group of tinnitus sufferers, prior to tinnitus management training. Br J

Audiol,1997,31(1):27-38

44. Doroszewska G,Kaźmierczak H,Doroszewski W. Risk factors for inner ear diseases. Pol Merkur Lekarski,2000,9(53):751-754
45. East CA,Cooper HR. Extra-cochlear implants:the patient's viewpoint. Br J Audio,1986,20:55-59
46. Hegel MT,Martin JB. Behavioral treatment of pulsatile tinnitus and headache following traumatic head injury. Objective polygraphic assessment of change. Behavior Modifications,1998,22(4):563-572
47. Henry JL,Wilson PH. Cognitive-behavioural therapy for tinnitus-related distress:An experimental evaluation of initial treatment and relapse prevention. Hazell JWP eds:Proceedings of the Sixth International Tinnitus Seminar,Cambridge,1999. 118-124
48. Holgers KM,Hakansson BE. Sound stimulation via bone conduction for tinnitus relief:a pilot study. Int J Audiol,2002,41(5):293-300
49. House JW,Brackmann DE. Tinnitus:surgical treatment. Ciba Found Symp,1981,85:204-216
50. Jastreboff PJ. Phantom auditory perception(tinnitus):mechanisms of generation and perception. Neurosci Res,1990,8(4):221-254
51. Jastreboff PJ. Tinnitus retraining therapy. Br J Audiol,1999,33(1):68-70
52. Jastreboff PJ,Hazell JWP. A neurophysiological approach to tinnitus:clinical implications. Br J Audiol,1993,27:7-17
53. Jastreboff PJ,Jastreboff MM. Tinnitus Retraining Therapy(TRT)as a method for treatment of tinnitus and hyperacusis patients. J Am Acad Audiol,2000,11(3):162-177
54. Jastreboff PJ,Gray WC,Gold SL. Neurophysiological approaches to tinnitus patients. Am J Otol,1996,17:236-240
55. Johnson RM,Brummett R,Schleuning A. Use of alprazolam for relief of tinnitus. A double-blind study. Arch Otolaryngol Head & Neck Surg,1993,119(8):842-845
56. Kaźmierczak H,Doroszewska G. Metabolic disorders in vertigo,tinnitus,

and hearing loss. Int Tinnitus J,2001,7(1):54-58

57. Kroener-Herwig B,Biesinger E,Gerhards F,et al. Retraining therapy for chronic tinnitus. A critical analysis of its status. Scand Audiol,2000,29(2):67-78

58. Konopka W,Zalewski P,Olszewski J,et al. Tinnitus suppression by electrical promontory stimulation(EPS)in patients with sensorineural hearing loss. Auris Nasus Larynx,2001,28(1):35-40

59. Laurikainen E,Johansson R,Akaan-Penttila E,et al. Treatment of severe tinnitus. Acta Otolaryngol(Suppl),2000,53:77-78

60. Lebisch H,Pilgramm M. A new tinnitus-counseling tool:Tinnitus perception explained by "BoE"(Barometer of Emotion). Hazell JWP eds:Proceedings of the Sixth International Tinnitus Seminar,Cambridge,1999. 472-474

61. Manson JD,Rogerson DR,Butler JD. Client centred hypnotherapy in the management of tinnitus-is it better than counseling? Journal of Laryngology & Otology,1996,110(2):117-120

62. Michaelides EM,Sismanis A,Sugerman HJ,et al. Pulsatile tinnitus in patients with morbid obesity:the effectiveness of weight reduction surgery. Am J Otol,2000,21(5):682-685

63. Miyamoto RT,Bichey BG. Cochlear implantation for tinnitus suppression. Otolaryngol Clin North Am,2003,36:345-352

64. Nagler SM. Tinnitus retraining therapy and the neurophysiological model of tinnitus. Tinnitus Today,1998,23:13-15

65. Pan T,Tyler RS,Ji H,et al. Changes in the tinnitus handicap questionnaire after cochlear implantion. Am J Audiol,2009,18:144-151

66. Paschoal CP,Azevedo MF. Cigarette smoking as a risk factor for auditory problems. Braz J Otorhinolaryngol,2009,75(6):893-902

67. Pulec JL,Pulec MB,Mendoza I. Progressive sensorineural hearing loss, subjective tinnitus and vertigo caused by elevated blood lipids. Ear Nose Throat J,1997,Oct,76(10):716-720,725-726,728 passim

68. Ruckenstein MJ,Hedgepeth C,Rafter KO,et al. Tinnitus suppression in

patients with cochlear implants. Otol Neurotol,2001,22:200-204

69. Smith JA, Mennemeier M, Bartel T, et al. Repetitive transcranial magnetic stimulation for tinnitus: a pilot study. Laryngoscope, 2007, 117:529-534

70. Sutbas A, Yetiser S, Satar B, et al. Low-cholesterol diet and antilipid therapy in managing tinnitus and hearing loss in patients with noise-induced hearing loss and hyperlipidemia. Int Tinnitus J, 2007, 13(2): 143-149

71. Vermeire K, Van de Heyning P. Binaural hearing after cochlear implantation in subjects with unilateral sensorineural deafness and tinnitus. Audiol Neurotol, 2009, 14: 163-171

72. Vernon J, Schleuning A. Tinnitus: a new management. Laryngoscope, 1978, 88(3):413-419

73. Wilson PH, Henry JL, Andersson G. A critical analysis of directive counselling as a component of tinnitus retraining therapy. Br J Audiol, 1998, 32(5):273-286

74. Wise K, Rief W, Goebel G. Meeting the expectations of chronic tinnitus patients: comparison of a structured group therapy program for tinnitus management with a problem-solving group. J Psychosomatic Res, 1998, 44(6):681-685

75. Yonehara E, Mezzalira R, Porto PR, et al. Can cochlear implants decrease tinnitus? Int Tinnitus J, 2006, 12:172-174

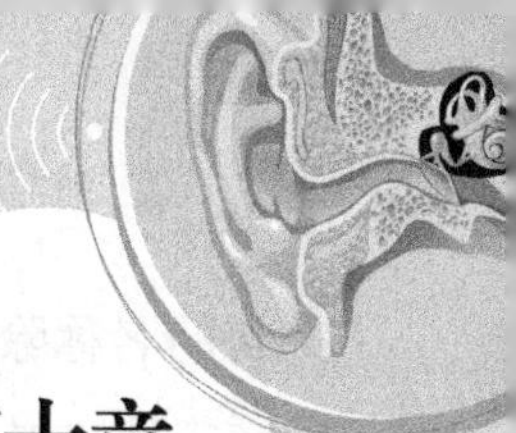

第十章

耳鸣的中医药诊治

第一节　耳鸣的中医诊治历史

与西方文化出现断层的历史大不相同，中华文化自有文字记载以来一直是连续的，从未中断过，即使经历了秦始皇的焚书坑儒，烧毁了许多上古的典籍，历代王朝更替时残酷的战乱也破坏了许多珍贵史料，但任何人都无法使绵延数千年的中华文化链条发生断裂，这一神奇的现象是世界历史中绝无仅有的。中医作为中华传统文化的一部分，自秦汉以来的2000多年来，历代都有著作流传下来，使我们可以很方便地从这些著作中找到中医诊治耳鸣的历史足迹。

一、先秦时代（公元前221年以前）

早在3000多年以前的殷商甲骨文中已有“疾耳”的记载，其中可能包含对耳鸣的初步认识。大约形成于2500多年前的我国现存最早的古医籍《五十二病方》中粗略记载了对耳病的认识，也是在这一时期出现的最古老的富于神话传说的地理著作《山海经》中记载了一些治疗耳病的药物，这些耳病中自然包括人类一直为之苦恼的耳鸣。

最早明确记载耳鸣诊治的著作，应该是对先秦时期医学理论进行系统总结的《黄帝内经》。在这部托名黄帝所著的162篇、14万多字的经典医籍中，有11篇、共15次明确阐述了耳鸣，其中《素问》有8次论述耳鸣，《灵枢》有7次论述耳鸣，所提到的名称除“耳鸣”外，还有“耳中鸣”“耳数鸣”“耳为之苦鸣”等描述。由此可以大致判断，在先秦时期耳鸣已经是一个十分常见的病症了。作为一部中医学的奠基性著作，《黄帝内经》结合先秦时期的哲学思想和医疗实践，明确阐述了耳鸣的形成机制、临床表现以及治疗的原则和方法，这些经典的论述成为以后2000多年来医家们诊治耳鸣的基础。

“鸣”是一个非常古老的文字，在《易经》《诗经》《尚书》《礼记》等一些古老的先秦经典著作中都在广泛使用，它的本义是鸟叫，故从口、从鸟，其古字形（）很像一只张开嘴的小鸟。将“耳”与“鸣”字连用组成“耳鸣”一词始于《黄帝内经》，且一直沿用至今。耳中没有鸟，为什么会出现像鸟一样的叫声呢？《黄帝内经》认为这是由于人体的阳气上跃所致，如《素问·脉解篇》：“所谓耳鸣者，阳气万物盛上而跃，故耳鸣也。”这是对耳鸣形成机制最古老的解释，然而如何理解这个经典的解释，却是仁者见仁、智者见智。阴阳作为中国古代哲学中的基本概念，被广泛应用于医学中，成为说明疾病产生原因以及指导治疗的基本原则，耳鸣亦不例外。作为一种天人合一、强调整体观念的医学理论，它认为任何症状的出现必然与内在的脏腑功能失调密切相关，耳鸣的出现，其责任脏腑主要在哪里呢？《黄帝内经》认为主要在脾胃及肝，如《素问·通评虚实论篇》明确指出：“头痛耳鸣，九窍不利，肠胃之所生也。”这里所说的“肠胃”其实就是指脾胃，大致类似于我们现代所说的消化系统，消化系统与耳有什么关系呢？它的功能失调怎么会导致耳鸣？《黄帝内经》在另外一个篇章《灵枢·口问篇》中又进一步作了解释：“黄帝曰：人之耳中鸣者，何气使然？岐伯曰：耳者，宗脉之所聚也，故胃中空则宗脉虚，虚则下溜，脉有所竭者，故耳鸣。”这里用“胃”来简称脾胃系统，“胃中空”也就是脾胃虚弱，用现代话来说，由于耳是“宗脉”汇聚的场所，“宗脉”需要大量气血的供养，才能维持灵敏的听觉，而脾胃为后天之本、气血生化之源，如果脾胃虚弱，则气血生化不足，“宗脉”就显得空虚了，因而导致耳中鸣叫。

值得注意的是，《黄帝内经》在描述耳鸣的临床表现时，很少有耳鸣与耳聋同时出现的情况，多数情况下耳鸣与眩晕同时出现，如《素问·六元正纪大论篇》："凡此厥阴司天之政……民病泣出耳鸣掉眩。""木郁之发，……甚则耳鸣眩转，目不识人，善暴僵仆。"又如《素问·至真要大论篇》："厥阴之胜，耳鸣头眩，愦愦欲吐。"这里的"木郁"指肝气郁结，"厥阴"也是指肝脏，说明耳鸣的发生与肝脏功能失调有密切关系；"掉眩""眩转""头眩"等词语描述的都是一种情况，即旋转性眩晕，在出现旋转性眩晕的同时往往出现耳鸣及恶心、呕吐，西方人最早观察到这种现象一般认为是19世纪中叶一位名叫 Prosper Ménière 的法国医师，比中国的《黄帝内经》晚了将近2000年。

《黄帝内经》其实是一部强调养生的著作，它反复论述天人相应的道理，认为人只有顺应自然才能保身长全，不会发生疾病，一旦逆天而行、肆意妄为以致发生了疾病再去治疗，那就好像口渴了才去打井、战争发生了才去制造武器一样，已经太晚了，因此主张"不治已病治未病"，这与我们现代重治疗轻预防的观念有很大的不同。对于疾病的治疗，它一般仅提出原则性的指导意见，涉及具体治疗方法的较少。与后来形成的以药物治疗占主导地位的时代不同，在先秦时代主要通过针灸以疏通经络的方法来治疗疾病，因此，《黄帝内经》中关于耳鸣治疗方法的记载，也是以针刺为主，如《灵枢·厥论篇》："耳鸣，取耳前动脉。……耳鸣取手中指爪甲上，左取右，右取左，先取手，后取足。"这里提出针刺耳前的穴位以及四肢的穴位都可以治疗耳鸣，此种观点一直为后代医家所遵循，而左侧病变取右侧的穴位、右侧病变取左侧穴位的方法称为"缪刺法"。

二、汉唐时代（公元前202—公元907年）

汉代（公元前202—220年）和唐代（公元618—907年）是

中华文明的两个鼎盛时期，不仅物产丰富、经济繁荣，而且在文化、学术方面也达到了很高的水平，因而首都长安(即今之西安)成为当时世界的政治、经济、文化中心。在这1000多年的时间里，中医学得到了长足的发展，产生了华佗、张仲景、皇甫谧、葛洪、巢元方、孙思邈等一批著名的医家，留下了不朽的医学著作。

东汉时代的华佗和张仲景代表了当时医学发展的最高水平，前者以精湛的外科手术闻名于世，可惜为曹操所害未能留下传世之作，我们只能从历史著作中一睹这位发明麻醉药并能做剖腹手术的杰出医学家的风采；后者擅长用天然药物治病，开创了辨证论治的体系和以复方药物为主治病的时代，留下了对后世医学发展产生了重大影响的著作《伤寒杂病论》，成为这一时期最具代表性的著作，其在中医学历史上的地位仅次于《黄帝内经》，成为中医四大经典之一。遗憾的是，在这样一部重要的医籍中，除提到几次耳聋外，我们找不到有关耳鸣的记载，先秦时代的《黄帝内经》已经多次论述的耳鸣，何以到了汉代末年不再提及，令人费解。

晋代，一位由史学家而成为医学家的皇甫谧写了一本《针灸甲乙经》，在《黄帝内经》的基础上，系统总结了针灸的理论和治病经验，成为第一部针灸学专著，其中不乏针灸治疗耳鸣的记载。这一时期还有两本流传较广的方书指导人们用药物来治病，一是由道教医学家葛洪编著的《肘后备急方》，一是由民间医师陈延之编著的《小品方》，这两本方书中分别记载了2首治疗耳鸣的方剂，都是采用将药物塞入耳中的外治方法以达到治疗目的，如《肘后备急方·卷六·治卒耳聋诸病方》：“疗耳鸣，无昼夜，乌头烧作灰，菖蒲等分，为末，棉裹，塞耳中，日再用，效。”《小品方·卷十一·五官门》也有类似的记载：“治风聋耳中鸣方……附子、菖蒲等分，凡二物，木捣，以棉裹，塞两耳，甚良。”这种用药物塞耳以治疗耳鸣的方法在唐代大医学家孙思邈著的《千金要方》和王焘著的《外台秘要》中也有不少记载，说明到了晋唐时代，除了采用传统的针灸方法治疗耳鸣外，应用药物外治法治疗耳鸣也相当普遍。

经历了300多年分崩离析的战乱年代之后再次统一起来的隋代，尽管只存在了短短的30多年，但为后来盛唐的崛起打下了基础，在中国历史上占有重要地位，延续了1300多年的选拔政府官员的科举制度便是在这个朝代首先建立起来的。在这个短暂的朝代里，产生了一位对后世影响很大的著名医学家——巢元方，这位知识渊博、医术高超的太医博士总结了此前1000多年中医学发展的成就，撰写了第一部病源学、证候学专著——《诸病源候论》，第一次详细论述了内、外、妇、儿、骨伤、五官等各科疾病的病源和证候，成为后世1000多年来指导临床实践的一部重要著作。在这部书中共有7处论及耳鸣，其中第二十九卷及第四十八卷更是专立"耳鸣候"和"小儿耳鸣候"进行论述。这是继《黄帝内经》之后对耳鸣的认识最有建树且对后世影响最大的著作，它在《黄帝内经》对耳鸣认识的基础上又在以下三个方面深入了一步：第一，强调肾气虚可导致耳鸣，如在《诸病源候论·卷十五》指出："肾气不足，则厥，腰背冷，胸内痛，耳鸣苦聋，是为肾气之虚也，则宜补之。"尽管"肾开窍于耳"的理论在《黄帝内经》就提出来了，但《黄帝内经》并不认为耳鸣的责任脏腑在肾，它认为耳鸣与脾胃及肝的关系更密切，明确提出肾虚导致耳鸣者，始于隋代的《诸病源候论》；第二，提出风邪侵袭可导致耳鸣，这一观点在书中数次提到，并详细解释了风邪何以导致耳鸣的机制，乃是"风邪乘虚，随脉入耳，与气相击，故为耳鸣"；第三，首次提出耳鸣与耳聋密切相关的观点，认为"耳鸣不止，则变成聋"，"小儿头脑有风者，风入乘其脉，与气相击，故令耳鸣，久即邪气停滞，皆成聋也。"即认为耳鸣是耳聋的初期阶段，病情尚轻，耳聋是耳鸣进一步发展的结果，病情较重。后世医家们大多将耳鸣与耳聋当做同一种疾病，其渊源大抵在此，这种认识一直延续至今。

三、宋元时代(公元960—1368年)

宋代以后的医籍中,对耳鸣的记载非常普遍,此时有关耳鸣发病原因的认识基本上沿袭《诸病源候论》的观点,即主要为肾虚或者兼夹风邪所致。而治疗耳鸣的方法则有了新的突破,除了继承前人的针灸及药物塞耳的外治法外,又发展了内服药物以治疗耳鸣的方法(简称内治法),且内治法逐渐占据了主导地位。如北宋初期由政府组织编纂的第一部大型方书《太平圣惠方》中,在第七卷有"治肾脏风虚耳鸣诸方"一篇,第三十六卷列有"治耳虚鸣诸方"一篇,两篇共记载了治耳鸣的方剂19首,其中10首为内服方剂,均为补肾的方剂,9首外治的方剂。北宋末期由政府组织编纂的另一部大型医书《圣济总录》中亦列"耳虚鸣"一节,载方13首,其中内服方11首,外治方2首,且提出了辨证选方的原则,如肾虚用黄芪汤、鹿茸丸,脾肾两虚用肉苁蓉丸,肾虚兼有风邪上攻者用牛膝煎丸等。

金元时期,虽然战争频繁,社会动乱,但中医学术上却出现了历史上少有的类似于战争的学术争鸣局面,促进了医学的发展,对耳鸣的认识也有了一些新的观点。如金元四大家之一的主火派代表医家刘完素在《素问玄机原病式·六气为病》中提出"耳鸣有声,非妄闻也,耳为肾窍,交会手太阳、少阳、足厥阴、少阴、少阳之经。若水虚火实,而热气上甚,客其经络,冲于耳中,则鼓其听户,随其脉气微甚,而作诸音声也。经言,阳气上甚而跃,故耳鸣也。"他结合自己临床实践的体会,将《黄帝内经》中"阳气万物盛上而跃,故耳鸣也"解释为耳鸣均由火热亢盛所致。另一位金元医学争鸣的核心人物、滋阴派代表医家朱丹溪在对耳鸣的认识上,与刘完素基本相同,也认为耳鸣的主要原因是火热,并进一步明确为肝胆火热,如他在《金匮钩玄·卷第一·耳聋》中指出:"少阳厥阴热多,皆属于热,耳鸣者是。""少阳"指胆,"厥阴"指肝,这句话的意思是肝胆火热可导致耳鸣;他在《丹溪心法·卷四》中又提出饮酒可导致耳鸣,治疗必须用清泻的方法："耳鸣因酒遏者，大剂通圣散加枳壳、柴胡、大黄、甘草、南星、桔梗、青皮、荆芥，不愈，用四物汤妙。耳鸣必用龙荟丸食后服，气实，入槟榔丸或神芎丸下之。"金元四大家之一的补土派代表医家李东垣，则对《黄帝内经》中所论述的脾胃虚弱导致耳鸣的观点有独到的领悟，强调包括耳鸣在内的九窍病多属于脾胃功能失调所致，创立了益气聪明汤、补中益气汤等著名方剂来治疗这类疾病，这些方剂一直沿用至今。这些不同观点的学术争鸣引起了后世医家对耳鸣辨证论治的重视。

四、明清时代(公元1368—1840年)

中医学发展到明清时代已渐趋完备，近2000年的理论和临床实践的一脉相承，使医家们得以踩着巨人的肩膀而看问题更加全面。如果说此前的医家对待耳鸣往往将原因归咎于某一种，或为肝胆火热，或为脾胃虚弱，或为风邪侵袭，或为肾气虚弱，那么明清时代的医家将前人的观点汇聚到一起，尤其是通过金元时代的学术争鸣，使问题越辩越明朗，他们通览前贤的著作后，经过理性的分析和实践的观察，发现耳鸣的原因并非单一的，以上这些原因都可以导致耳鸣，不能说谁是谁非，因此诊治耳鸣不能拘泥于一家之言，应当注意辨别虚实进行论治。我们可以通过明代大医学家张景岳的一段文字管窥这一时期医家们对待耳鸣的基本态度，《景岳全书·卷二十七·杂证谟》这样写道："耳鸣当辨虚实。凡暴鸣而声大者多实，渐鸣而声细者多虚；少壮热盛者多实，中衰无火者多虚；饮酒味厚、素多痰火者多实，质清脉细、素多劳倦者多虚。且耳为肾窍，乃宗脉之所聚，若精气调和，肾气充足，则耳目聪明，若劳伤血气，精脱肾惫，必致聋聩。故人于中年之后，每多耳鸣，如风雨，如蝉鸣，如潮声者，是皆阴衰肾亏而然。经曰：人年四十而阴气自半。半及衰之谓也。又以《易》义参之，其象尤切。《易》曰：坎为耳，盖坎之阳居中，耳之聪在内，此其所以相应也。今老人之耳，多见聪不内居，而声闻于外，此正肾元不固，阳气渐涣之征耳，欲求来复，其势诚难，但得稍缓，即已幸矣。其惟调养得宜，而曰培根本乎。”这里首先强调对耳鸣应通过各种现象仔细辨别其虚实，其次指出中老年人出现的耳鸣多为肾虚所致。

除了延续前人对耳鸣的基本认识外，明代医家还提出了一种新的导致耳鸣的原因，即痰火郁结。如明代医学家王纶在《明医杂著·卷之三》写道：“耳鸣证，或鸣甚如蝉，或左或右，或时闭塞，世人多作肾虚治不效，殊不知此是痰火上升，郁于耳中而为鸣，郁甚则壅闭矣。若遇此症，但审其平昔饮酒厚味，上焦素有痰火，只作清痰降火治之。大抵此症多先有痰火在上，又感恼怒而得，怒则气上，少阳之火客于耳也。若肾虚而鸣者，其鸣不甚，其人多欲，当见在劳怯等症。愚按前症若血虚有火，用四物加山栀、柴胡；若中气虚弱，用补中益气汤；若血气俱虚，用八珍汤加柴胡；若怒便聋而鸣者，属肝胆经气实，用小柴胡加芎、归、山栀，虚用八珍汤加山栀；若午前甚者，阳气实热也，小柴胡加黄连、山栀；阳气虚用补中益气汤加柴胡、山栀；午后甚者，阴血虚也，四物加白术、茯苓；若肾虚火动，或痰甚作渴者，必用地黄丸。”在这一段文字里，他首先明确提出一种不同于前人的观点：痰火郁结耳中可以导致耳鸣，并根据自己的经验提出这种耳鸣与肾虚耳鸣的鉴别要点，最后又指出，除了这两种原因外，血虚、气虚、阳虚、阴虚、肝胆经气实等均可导致耳鸣，不同原因的耳鸣应当用不同的方剂来治疗，这种观点与同一时代的张景岳的观点可谓不谋而合。

清代乾隆年间有一位名沈金鳌的医家写了一本《杂病源流犀烛》，详细论述了各种杂病的源流，其中谈到耳病源流时这样写道：“耳鸣者，聋之渐也，惟气闭耳聋者则不鸣，其余诸般耳聋，未有不先鸣者……右耳属肾，左耳属肝，其鸣之故，必先由肝肾之气虚，又为风火痰气之所乘，故其鸣也。或如蝉噪，或如钟鼓，或如水激，不一而足。”这里提出了4种值得注意的现象：一是耳鸣为耳聋的先兆，绝大多数耳聋的早期都有耳鸣，尽管这一观点在1000多年前的《诸病源候论》中已经有所描述,但似乎并未引起人们更多的关注,沈氏特此加以强调;二是耳鸣可以出现在左,也可以出现在右,一般人并不认为左右的耳鸣有什么不同,而沈氏提出右耳鸣属肾、左耳鸣属肝的观点,值得注意;三是认为耳鸣的原因有内因和外因两个方面,内因主要为肝肾气虚,外因主要为风火痰气,内因与外因常常同时存在;四是形象地描述了耳鸣的各种表现,可见他对大量的耳鸣患者进行了细致入微地观察。

五、近代和现代(1840年以后)

随着1840年鸦片战争的爆发,中华文明进入了一个新的时代,即西学东渐、中西文化汇通的时代,这一时期最明显的变化是,随着发源于西方的现代科技知识体系逐渐渗入东方,中国人保持了数千年的自信心开始动摇了,过去从来不曾怀疑过的延续了两三千年的中医学知识体系,由于建构在完全不同于现代科技知识体系的基础之上而使其科学性受到质疑,尤其是经历了20世纪初"五四运动"及一些其他的近代运动,中医的地位变得岌岌可危。在20世纪80年代以前的100多年里,中医学几经浮沉,几乎被取缔,到了灭亡的边缘,终究由于其深厚的积淀、临床的实用性及可以弥补西医治疗的不足而得以生存下来。1986年国家中医药管理局成立后的20多年里,政府制定了一系列的政策保护中医,加之国学的逐渐复兴,才使中医学进入了一个新的较为宽松的发展时期。

在这样一个大的文化背景下,不难理解这样一个事实:近170年来中医对耳鸣诊治的探索仍然停留在中医发展比较成熟的明清时代的水平,并未有新的突破。尽管如此,近30年来中医对耳鸣诊治的工作进展还是值得一提的。

在20世纪80年代之前的相当长一段时间,耳鸣一直作为一种很不起眼的症状附属于各种疾病中,且主要在中医内科疾病中,缺乏对它进行专门的研究,因而多数中医从"肾开窍于耳”的理论出发片面地认为耳鸣的原因只有肾虚，甚至在一些较权威的证候诊断标准中也将耳鸣这一症状的出现列为肾虚的诊断指标之一，这一惯性思维一直影响到现在。

1980年由广州中医学院主编的第四版全国高等院校规划教材《中医耳鼻喉科学》出版，这是第一次将过去沿用了300多年的“中医喉科学”改称“中医耳鼻喉科学”，标志着一门新学科的诞生。随着这门新学科的诞生，中医开始对耳鸣的诊治进行系统的整理和研究。在这部具有里程碑意义的规划教材中第一次编入了“耳鸣耳聋”这个疾病，将耳鸣与耳聋视为同一种疾病，在系统整理历代医家对这种疾病认识的基础上，第一次系统地归纳了耳鸣耳聋的病因病机，即肝火上扰、痰火郁结、脾胃虚弱、肾精亏损4种，随即又归纳了4个证型的辨证论治规律。1985年由广州中医学院王德鉴教授主编的第五版全国规划教材《中医耳鼻喉科学》在这个基础上又增加了一个风热侵袭证，这种整理归类的结论一直保持了近20年，直到2003年由广州中医药大学王士贞教授主编的新世纪全国高等院校规划教材《中医耳鼻咽喉科学》才在以上5个证型的基础上，增加了一个气滞血瘀的证型。

近10多年来，随着中医耳鼻咽喉科学的不断发展，运用中医理论对耳鸣进行的探索和研究逐渐深入。一些学者开始探索耳鸣中医辨证的客观指标以提高辨证的准确性和可操作性，有学者试图从听力学检查的角度搜集对耳鸣中医辨证有用的客观指标，初步发现部分听力学检查指标可能对某些证型的辨证有一定的参考意义，但研究结果仍有待于进一步验证。随着对耳鸣专题研究的深入，学者们逐渐认识到，耳鸣与耳聋尽管有很密切的关系，但毕竟是两个不同的问题，不宜将它们视为一种疾病，应该分别进行研究，因此，在2009年出版的我国第一部中医院校研究生规划教材《中医耳鼻咽喉科临床研究》中，第一次正式将耳鸣单独作为一种疾病进行编写，并首次提出了耳鸣作为疾病的诊断依据和辨证要点，在此基础上，随后又经中医耳鼻咽喉科行业论证，于2010年由中华中医药学会及国家中医药管理局正式发布了《耳鸣中医诊疗指南》和《耳鸣中医临床路径》，用以指导耳鸣的中医诊断和治疗。从此，耳鸣的中医诊断、治疗和研究工作进入了一个新的阶段。

（刘蓬）

第二节　耳鸣的中医诊断

与西医不同的是，中医诊断有两个层次：一是疾病层面上的诊断，二是证候层面上的诊断。前者又称为“辨病”，后者又称为“辨证”。对中医治疗直接起指导作用的是辨证（即证候诊断）。

一、耳鸣的疾病诊断

耳鸣成为一个十分棘手的难题，原因之一是对耳鸣这个概念认识混淆不清，它究竟是一种症状还是一种疾病？在这一点上，中医与西医都存在一个共同的误区：长期以来，我们都将它单纯当做一个附属于其他疾病的症状。既然仅仅是一个症状，我们的工作重心当然是去寻找它所依附的疾病，应该针对疾病来进行诊断、治疗，而不是针对症状去治疗，因为在我们的知识系统中，疾病反映的是本质，症状反映的是表象，医师治病当然要治本而不能简单地治标。

临床上经常有这样的情况：某种疾病经治疗后其他症状都消除了，只有被我们认为属于该疾病症状之一的耳鸣依然存在，这个病究竟算是治愈了还是没有治愈呢？也有另一种更为尴尬的情况：对一个耳鸣患者进行全面的体检没有发现其他的异常，或者所发现的异常很难与耳鸣联系起来，由于“耳鸣”被约定俗成地当做一种症状的名称，不能作为疾病诊断，因此只能长期下一个“耳鸣待查”的诊断，或者下一个不清不楚的“神经性耳鸣”的诊断，无论哪一种，都使患者丧失治疗的信心。

耳鸣是一个非常特殊的问题，它既是一种症状，也是一种疾病。当我们对一个耳鸣患者进行全面检查发现了可以导致耳鸣的疾病，且该疾病可以解释耳鸣的现象时，应将耳鸣视为该疾病的一种症状，从而针对原发疾病进行治疗，不必单独治疗耳鸣；如果对耳鸣的患者进行全面检查没有发现明显的异常，或者已经发现的异常经过分析不能解释患者的耳鸣，就应当将耳鸣视为一种独立的疾病，对它进行专门的研究和治疗。如果在这个问题上没有一个清醒的认识，便很难找到耳鸣的真正原因并进行针对性的治疗。

作为一种独立疾病的耳鸣，应当具备什么条件才能下诊断呢？或者说诊断依据是什么？根据 2010 年国家中医药管理局发布的《耳鸣中医临床路径》，作为一种疾病的耳鸣诊断标准如下：

1. 以耳鸣为第一主诉　耳鸣必须具备两个基本条件：一是有耳内（单耳或双耳）或头颅有鸣响的声音感觉（如蝉鸣声、吹风声等），二是周围环境中（包括耳周围）没有产生这种声音的客观来源。

2. 耳鸣这种令人厌烦的声音对患者的睡眠、生活、工作和学习、情绪等造成了不同程度的影响，这是将耳鸣作为一种疾病进行诊断的主要依据之一。

3. 听力正常或伴有不同程度的感音神经性听力下降。

4. 注意排除来自耳周围的体声，如与脉搏搏动一致的血管搏动声、腭咽肌阵挛的咔嗒声、咽鼓管异常开放的呼吸声、中耳积液或脓液的流动声等。

二、耳鸣的证候诊断

这里所说的证候诊断，是基于以上疾病诊断的前提下，也就是说，当我们将耳鸣当做一种疾病进行诊断之后，就可以再进一步进行证候诊断。

关于证候诊断，中医习惯称为辨证，也可以理解为对一种疾病的基本分类。“证候”是中医特有的一个概念，这是将中医整体观念在一种疾病中具体化的一个概念，如果说“辨病”关注的重点是疾病本身的症状以及体征的话，“辨证”所关注的重点便是这些症状和体征以外的全身情况，包括与疾病本身无关的其他症状、患者的饮食起居、大小便、睡眠等日常生活情况以及舌象、脉象等，因此，“证候”是对患者当时的整体状况所做的一个综合评估结果，是疾病诊断与治疗之间的一个极其重要的中间环节。

耳鸣的证候分类，现代中医基本上认同明清时代医家所做的总结，首先根据患者的年龄、体质、起病的缓急、耳鸣的声音大小以及伴随症状等方面将耳鸣分为虚证和实证两大类：一般来说，年轻人耳鸣多实证，老年人耳鸣多虚证；素来体质壮实者耳鸣多实证，一向体质较虚弱者耳鸣多虚证；耳鸣急起者多实证，耳鸣缓慢起病者多虚证；耳鸣声大者多实证，耳鸣声小者多虚证。其中，虚证主要有脾胃虚弱、肾精亏虚两大类型；实证主要有痰火郁结、肝火上扰、风热侵袭三种类型。

（一）虚证耳鸣

1. 脾胃虚弱证　脾胃虚弱可以引起耳鸣，这在《黄帝内经》中已有明确记载，后经金元四大家之一的李东垣进一步阐述和论证，并创立治疗的方剂，因而受到普遍关注。一般来说，脾胃虚弱型耳鸣具有以下几个特点：

（1）耳鸣的起病或加重与劳累有关，或在下蹲站起时加重。

（2）常伴有倦怠乏力、少气懒言、面色无华、食欲不佳、脘腹胀满、大便稀溏等症状。

（3）舌质淡红，苔薄白，脉细弱。

中医所说的“脾胃”并非指解剖上所看到的脾和胃这两个实质脏器，而是泛指与消化、吸收有关的整个系统的功能，甚至还包括造血系统的功能，它直接关系到人的后天营养，因此被称为“后天之本”，脾胃虚弱的意思是人体的消化、吸收功能减弱了，其后果是人体活动所需要的营养化生不足了（即气血不足），所以经不起劳累，往往在劳累以后出现耳鸣或者使原有的耳鸣加重。现代社会生活节奏日益加快，很多人迫于各种压力得不到很好的休息，加之冷冻食品的广泛食用以及抗生素的滥用，都容易造成人体的脾胃功能减弱而发生耳鸣。

从整体角度看待耳鸣，除了关注耳鸣本身的症状特点外，还必须注意患者的全身状况，脾胃虚弱者经常出现两类症状：一是消化功能不好，吃饭没有食欲，大便容易出现稀溏，或者吃冷冻、肥腻的食物就出现大便稀溏；二是由于气血生化不足所导致的面色不好，经常感到疲乏，不想多说话等。这些情况病人往往不会主动提供给医师，如果没有整体观念，没有主动去询问患者，是不会发现患者除了耳鸣外还有这些症状的。

至于舌诊和脉诊，则是中医所独有的诊断方法，通过看舌质、舌苔及切脉可以了解病人的整体状况，对于最后判定属于何种证候具有一定的价值，舌质淡、脉细弱是一种气血不足的征象。

2. 肾精亏损证　肾精亏损可以引起耳鸣，首倡于隋代巢元方的《诸病源候论》，这个观点一经提出，即得到唐宋医家的首肯，并补充了治疗的方剂，后经明清医家的进一步阐述，使这一证候受到最广泛的重视。一般来说，肾精亏损型耳鸣具有以下几个特点：

（1）耳鸣病程较长，患者年龄较大。

（2）常伴有腰膝酸软、头晕眼花、发脱或齿摇、夜尿频多、性功能减退、潮热盗汗或畏寒肢冷等症状。

（3）舌质淡或嫩红，脉虚弱或细数。

中医所说的“肾”亦并非解剖所看到的那个被称为“肾”的实质脏器，而是大致包含了泌尿系统、生殖系统、体温调节系统、内分泌系统、骨骼系统、下丘脑等多个系统的功能。按中医的理论，肾是藏“精”的地方，肾精为人体的“先天之本”。明代医家通过临床实践和细心体悟，发现肾精可以进一步分出肾阳和肾阴，肾阳是一切生命活动的原动力，又称“元阳”，肾阴是人体一切阴液的根本。肾阴与肾阳都藏于肾精之中，因此，“肾精亏损”实际上包括肾阴虚和肾阳虚两个方面，当然临床上可以偏于肾阴虚，也可以偏于肾阳虚。

人到老年后，肾精自然减少，身体功能逐渐衰退，因而老年患者出现的耳鸣，以肾虚较为多见。腰为肾之府，膝为腰之节，所以肾虚的患者最容易出现的一个症状就是腰膝酸软。肾主骨生髓通脑，肾精亏虚则脑髓化生不足，故易出现头晕眼花；牙齿属于骨骼系统，为肾所主，所以肾虚者牙齿易摇动或脱落；头发亦为肾所主，肾虚者易出现脱发。人的性功能为肾所管辖的范围，一旦肾虚常常出现性功能减退，其中肾阴虚者易出现早泄，肾阳虚者易出现阳萎或性冷淡。人体水液代谢的责任脏腑亦在肾，尿液的排除受肾阳控制，故肾阳虚者控制尿液的能力减弱，常常出现夜尿频多。人体的体温调节系统与肾阴、肾阳有密切的关系，肾阴虚者易出现潮热、盗汗，肾阳虚者易出现怕冷的症状。此外，舌质淡、脉虚弱代表人体处于阳气不足的状态；舌质嫩红、脉细数代表人体处于阴虚火旺的状态。

由于中医有“肾开窍于耳”的理论，容易使人片面地将耳的所有问题都归咎于肾，这是很多对耳鸣研究不深的中医不加辨证地将一切耳鸣责之于肾虚的原因，笔者所经治的大量耳鸣患者，绝大部分都服过补肾药，可见这一误区影响之深。这一草率定论使很多中青年耳鸣患者背上了莫名的难以启齿的思想包袱，因为他被告知，耳鸣提示他的肾虚了，只要耳鸣不止，他的肾还会一直虚下去，中国人大概都知道，肾虚意味着性功能减退，不仅影响自己的身体，还会影响家庭生活，一些未婚者甚至担心自己还能否结婚，沉重的思想包袱更加重了耳鸣，造成恶性循环。事实上，根据临床调查，肾虚耳鸣者较人们想象中的要少得多，必须注意仔细按以上条件进行证候诊断。

(二) 实证耳鸣

1. 痰火郁结证 痰火郁结可以导致耳鸣,这是明代医学家王纶经过大量的临床观察后在《明医杂著》这部著作中首先提出来的,此论一出,即得到很多医家的认同。一般来说,痰火郁结型耳鸣具有以下几个特点:

(1) 耳鸣的同时出现耳中胀闷,头重如裹。

(2) 常伴有胸闷或脘满、咳嗽痰多、口苦或淡而无味、大便不爽等症状。

(3) 舌质红,苔黄腻,脉滑数。

中医所说的"痰"有两层意思:一是有形之痰,这就是我们平常可以看到的通常意义上的痰;二是无形之痰,这样的痰是我们的眼睛看不见的,但却具有痰的性质。中医的很多概念都是这样的,既有形,又不完全局限于这个所看到的"形",如上面所介绍的"脾胃""肾"等脏腑的概念亦是如此,我们现代人习惯于从看得见的形态去思考问题,对于看不见的东西便轻易地归入"玄学"而不去细心体悟,因此对于中医的很多既有形又无形的概念往往觉得不好理解。

如果细心观察,临床上不难发现这样一类病人:在耳鸣的同时感觉耳内或耳周围还有闷堵或者发胀的不适感,类似于分泌性中耳炎时耳堵塞的感觉,可是检查外耳道和鼓膜并没有明显异常,甚至纯音测听和声导抗检查也是正常的,如何解释这一现象并应对呢?从中医角度看,这就是有痰湿作祟,这个痰是我们看不见的,所以局部检查找不到阳性体征,但看不见不等于不存在,它毕竟是一个物质的东西,痰是机体的水液代谢失调所产生的病理产物,它产生以后又成为一个新的致病因素,其主要致病特点是容易造成气机阻滞,气机阻滞的结果既可以造成有形的病变,也可以造成无形的病变,无论哪一种都会使人感到局部堵塞和闷胀,哪里的气机阻滞就会表现出哪里的闷胀,这样就不难理解病人耳部检查正常却可以出现耳堵塞感;胸腹部影像学检查正常却可以出现胸闷或脘满的症状;颅脑影像学检查正常却可以出现头重如裹的症状。如何得知病人体内有痰湿？还有一个重要证据必须注意，就是舌象和脉象，舌苔厚腻代表体内必有痰湿，脉滑也是有痰湿的表现。

至于“火”在中医学里也是一个很特殊的概念，我们无法从身体上看到燃烧的火，但可以从病人所表现出来的现象中去观察是否有“火”，舌质红、舌苔黄、脉数、口苦、尿黄等现象，一般提示体内有火热，所谓有火热实际上指的是机体功能亢进。

由于火是无形的，必须依附于有形的东西才能存在，其性质是炎上的；痰由有形的水液凝聚而成，具有水的特性，其性趋下，如果不借助于火势的上炎，痰是很难上窜到耳部来作祟的。正是由于痰与火两种因素相互结合，才会出现以上的各种症状。

2. 肝火上扰证　肝火上扰可以引起耳鸣，这是由《黄帝内经》最先提出来的，后经金元时代的刘完素、朱丹溪进一步阐发，到了明清时代，诸多医家都很重视这个证候。一般来说，肝火上扰型耳鸣具有以下几个特点：

（1）耳鸣的起病或加重与情志抑郁或恼怒有关。

（2）常伴有口苦、咽干、面红或目赤、尿黄或便秘、夜寐不宁、胸胁胀痛、头痛或眩晕等症状。

（3）舌红苔黄，脉弦数有力。

如同脾胃、肾等脏腑一样，中医的“肝”也不单纯指解剖所见的那个被称为“肝”的实质脏器。从中医角度看，人的情志活动很大程度上与肝的功能有关，按五行分类，肝属木，木的特性是喜条达而恶抑郁的，因此古人将肝的特性比喻为将军，将军的性格都是直爽的，而直爽性格的人心里藏不了事，否则便要憋出病来，这种“憋屈”的状态中医就称为“肝气郁结”，肝气郁结的一个常见症状便是胸胁胀痛，抑郁久了可以化火，这就是肝火，性格急躁的人往往肝火较旺。肝火上扰清窍，就会导致耳鸣，所以这种耳鸣的发生或加重与情志活动有关者中医往往考虑肝的问题。

肝火上炎引起的耳鸣，常常伴有眩晕，这一现象在《黄帝内经》中多处有描述，说明早在2000多年前中国人已经观察到耳鸣与眩晕之间的密切关系，产生这种天旋地转感觉的原因，中医认为是肝风内动所致，因为眩晕是一种动感，而风是会使万物摇动的。

肝火扰动心神，容易出现失眠，而失眠又容易加重耳鸣，形成恶性循环，所以对于此型耳鸣，宜特别注意病人的睡眠问题。肝主目，肝火旺的人易出现眼结膜充血，表现为面红目赤；至于口苦、咽干、尿黄、便秘、舌红、苔黄、脉数等都是体内有火热的表现，脉弦亦主肝病，这是一种很有特点的脉象，摸起来就像摸到琴弦一样的感觉。

3. 风热侵袭证　风邪侵袭可以引起耳鸣，这个观点最早由隋代医家巢元方在《诸病源候论》中提出，后为唐、宋、元、明、清历代医家所认同。一般来说，风热侵袭型耳鸣具有以下几个特点：

（1）耳鸣初起，病程较短。

（2）可伴有耳内堵塞感或听力下降。

（3）多有近期感冒史，或伴有鼻塞、流涕、头痛、咳嗽等症状。

（4）舌质稍红，苔薄黄或薄白，脉浮数。

“风”在中医里是一种外来的致病因素，主要由环境气候的异常变化所产生，体质虚弱者容易感受这种风邪。“风为百病之长”，这是中医对风的基本认识，意思是许多疾病都与风有关，且风邪很少单独致病，往往兼夹其他的邪气（如寒、热、湿等）同时侵犯人体致病，导致耳鸣的，多属风热侵袭，这种风热侵袭包含外来微生物致病的因素在内。

与以上4个证候不同的是，风热侵袭型耳鸣病程较短，如果耳鸣已经很长时间了，一般不会考虑这个证候，这是很重要的一个辨证要点。另外，在发生耳鸣的前后，患者往往有感冒的病史，感冒是中国人很熟悉一个概念。

值得注意的是，如同痰火郁结型耳鸣一样，此型耳鸣亦可出现耳内堵塞感，甚至听力突然下降，但检查外耳道及鼓膜完全正常，中耳并无负压或积液的情况，在部分突发性聋伴耳鸣中也可以出现这个证候。

以上5种证候出现的概率是不同的，笔者对300例耳鸣患者进行过统计，结果脾胃虚弱型占55%，痰火郁结型占21%，肾精亏虚型占16%，肝火上扰型占7%，风热侵袭型占1%。

临床上有些证候可以互相兼夹，如脾胃虚弱型可以兼夹痰湿或痰火，肾精亏损型可以兼夹肝火等。因此，虚证和实证的划分也不是绝对的。

三、耳鸣辨证的现代研究

传统辨证方法所依赖的主要是望、闻、问、切四诊所收集的信息，对耳鸣来说，有些时候这些信息量还不够充分，因某些患者除了诉说耳鸣外，并无其他的兼症，甚至舌象和脉象也不一定有异样，按照传统方法进行辨证往往存在一定的困难，某些学者称之为“有症难辨”或“无症可辨”。能否通过其他途径找到一些有助于辨证的线索呢？

听力学检测已成为耳鸣患者的常规检查项目，其主要目的是检查患者是否存在听力损失以及鉴别听力损失的病变部位，并以此推断耳鸣的病变部位，除此以外，听力学检测所得到的大量信息是否可能与中医证候相关呢？近些年来我们通过大量的研究得出了一些有意义的结论。

对一组具有典型中医证候的耳鸣患者进行纯音测听、耳鸣测试、声导抗测试、ABR及40Hz相关电位测试等多达48项听力学指标的测试，运用多元逐步判别分析方法筛选出17项与风热侵袭、肝火上扰、痰火郁结、脾胃虚弱、肾精亏损5个证候密切相关的指标，这些指标有：自觉耳鸣程度、耳鸣频率、听阈图类型（平坦型、陡降型、显降型）、4000HzSISI得分、4000HzTD值、同侧声反射阈（500Hz、1000Hz、2000Hz、4000Hz）、对侧Metz值（500Hz、1000Hz、4000Hz）、短声听阈、ABR Ⅰ-Ⅲ波间期、40Hz听相关电位500Hz反应阈等，而且不同的指标对不同的证型具有不同的鉴别价值，如：风热侵袭型与耳鸣频率、平坦型听阈图、4000Hz 同侧声反射阈、短声听阈、40Hz 听相关电位 500Hz 反应阈等 5 项指标关系密切；肝火上扰型与陡降型听阈图、4000HzTD 值、1000Hz 对侧 Metz 值、ABR Ⅰ-Ⅲ 波间期等 4 项指标关系密切；痰火郁结型与自觉耳鸣程度、4000Hz SISI 值及 TD 值、1000Hz 同侧声反射阈、4000Hz 对侧 Metz 值、短声听阈、ABR Ⅰ-Ⅲ 波间期等 7 项指标关系密切；肾精亏损型与耳鸣频率、自觉耳鸣程度、显降型听阈图、500Hz 同侧及对侧声反射阈、40Hz 听相关电位 500Hz 反应阈等 6 项指标关系密切；脾胃虚弱型与耳鸣频率、4000Hz SISI 值、500Hz 对侧 Metz 值、40Hz 听相关电位 500Hz 反应阈及 1000、2000、4000Hz 同侧声反射阈等 7 项指标关系密切。在这个基础上，运用多元逐步判别分析中的两类判别方法分别建立了 5 个证型的多元判别函数（表 10-2-1）。自身验证结果表明，风热侵袭型判别准确率最高（达 91.8%），肝火上扰型与痰火郁结型判别准确率相对较低（分别为 76.3% 和 77.4%），5 个证型总的判别准确率达 83.5%（表 10-2-2）。其临床意义在于，对于耳鸣患者如果运用传统的望、闻、问、切四诊方法搜集的信息不足以做出明确的辨证分型，可以通过纯音测听、声导抗测试、电反应测听等听力学检查方法提供的信息所建立的判别函数进行客观辨证，为临床治疗提供依据，避免治疗的盲目性。

表 10-2-1 各证型判别函数

证型	判别函数	判别值
风热侵袭	$y=-0.86-0.362x_2+1.88x_3+0.039x_{11}+0.042x_{15}-0.043x_{17}$	2.667，-0.356
肝火上扰	$y=-5.456+1.332x_4+0.098x_7+0.027x_{13}+1.026x_{16}$	0.909，-0.294
痰火郁结	$y=7.284-0.018x_1-0.015x_6-0.095x_7-0.032x_9-0.03x_{14}-0.042x_{15}+0.276x_{16}$	1.209，-0.221

续表

证型	判别函数	判别值
肾精亏损	$y=-0.641-1.134x_1+0.21x_2+1.723x_5+0.038x_8-0.018x_{12}+0.012x_{17}$	1.592，-0.455
脾胃虚弱	$y=12.141-0.036x_2-0.009x_6+0.028x_9-0.073x_{10}-0.031x_{11}-0.016x_{12}-0.051x_{17}$	1.334，-0.375

注：①判别函数中的代码值如下：x_1：自觉耳鸣程度（分级记分）；x_2：耳鸣频率（kHz）；x_3：平坦型听阈图（是为1，非为0）；x_4：陡降型听阈图（是为1，非为0）；x_5：显降型听阈图（是为1，非为0）；x_6：4000HzSISI值（dB）；x_7：4000HzTD值（dB）；x_8：500Hz同侧声反射阈（dB）；x_9：1000Hz同侧声反射阈（dB）；x_{10}：2000Hz同侧声反射阈（dB）；x_{11}：4000Hz同侧声反射阈（dB）；x_{12}：500Hz对侧Metz值（dB）；x_{13}：1000Hz对侧Metz值（dB）；x_{14}：4000Hz对侧Metz值（dB）；x_{15}：短声听阈（dB）；x_{16}：Ⅰ-Ⅲ波间期（ms）；x_{17}：40Hz听相关电位500Hz反应阈（dB）

②两类判别方法：y值接近较大的判别值则判为该证型，若接近较小的判别值则判为非该证型

表 10-2-2　各证型判别函数自身验证结果

证型	阳性例数	阴性例数	敏感度（%）	特异度（%）	准确度（%）
风热侵袭	10	75	90.0	92.0	91.8
肝火上扰	32	99	78.1	75.8	76.3
痰火郁结	13	71	84.6	76.1	77.4
肾精亏损	24	84	79.2	90.5	88.0
脾胃虚弱	18	64	94.4	81.3	84.1

注：总平均准确率为83.5%

为进一步验证该组判别函数在耳鸣辨证方面的应用价值，继而从两个方面进行了前瞻性验证：一是选择一组经传统方法辨证后证候明确的耳鸣患者，再运用判别函数进行证候客观判别，结果客观辨证的准确度为79.6%；二是选择一组经传统方法无法辨证的耳鸣患者，分为实验组与对照组，实验组运用判别函数进行客观辨证，根据辨证结果用药治疗，对照组统一按肾精亏

损进行补肾治疗，1 个月后按统一标准进行疗效评定，结果实验组有效率明显高于对照组的有效率。说明运用听力学指标对于“无症可辨”的耳鸣患者进行的客观辨证具有一定的参考价值，值得进一步研究。

（刘蓬）

第三节　耳鸣的中医治疗

中医治疗耳鸣具有以下几个特点：一是强调个体化治疗，病可能相同，但病人不同，就要用不同的方法治疗，不能千篇一律；二注重整体调节，强调包括饮食、心理疏导在内的整体综合调节，而不是单纯针对耳鸣本身进行对症治疗；三是治疗方法简单、方便、价廉，毒副作用小，易为患者所接受，尤其是容易为中国的患者所接受。

中医治疗耳鸣的方法主要有中药治疗、针灸治疗、按摩导引等，这些方法既可单独使用，也可联合使用。

一、中药治疗

尽管药物治疗耳鸣究竟是否有效目前尚无明确的结论，但临床事实是，国内多数就医的耳鸣患者都在服用药物治疗，在这些广泛使用的药物中，中药（包括中成药）的应用似乎较西药更为普遍。

自汉代张仲景创立中药的组方原则以后，中药治疗成为中医治疗最主要的方法之一，也是大部分耳鸣患者求治于中医的主要目的所在。内服中药的方法大致有两种：一是传统的中药汤剂，根据患者不同的证型结合患者个体的不同特点灵活处方；二是以某一经验方为基础制成的中成药。中药汤剂的优点是可以针对不同的病人灵活用药，针对性强，更符合中医的辨证思维，但缺点是需要时间来煎煮，对于生活节奏日益加快以及经常出差在外的现代人来说较为费时和不便;中成药的优点是不必花费时间来煎煮,服用方便,但缺点是药物成分是固定的,不能根据病情的变化随时调整。尽管见诸文献报道的以后者居多,但在病人可以接受的情况下仍以前者更能体现中医个体化治疗的优势。可以肯定地说,某一特定组方的中成药仅适合于某一特定证型的患者服用,不存在一种适合于所有证型耳鸣的中成药,因此,不论使用哪种类型的中药均需以准确的辨证为前提。

下面针对耳鸣的5种常见证候类型介绍其中药治疗原则、用药规律和饮食调养方法,这里所说的中药包括中药汤剂和中成药,其中的中成药以传统古方为主。

(一)脾胃虚弱证

治法:健脾益气,升阳通窍。

备选方剂:益气聪明汤、补中益气汤、归脾汤等加减。

处方举例:黄芪、党参、白术、炙甘草、升麻、蔓荆子、葛根、黄柏、白芍、当归、酸枣仁、陈皮。

备选中成药:补中益气丸、归脾丸等。

饮食禁忌:禁生冷、寒凉的食物。

在考虑中药治疗时,确定治疗原则比选用具体药物更为重要,在同一治疗原则下,可选的方剂和药物其实很多,所以在本节的叙述中,“治法”是固定的,而“方剂”“处方”“中成药”则冠以“备选”“举例”,意即只要符合这个治疗原则,不必拘泥于这里所列举的方药,况且具体处方时还需要结合病人的不同表现灵活变通,总以符合病人当时的情况为宜。

耳鸣患者中脾胃虚弱证是很常见的,尤其是现代社会很多不良的生活习惯都容易造成脾胃虚弱,如由于工作繁忙饮食不规律,冰箱的广泛使用导致冷冻食品的盛行,“炎症”概念的普及和随处可购买的“消炎药”导致口服抗生素的滥用以及简单套用“消炎”概念使大量苦寒的清热解毒中成药大行其道等,这些因素都是损伤脾胃的元凶。对于耳鸣患者来说,还有一种特殊的损伤脾胃的因素，那就是"肾虚导致耳鸣"概念的泛滥！肾虚固然可以导致耳鸣，但毕竟只是耳鸣众多因素中的一种，由于很多医者、非医者（包括药店店员）都只知肾虚引起耳鸣，因此一遇耳鸣患者寻医问药便介绍六味地黄丸之类的补肾药服用，殊不知对于已有脾胃虚弱者来说，服用这些滋腻的药物如同雪上加霜，更伤其脾胃，使病情更加缠绵难愈。有一个鉴别脾虚和肾虚的简单方法：如果服用六味地黄丸等滋阴补肾药出现大便稀溏，则多为脾胃虚弱，应立即停服滋阴补肾药物。

脾胃是人体气机升降的枢纽，脾喜温燥而恶寒湿，因此滋腻的药物（如生地等）最容易伤脾，肥腻、寒凉的食物也容易伤脾，脾虚容易导致清阳不升，这是产生耳鸣的机理之一，因此治疗脾胃虚弱证在用药时须注意三个方面：一是使用健脾益气药，如黄芪、党参（或人参）、白术、炙甘草等，这类药物剂量要大；二是使用升阳的药物，如葛根、升麻、蔓荆子等，这类药物剂量宜小；三是慎用苦寒、滋腻药物，即使必须使用也应严格控制剂量，如以上处方举例中使用苦寒的黄柏，剂量不宜超过6g，目的是作为反佐药，防止大剂量的党参、黄芪等过于温燥。中药的妙处在于一个"中"字，这个"中"并非中国的中，而是"中和""中庸""不偏不倚"的意思，因为"过犹不及"，身体有病了，就是某一方面太过了、失调了，中药就是起一个调和作用，所以一个中药处方也要防止某一方面调理太过。

对于某些不能接受煎煮中药的病人来说，选用对证的中成药服用也是可以的，但前提是必须了解病人的证候和所选中成药的功效，"某药治某病"的思维模式不符合中医原理。脾胃虚弱的耳鸣患者，选用补中益气丸、归脾丸或功效类似的中成药服用是比较合适的。

中药与食物是同源的，如生姜、大枣、桂皮、山药、紫苏、菊花等很多中药其实也是日常食物或饮料，因此，中药治疗与饮食调养是不可分离的，不同证候的体质决定了病人应该避免吃某一类的食物，否则中药治疗会事倍功半。脾胃虚弱者，对于冷冻食品、寒凉食物（如西瓜等）、肥腻的食物等必须列为禁忌，因这类食物易损伤脾胃。

（二）肾精亏损证

治法：补肾填精。

肾阴虚备选方剂：耳聋左慈丸、六味地黄丸、知柏地黄丸、杞菊地黄丸、左归丸等加减。

肾阴虚处方举例：生地、山药、山茱萸、茯苓、丹皮、泽泻、磁石、五味子、石菖蒲、枸杞子。

肾阴虚备选中成药：耳聋左慈丸、六味地黄丸、知柏地黄丸、杞菊地黄丸等。

肾阳虚备选方剂：右归丸、肾气丸等加减。

肾阳虚处方举例：熟地、山药、山茱萸、枸杞子、补骨脂、益智仁、附子、肉桂、菟丝子、杜仲。

肾阳虚备选中成药：金匮肾气丸、壮腰健肾丸等。

饮食禁忌：肾阴虚者忌食辛辣温燥的食物，肾阳虚者忌食寒凉的食物。

凡补肾，须分清是滋补肾阴还是温补肾阳，二者既有联系，又有所区别。由于肾阴与肾阳均来自肾精，故无论滋补肾阴还是温补肾阳都需要先填补肾精，如地黄、山药、山茱萸、枸杞子、杜仲、黄精、何首乌等，这也就是“补肾”的基本含义。在此基础上，再考虑偏于肾阴虚还是偏于肾阳虚而选用不同的药物，肾阴虚易生虚火或致肝阳上亢，出现潮热、盗汗、遗精早泄等症状，须加入滋阴降火或平肝潜阳的药物，如玄参、麦冬、磁石、天麻、知母、黄柏等；肾阳虚者易生虚寒，出现肢体怕冷、夜尿多、阳痿等症状，须加入温补肾阳的药物，如菟丝子、补骨脂、益智仁、附子、肉桂等。肾精与肾阴、肾阳的关系，一如太极和两仪的关系，故肾精亏损证既可以看成一个证候，也可以看成两个证候。

需要注意的是，补肾的药物多属滋腻之品，容易伤脾胃，因此首先必须对脾虚和肾虚进行仔细的鉴别，确属肾虚才能补肾，若脾虚而使用补肾药，则补药变成毒药。其次，肾虚耳鸣往往非短期用药可以见效，长期服用补肾药也需要考虑脾胃的功能能否承受，一旦在服药过程中出现食欲减退或大便稀溏，即应意识到脾胃已受损，应在处方中适时加入醒脾健胃的药物予以保护，如陈皮、木香等。这就是服用中药治疗必须定期复诊以修改处方的原因，病情变了，用药必须随时改变，否则，长期服用一种药物，任何药物都会有一定的副作用。

六味地黄丸是一个很普通的中成药，这个方剂出自宋代，如今成了补肾的“名药”，中国的耳鸣患者凡动了想治疗的念头的，几乎大都知道有这个药或者服用过它，在很多人眼里，它几乎成了中药治疗耳鸣的代表药或者专用药，这是一个很大的误解。六味地黄丸是一个滋阴补肾的代表药物，确属肾阴虚者自然可以服用，另外还有几种中成药是在它的基础上加了一些药的，若选用得当，可能有更好的效果，如耳聋左慈丸，即在六味地黄丸的基础上加了磁石、石菖蒲、五味子，专门用于治疗肾阴虚引起的耳鸣、耳聋；知柏地黄丸在六味地黄丸的基础上加了知母、黄柏，加强了清虚火的力量，若肾阴虚而虚火偏旺者（潮热、盗汗等）可以选用；杞菊地黄丸是在六味地黄丸的基础上加了枸杞子、菊花，不仅加强了补肾的力量，还可清利头目，对于肾阴虚耳鸣且出现头晕目眩者更为适合。至于肾阳虚的耳鸣，则这些中成药都不适宜，应选用金匮肾气丸或壮腰健肾丸之类的温补肾阳的中成药。

阳虚多寒，阴虚多热，因此在饮食方面，肾阳虚者不宜吃寒凉的食物，肾阴虚者不宜吃辛辣温燥的食物。

（三）痰火郁结证

治法：化痰清热，散结通窍。

备选方剂：清气化痰丸加减。

处方举例：陈皮、制半夏、茯苓、胆南星、瓜蒌仁、枳实、杏仁、黄芩、石菖蒲、甘草等。

备选中成药：清气化痰丸等。

饮食禁忌：忌肥甘厚腻及辛辣、生冷的食物。

痰火郁结证的主要问题在于痰而不在火,因此化痰是主要的,清热是次要的。清热必用寒凉药,而寒凉药对于化痰是不利的,有时热象并不明显,就不一定要用苦寒清热的药(如黄芩等)。是否有热,重在看舌象,舌质红、苔黄为有热,可加入清热药;舌不红、苔白,则无热,不宜加清热药。

痰湿与脾虚是有关的,中医认为脾主运化,如果脾的功能正常,水湿就不会停聚成痰,故有"脾为生痰之源"之说。因此痰火郁结证与脾胃虚弱证往往互为兼夹,治疗时应予以考虑,健运脾胃与去湿化痰不宜截然分开,宜视孰轻孰重而分别用药,如偏重于痰湿,则宜化痰为主,兼以健脾去湿;若偏重于脾虚,则宜健运脾胃为主,兼以化痰。或者先化痰,后健脾;或者先健脾,后化痰。总之,须视具体情况灵活掌握。上列处方中,陈皮、半夏可燥湿化痰,胆南星、瓜蒌仁清热化痰,杏仁降气化痰,石菖蒲芳香化湿,茯苓、甘草健脾,通过这些途径可使痰湿化于无形;由于痰湿易阻滞气机,故用枳实理气;若有热象,则加黄芩清热。

所谓"肥甘厚腻"也就是胆固醇偏高的动物类食物,中医认为这类食物容易助长痰湿,于本证当属禁忌;过于辛辣的食物易生火,生冷的食物易伤脾,脾伤则易生痰,故均属禁忌之列。

(四)肝火上扰证

治法:清肝泻火,开郁通窍。

备选方剂:丹栀逍遥散、龙胆泻肝汤等加减。

处方举例:丹皮、栀子、柴胡、白芍、当归、茯苓、白术、薄荷、黄芩、甘草等。

备选中成药:当归龙荟丸、龙胆泻肝丸等。

饮食禁忌:忌辛辣、油炸、煎炒、香燥类食物。

肝火上扰证经常与肝气郁结有关,因此治疗不宜一味苦寒清火,应注意疏肝,逍遥散(柴胡、白芍、当归、茯苓、白术、甘草、薄荷)是一首疏肝健脾的方剂,应用于情志郁结导致的耳鸣有很好的疗效,若肝郁化火,即可加入丹皮、栀子成丹栀逍遥散,若肝火较甚,表现为大便秘结、面红目赤、眩晕,则可用龙胆泻肝汤(龙胆草、栀子、柴胡、车前子、生地、泽泻、木通、当归、甘草)加减。需要注意的是,龙胆泻肝汤苦寒清肝泻火的力量很强,应中病即止,不宜长期服用,以防损伤脾胃,造成新的问题。本证易出现失眠,而失眠又容易引动肝火,可在辨证用药的基础上,加入酸枣仁、合欢皮、夜交藤等药物以助睡眠。

肝火易动者体质往往偏于阴虚,因此本证与肾精亏损证也有一定的联系,当肝火已清后,可给予滋阴补肾以调理善后。

中成药方面,当归龙荟丸较之龙胆泻肝丸泻火的力量更强,可根据热象的轻重选择使用。

辛辣、油炸、煎炒、香燥类食物都容易助火,因此凡属热证者,这类食物都不宜食用。

(五)风热侵袭证

治法:疏风清热,散邪通窍。

备选方剂:桑菊饮、银翘散等加减。

处方举例:桑叶、菊花、薄荷、荆芥、桔梗、杏仁、蔓荆子、蝉蜕、甘草等。

备选中成药:川芎茶调散等。

饮食禁忌:忌温补、辛辣、鱼腥的食物。

风热侵袭者,治疗以疏散外邪为主,用药宜轻清,如荆芥、防风、蔓荆子、桑叶、菊花、蝉蜕、白芷等,不宜重坠之品。另外,宣肺有助于散邪,可酌情加入桔梗、杏仁等宣通肺气之药。由于疏散的药容易耗伤人体正气,所以这类药物也不宜长期服用,应中病即止。一般来说,最多服用1周左右就应该停服了。

有外邪的情况下,一般不宜进补,否则容易造成“闭门留寇”的情况,外邪不容易驱散,这是中医的基本常识,因此,有外邪感染的情况下,饮食宜清淡,不宜吃温补的食物或药物;辛辣火,对风热证不宜;而鱼腥的食物中医认为属于“发物”,对于外邪感染的情况下一般也是列为禁忌的。

二、针灸治疗

针灸治疗耳鸣不应仅仅关注于耳鸣本身，还应重视治疗伴随的不良躯体反应，即从关注于消除耳鸣的声音，到治疗耳鸣继发的不良心理反应。另外，我们倡导研究应统一耳鸣定义和纳入标准，采用国内外较为流行的量表来评价针灸治疗耳鸣疗效，从而使针灸治疗耳鸣疗效更具有信服力，改善针灸治疗耳鸣临床疗效“虚”高问题。

将针刺治疗耳鸣的关注点从消除耳鸣的声音转移到消除耳鸣的不良伴随症状（如睡眠障碍、心烦、焦虑、抑郁等）。遵循传统经脉理论，基于对耳鸣的新认识，增加相应穴位，结合耳迷根穴位注射，拟开创一套耳鸣针灸综合治疗新模式。

基础治疗：患者均接受耳鸣综合疗法中的耳鸣咨询及心理疏导的治疗。

（一）针刺

取穴：率谷透天冲穴（患），听宫（患），风池（双），安眠（双），四关穴，丰隆（双）。

定位：参照2006年中华人民共和国国家标准（GB/T12346-2006）《腧穴名称与定位》；针刺操作参照新世纪全国中医药院校规划教材石学敏主编的《针灸学》的操作方法。

操作：选取穴位及医者双手常规消毒后，采用双手进针法，根据穴位所在部位的特点选择爪切法进针，针刺的方向及深度严格按照穴位针刺操作的要求；进针后进行捻转、提插，行泻法，即提插的幅度在0.3~0.5cm之间，低频率，捻转180°左右，频率在50~60次/分；捻转、提插幅度和频率采用均等的手法，以得气为度。得气后留针30分钟，留针过程中不行针。出针时用左手拇示两指持消毒干棉球轻轻按于针刺部位，右手持针作轻微的小幅度捻转，并顺势将针缓缓提至皮下，静留片刻，然后缓慢出针，出针后不按压针孔，出血除外。

电针的一组正电极连接在患侧率谷穴，负电极端连接在患侧听宫穴，选取2Hz连续波作为刺激频率，电流强度由0mA开始逐渐增加并询问患者以患者自觉耐受为度。当达到30分钟后，先将输出电位器退至“0”位，然后关闭开关，取下导线，最后按出针法将针取出。

（二）穴位注射

有相关动物实验对药物作用途径研究显示耳后注射地塞米松磷酸钠注射液可以使药物到达内耳，且在内耳组织的局部药物浓度比肌内注射法高，分析药物可能经耳后静脉到达乙状窦后扩散至内淋巴囊，耳后给药在体循环血中一直保持着较低浓度水平；亦有影像学研究结果提示耳后给药可能促进药物通过循环、渗透途径进入内耳，中耳、内耳与耳后解剖位置紧密，之间存在血管、淋巴管、神经、骨缝、膜性分隔等天然缝隙，可能帮助耳后药物分子进入内耳，与全身给药比较，可能内耳局部作用时间更长，药物总量更大。

耳后穴位注射研究取穴：耳迷根穴。定位：选取根据“十五”国家级规划教材《刺法灸法学》中耳穴定位规定的位置（在耳郭后沟的耳根处，图10-3-1）。操作：患者取坐位，操作者用5ml注射器抽取药物1ml，左手向前牵拉耳郭，同心圆法由内向外消毒耳迷根局部皮肤，右手持针，针刺方向与皮肤表面垂直，进针时针头斜面朝向皮肤，进针至针下有抵抗感，并得气有酸麻胀痛感，回抽无血后缓缓注入药物0.5ml，单侧耳鸣取患侧，双侧及颅鸣者取双侧。

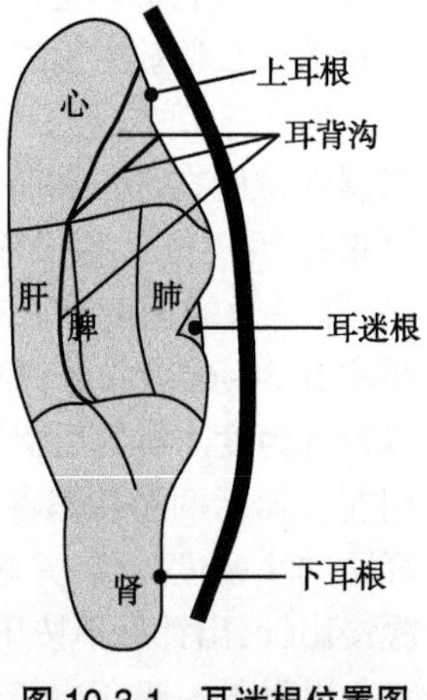

图10-3-1　耳迷根位置图

药物选择：考虑到药物能否弥散、渗透至内耳可能与分子量大小有关，故选取小于（或相当）地塞米松分子量的药物（因已有动物实验证实耳后注射地塞米松可以使药物到达内耳）。糖皮质激素：醋酸曲安奈德注射液，分子量为476.54，5ml:50mg；天麻素注射液，分子量为295.29，2ml:0.29。

（三）穴位埋线迷走神经刺激术

在中西医学理论指导下，将穴位埋线和迷走神经刺激术两种方法创造性地有机结合，充分发挥两种治疗方法的优势，以防治疾病的一种新的治疗技术。操作方法：在中医学针灸经络理论指导下，将医用羊肠线埋入与左侧颈部迷走神经紧邻并交叉循行的人迎、天窗穴上，经过多种因素持久柔和地刺激该穴达到疏通耳部经络气血。同时刺激该穴紧邻的迷走神经，经迷走传导通路对皮层相关区域的功能进行调节，以治疗耳鸣的方法。

1. 主穴　迷走神经：人迎穴（左）、天窗穴（左）。

2. 配穴

（1）主症：耳鸣：听宫（患）/听会（患）、翳风、风池。

（2）兼症：①睡眠障碍、心神不宁：心俞、内关（双）；②焦虑、抑郁状态：肝俞（双）。

3. 辨证选穴

（1）脾胃虚弱型：气海、足三里、脾俞。

（2）肾精亏损型：肾俞、关元、三阴交。

（3）痰火郁结型：丰隆、大椎。

（4）肝火上扰型：太冲、丘墟。

（5）风热侵袭型：外关、曲池、大椎。

三、按摩导引

医师在病人一定的部位上施加手法称为按摩，由病人自己在身上进行操作称为导引。临床上单独运用按摩导引方法治疗耳鸣者较少，大多作为一种辅助治疗手段而被采用。当患者长期为耳鸣所折磨苦于没有方法可以缓解时，如果能适当运用按摩导引的方法，往往可以使部分患者精神放松下来，从而减轻耳鸣所引起的心理烦恼，甚至感到耳鸣响声降低。这类方法与现代所称的“减压法”“松弛疗法”等有类似之处，且更易被患者接受。临床常用于耳鸣的按摩导引法主要有鸣天鼓、营治城廓、鼓膜按摩等。

（一）鸣天鼓

鸣天鼓是一种传统的导引法，其方法是：先将两手搓热，然后两掌心紧贴两耳，两手示指、中指、环指、小指横按在两侧后枕部，两中指相接触，将两示指翘起叠在中指上面，用力滑下，重重地叩击脑后枕部，即可闻及洪亮清晰之声如击鼓。先左手24次，再右手24次，最后两手同时叩击48次。一般可每天晨起和临睡前各做1次，其余的空闲时间也可进行。

鸣天鼓是一种很好的耳保健操，部分耳鸣患者做了以后感觉神清气爽，耳鸣立时减轻，临睡前做还有助于睡眠。要领是，除了动作要正确外，还要摒除杂念，集中精力听那有节奏的打鼓一样的声音。

（二）营治城廓

将两手搓热后，以两手分别自上而下按摩两侧耳轮，每次做15分钟左右。每天可做数次。

（三）鼓膜按摩

以手示指（或中指）置外耳道口，轻轻捺按，两侧各捺按15~30次，每天3次。或者用手指按压耳屏，一按一放，亦有相同作用。这种方法常用于咽鼓管功能不良及分泌性中耳炎以改善耳部堵塞的症状，其实在中耳功能正常的情况下，进行这项操作也有促进局部气血流通而起到耳部保健的作用，对耳鸣患者是有益无害的。

四、中药外用

中药外用治疗耳鸣是古代医家常用的方法，自晋代开始，历代著作都有记载，不过现代应用较少。目前仍在使用的方法主要是穴位敷贴法：用吴茱萸、乌头尖、大黄三味为末，每日临睡前用温水或醋调和，敷贴于涌泉穴，次日早晨除去。也可单用吴茱萸粉调敷涌泉穴。这种方法可起到引火下行的作用，适用于肾阴虚、肝火上扰、痰火郁结等耳鸣证候。

此外，有学者将中药生草乌浸泡于 75% 乙醇中，1 周后用此乙醇滴患耳以治疗耳鸣，据称有一定效果，但鼓膜穿孔者应禁用。

五、评价与展望

耳鸣的治疗有许多种方法，每种方法都有一定的适合人群，这从另一个方面也说明目前还没有最理想的适合于各种耳鸣的治疗方法。无论是从文献报道的数量，还是从临床实际情况来看，在中国应用中药、针灸、按摩导引等方法治疗耳鸣是一个非常普遍的现象，其应用的广泛程度恐怕在所有疾病中都是排在前列的，这是非常值得我们关注的一个现象。

究竟中药、针灸、按摩导引等中医方法治疗耳鸣是否有效，目前还缺乏令人信服的研究证据。这有两个方面的原因：第一，耳鸣是一个非常特殊的问题，由于其主观特性，缺乏客观检测方法，长期以来一直作为附属于其他疾病的一个症状，因而缺乏诊断标准以及疗效评价标准，在这种情况下很难开展真正意义上的随机对照研究；第二，无论中医还是西医，真正对耳鸣进行系统的专题研究时间还不长，积累的经验也不够丰富，许多问题都有待于进一步研讨。事实上，从循证医学的角度来看，目前还没有任何一种方法被证明能明确减轻或消除耳鸣，因此，不能因为中医方法的有效性没有被证实便格外苛求。

耳鸣目前依然是一个有待攻克的世界难题，在大量的耳鸣患者得不到有效治疗的无助情况下，中药、针灸、按摩导引等中医方法的广泛应用为我们提供了从另一个角度看待耳鸣的思路，这种新的思路也许会为揭示耳鸣的奥秘带来新的启示，这是中国人研究耳鸣得天独厚的有利条件之一。只要我们怀着科学的态度，不带偏见的真正运用中医思维去勇于实践，脚踏实地的认真观察不同方法的治疗效果，并运用现代科研方法进行科学的总结，相信在不久的将来，随着对耳鸣认识的不断深入以及越来越多的有识之士加入到中医药治疗耳鸣的研究队伍中,各种中医药方法治疗耳鸣的有效性问题会有一个明确的结论。

（刘蓬　谭君颖）

参考文献

1. 曹碧茵,施建蓉. 中医药治疗耳鸣的随机对照临床试验文献分析. 中国中西医结合耳鼻咽喉科杂志,2006,14:49
2. 广州中医学院. 中医耳鼻喉科学. 上海:上海科学技术出版社,1980:25-27
3. 静媛媛,余力生,李兴启. 耳后注射复方倍他米松豚鼠血浆中药代动力学特征. 听力学及言语疾病杂志,2009,17(4):354-357
4. 李晶兢,余力生,夏睿,等. 7. 0T 磁共振成像观察耳后给药促进药物进入内耳的可行性. 中华耳科学杂志,2012,10(2):144-148
5. 李石良,柏杨,李辉,等. 针刺与连续多点脉冲刺激治疗主观性耳鸣的初步评价. 中国针灸,2006,26:859
6. 梁辉,李艳青,李明等. 针灸治疗耳鸣文献现状分析. 上海针灸志,2010,29(12):801-804
7. 林运娟,余力生. 大鼠耳后和肌肉注射地塞米松后内耳组织药物浓度分析. 中国耳鼻咽喉头颈外科杂志,2009,16(7):381-384
8. 刘蓬. 耳鸣的中医辨证研究. 中国中西医结合耳鼻咽喉科杂志,2003,11(2):102
9. 刘蓬. 中医药治疗耳鸣的研究. 听力学及言语疾病杂志,2007,15(5):343
10. 刘蓬,李明,王洪田,等. 原发性耳鸣刍议. 听力学及言语疾病杂志,2010,18(2):99
11. 刘蓬,刘春松,刘建民,等. 纯音测听在耳鸣耳聋中医辨证中的作用. 广州中医药大学学报,2004,21(4):253
12. 刘蓬,刘春松,伍艳明,等. 耳鸣耳聋主客观测听与中医证型的关系初

探．中医药学刊，2004，22（10）：1832

13. 刘蓬，刘春松，伍艳明，等．声导抗测试在耳鸣中医辨证中运用的临床研究．新中医，2005，37（11）：21

14. 刘蓬，邵美君，曹晓丽．以听力学指标为基础的多元判别函数与耳鸣辨证的关系．中华中医药学刊，2007，25（8）：1613

15. 刘蓬，赵翠青，邵美君．利用听力学指标进行耳鸣客观辨证的临床研究．中国中西医结合耳鼻咽喉科杂志，2007，15（2）：94

16. 童钟，施建蓉．中药补肾治疗耳鸣的神经生理学思考．中医文献杂志，2006，（2）：34

17. 王德鉴．中医耳鼻喉科学．上海：上海科学技术出版社，1985. 25-28

18. 王士贞．中医耳鼻咽喉科学．第 2 版．北京：中国中医药出版社，2007：80-85

19. 王士贞．中医耳鼻咽喉科临床研究．北京：人民卫生出版社，2009：104-117

20. 郑勇，牟凤华，戴缙．耳鸣的针灸疗法概述．针灸临床杂志，2004，20（11）：55

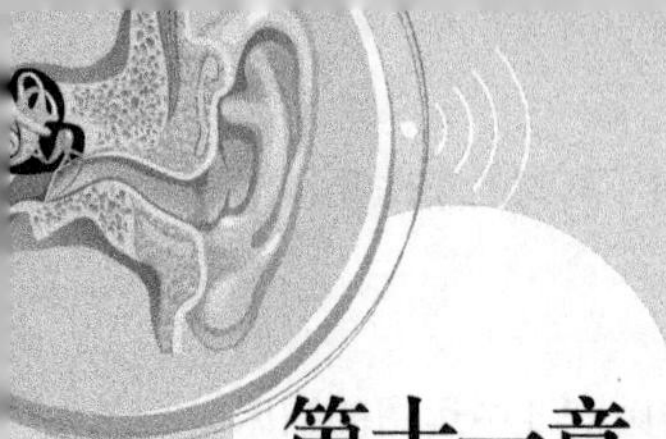

第十一章

耳鸣疗效标准的讨论

一、关于耳鸣评估方法的客观性问题

耳鼻咽喉科医师一直认为,耳鸣音调及响度匹配、耳鸣响度的主观感觉分级(0~6级)、严重程度分级、耳鸣问卷等都是主观的,不是客观或半客观的。

但是,心理科或精神神经科医师却认为,正如Zung抑郁量表、SCL-90量表等一样,耳鸣音调及响度匹配、耳鸣响度的主观感觉分级(0~6级)、严重程度分级、耳鸣问卷等,对于个体是主观的,但对于整体或大样本却是客观的。因此,需要我们进行大样本的调查。

二、耳鸣的疗效标准

在制定疗效标准时,应该考虑两方面的因素。一是耳鸣方面的,另一是心理方面的。如果单纯考虑耳鸣方面的,有效率可能很高。但耳鸣伴随的最主要症状是心理方面的,如心烦、紧张、焦虑、抑郁等,这些症状有时比耳鸣本身更严重。所以不能只考虑耳鸣的情况。

耳鸣习服疗法的目的,正是使患者尽快适应和习惯耳鸣,也就是达到代偿状态。因此,我们在制定耳鸣习服疗法的疗效标准时采用以下分级方法。

痊愈:完全适应,耳鸣消失或明显减轻,情绪、睡眠和工作等不受任何影响。

显效：基本适应，耳鸣消失、减轻或仍存在，但情绪、睡眠和工作基本不受影响。

有效：部分适应，耳鸣仍存在，但情绪、睡眠和工作仍部分受影响。

无效：未适应（无效），耳鸣仍存在甚至加重，仍严重影响情绪、睡眠和工作。

另外，疗效判定标准还应该按人或例计，而不应按耳计。举例来说，如果一例双侧耳鸣的患者，服用某种药物或采用某种治疗方法后，一侧耳鸣消失，而另一侧耳鸣加重。不能说该药或该疗法对一耳有效而对另一耳无效，除非能够确定该药或该疗法有耳鸣侧别的选择性。按耳计容易在某些病人导致相矛盾的结果，虽然有效率可能高于按人或例计，但结果缺乏可信性。

耳鸣还应追求长期而不是短期的疗效，仅仅几个小时、几天甚至十几天的耳鸣消失或缓解，之后耳鸣又响，这显然不能证明这种药物或方法有特效，最起码说明，该药仅有短期的疗效。

三、难治性或顽固性耳鸣

一般认为，耳聋程度越重，耳鸣越难治疗。因此，重度和深度耳聋患者的耳鸣、突发性聋后全聋患者的耳鸣都比较难以治疗。在同侧的掩蔽治疗往往因听阈太高而不能进行，在对侧耳进行掩蔽，患者往往有顾虑，担心健耳被“吵聋”，不愿意用健耳进行掩蔽。患耳聋的程度越重，患者越不愿意用健耳来掩蔽，以便尽可能保护健耳。药物常常无效。针灸、理疗等中医方法可能有短期效果，患者往往不能坚持长久，常自行中断治疗。对这种类型的耳鸣，电刺激疗法可能比较适宜。

另一类难治性或顽固性耳鸣，是伴有严重心理问题或心理障碍的耳鸣患者。他们异常担心耳鸣及其症状，时刻处于紧张、焦虑、抑郁状态，甚至有自杀倾向和行为。他们到处求医问药，对医师从不信任，买来很多药物，但从未进行正规的治疗。他们的自主神经系统功能严重紊乱，自主神经症状异常明显。

心理障碍和自主神经症状已经成为他们的主要问题,因此,对于这类患者,应请心理或精神科积极配合治疗。我们曾遇到一例男性患者,因腭肌阵挛性耳鸣而引起严重心理障碍,请心理科会诊后,给予氟哌噻吨美利曲辛和氟西汀口服 2 个月后,心理障碍得到缓解。经局部注射利多卡因、肉毒素后腭肌阵挛减轻,耳鸣也随之减轻。经 1 年多随诊,患者的耳鸣有时仍响,但不影响睡眠,紧张情绪大大缓解,能够耐受。

（王洪田）

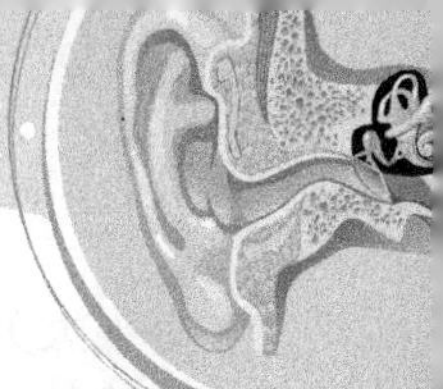

第十二章

耳鸣基础及临床研究进展

耳鸣的发病机制不明,是制约耳鸣研究的关键因素。研究耳鸣,一是在人身上,二是在动物身上。对人类的研究受到许多因素的制约,比如不能给人造成伤害,或造成器官或组织的功能障碍,还有伦理方面的,有违目前伦理道德的科学研究是不能被大多数人甚至整个社会所接受的,因此也是行不通的。用动物来研究耳鸣是必需的,也是必要的和可行的。目前已经有比较成熟的耳鸣动物模型,虽然这种动物模型有很大的局限性,但从无到有,这本身就是一个巨大的突破。耳鸣是人的一种感觉,人可以用语言表达出来,动物没有语言,无法用语言表达其感受。因此,要想让动物表示其有耳鸣的感受,必须用条件反射的方法,通过动物的某种行为来判断动物有无耳鸣。当动物出现某种行为,则表示有耳鸣,如果某种行为不出现,则表明无耳鸣。在此之前,必须训练动物形成某种行为的条件反射。

Jastreboff 的耳鸣动物模型是耳鸣研究史的重大进展,但仍有一些学者不承认这种模型。他们认为,动物的耳鸣仍系实验者推断或猜测所得,是否真有耳鸣难以客观判定。

耳鸣的发病机制不清楚,具体表现在许多方面。比如,很久以来人们都认为高血压可引起耳鸣,但临床上有的高血压患者有耳鸣,而有的高血压患者则无耳鸣。再比如,并非所有耳聋患者都有耳鸣,一部分人有耳鸣,另一部分人则无耳鸣。这其中的道理仍不知晓。耳鸣与高血压、颈椎病、耳蜗病变等并无一一对应的关系,并不存在必然的因果关系。耳鸣与个体的心理素质有很大关联，对耳鸣特殊敏感的人耳鸣即可非常严重，对耳鸣不敏感的人，同样响度的耳鸣也不会产生什么临床症状。耳鸣与许多我们一直认为的所谓病因之间的不确定的因果关系，值得我们深入研究和反思。

如果说，耳鸣动物模型是用动物研究耳鸣的最新进展，那么，大脑听皮层的功能成像，尤其正电子发射断层成像则是在人类进行的最前沿耳鸣研究项目。我们将分别介绍正电子发射断层成像和耳鸣动物模型。

第一节　耳鸣动物模型

耳鸣研究的主要障碍在于缺少动物模型。但在过去的10多年里，学者们已经建立了这种模型，它包括：①将动物暴露于噪声中，推测动物产生了耳鸣；②用2-脱氧葡萄糖（2-DG）标识或追踪单侧耳蜗破坏后听觉通路代谢活动情况，发现听觉系统核团代谢率先下降后恢复到术前水平，认为这种现象应归因于耳鸣的产生；③记录下丘单个神经的自发电活动，发现口服水杨酸后下丘单个神经元的放电率增加，这可能反映水杨酸诱发耳鸣的产生；④建立动物耳鸣的行为学模型，并能测定耳鸣的音调和响度。

一、动物模型的早期阶段

早期，人们试图将动物暴露于与人的耳鸣相似的噪声环境下，以便造成动物模型。但实际上，人们不可能问动物是否有耳鸣，只能推测动物发生了耳鸣。既然不能确定动物是否真正感受到了耳鸣，那么所有结果则可能是由实验操作的非特异性因素引起的。

二、用2-脱氧葡萄糖监测听觉通路代谢活动

20世纪70年代以后，一种先进技术被用于神经科学研究，

它能测定脑代谢活动的三维分布。葡萄糖是神经元利用的唯一能源物质,2-脱氧葡萄糖是葡萄糖的类似物,仅在三羧酸循环的某个阶段进入代谢过程,可聚集在局部生理活性组织中。这种聚集与葡萄糖的利用成正比,能反映局部脑代谢情况。在实验时,动物体内注入放射性2-DG,暴露于一定条件下45分钟,处死,灌注。对冰冻切片进行组织学、放射自显影检查,与适当的对照组比较,如组织中2-DG聚集,表明脑代谢活动增加。

用白色豚鼠进行实验,损伤单侧耳蜗或听神经,术后2、7、21天用2-DG方法研究脑代谢情况。结果发现,同侧蜗神经核、对侧下丘及对侧内侧膝状体代谢活动的显著下降,21天后上述核团的代谢活动恢复到术前水平。这表明,耳蜗损伤后产生了耳鸣,才使得代谢活动恢复到术前水平。这种自发神经电活动可被动物感知为耳鸣。如果仅损害中耳,可引起听觉传入的下降但随后不能恢复,表明该现象与听力下降无关。

上述资料是耳鸣出现的最早的实验证据,可以说,开辟了耳鸣研究的新途径。然而,耳鸣仅是一种有说服力的解释,许多问题还是引起了人们对这种模型的怀疑:第一,代谢活动增加并不一定提示神经自发兴奋活动的增加,而可能是胶质代谢或神经元间抑制活动的增加;第二,代谢活动的恢复反映的是不规则自发电活动的总和的增加,并不一定被感知为声音。在人类,耳蜗或听神经手术后耳鸣的发生概率仅为50%左右。因此,损伤耳蜗或听神经后仅仅部分动物可能会发生耳鸣,在不知道哪些动物会产生耳鸣之前,不可能在耳鸣和代谢活动增加之间建立一一对应的准确的因果关系。为解决以上这些问题,学者们改变了诱发动物产生耳鸣的策略。

三、在下丘脑监测单神经纤维放电活动

因为外科手术(即损伤耳蜗及听神经)并不能100%诱发耳鸣,而且许多非特异性因素将无法控制。所以,外科方法建立耳鸣并不是建立模型的最佳方法。另外的可选方法应该是水杨

酸诱发的耳鸣，它可诱发 100% 的人发生可逆性耳鸣及轻微的听力损失。

2-DG 观察结果并未证明听觉通路内尤其是下丘内有耳鸣相关活动的出现。为弄清下丘内是否确实有神经活动的改变，学者们用麻醉的白色豚鼠进行了一系列研究，在应用水杨酸钠 450mg/kg 之前和之后 2 小时记录自发电活动，用柱形图代表自发活动及细胞放电的主频率。结果显示，应用水杨酸后细胞自发放电活动显著增加。用盐水注射的对照组则不受影响。更重要的是，从小脑蚓部记录的自发活动并不受水杨酸的影响，这一现象明确表明，下丘内神经活动的增加是由水杨酸引起的，而不是由非特异性因素引起的。

临床资料显示，人类在应用水杨酸后下丘内神经活动的改变与耳鸣的出现高度相关。然而，在动物则没有非常充分的证据表明耳鸣是由水杨酸引起的，因为人们仍然在推测神经活动引起了耳鸣。所以，动物模型必须有动物出现耳鸣的行为证明，也就是行为学模型。

四、动物耳鸣的行为学模型

建立动物耳鸣的行为学模型是一个巨大挑战。人们不能问动物是否有耳鸣。要想通过动物的行为变化知道动物是否产生了耳鸣，必须首先建立条件反射，动物出现某种行为则表明产生了耳鸣，如果不出现某种行为则表明未产生耳鸣。

通常的条件反射模式是这样的：动物听到口哨声就来喝水，经强化训练后动物形成“听到哨声就来喝水”的条件反射。在这里，条件刺激是哨声，非条件刺激是水，而且是奖励性的。用这种条件反射模式建立的耳鸣动物模型，条件刺激应该是耳鸣，非条件刺激则应该是水。但问题是，人们不能随意开（关）耳鸣信号从而发出条件刺激，因此，动物也无法建立这样的条件反射。该模式如此存在巨大困难，而且也不能完全排除非特异因素的影响。

设想采取正好与上相反的模式建立条件反射：条件刺激是声音停止（安静），非条件刺激是电击，而且是惩罚性的。让非常渴的动物在背景噪声中吸水，声音停止（安静）后紧接着给予电击，动物因害怕电击而停止吸水。经过强化训练后动物很快形成条件反射：背景噪声停止→动物不敢吸水。需要观察的是，动物用多长时间可以消除这种条件反射，也就是，不再给予电击，动物能用多长时间忘记条件反射。给予动物水杨酸，如果动物产生了耳鸣，在噪声停止（安静）时动物因耳鸣而分不清背景噪声是否停止，则仍继续吸水，或很快忘掉条件反射。如果未产生耳鸣，则应该与对照组动物有相同的表现，即经过较长时间才能忘掉条件反射。

本模型的训练系统由硬件和软件组成。软件是用 Visual Basic5.0 编写的可执行程序（V1.0），称为“大鼠饮水记录训练系统”。该系统界面良好，人机对话方便，可操作性强（图 12-1-1）。硬件由吸水计数器、训练箱、电刺激器、给声系统、计算机等组成（图 12-1-2）。吸水计数器和训练箱均为美国 Lafayette 仪器公司产品，吸水计数器型号 Model-102。训练箱系有机玻璃制成，内径 43cm×23cm×23cm，箱底是可导电的不锈钢栅，与电刺激器的负极连接；箱顶是吸水管，与电刺激器的正极连接。动物本身就像开（关）一样，吸水时接通该电路，不吸水时电路自

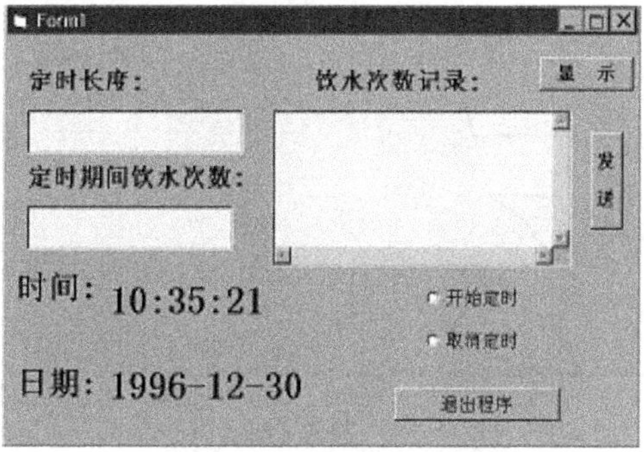

图 12-1-1　软件系统的初始界面

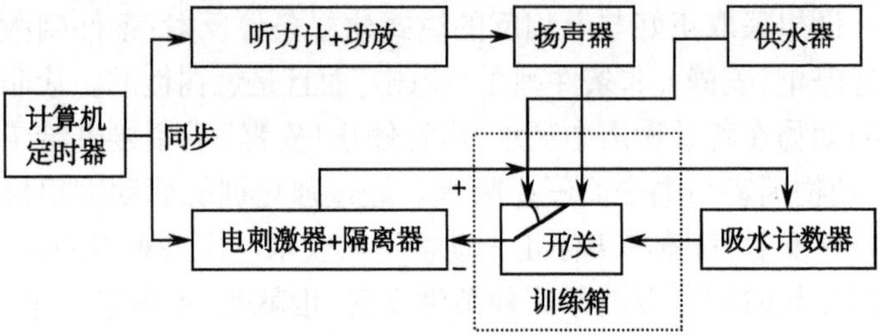

图 12-1-2　硬件模式图

然断开。该电路也与吸水计数器连接。通过该电路，可以给予电击，也可以准确记录动物吸水次数。电刺激器为日本光电产品，Model8201 型；隔离器型号 SS102J。用 SDK-2 型数字式定时控制器将听力计和电刺激器连接并使二者同步化，以控制背景噪声的停止时间，并在背景噪声停止时给予动物电击。

给声系统由 Madsen OB822 临床听力计、Madsen PA501 功放、飞乐牌（YD5-2004）电动扬声器（8Ω）组成。饲养处的扬声器位于动物上方 116cm 处，训练处的扬声器位于训练箱正上方 43cm 处。两处的给声系统相同，动物感受到的背景噪声为 55dB SPL 白噪声，频谱分析显示，在 400Hz 到 12 500kHz 范围内，噪声能量谱是平坦的（图 12-1-3）。隔音室本底噪声 500Hz 以上各频率均小于 25dB SPL。

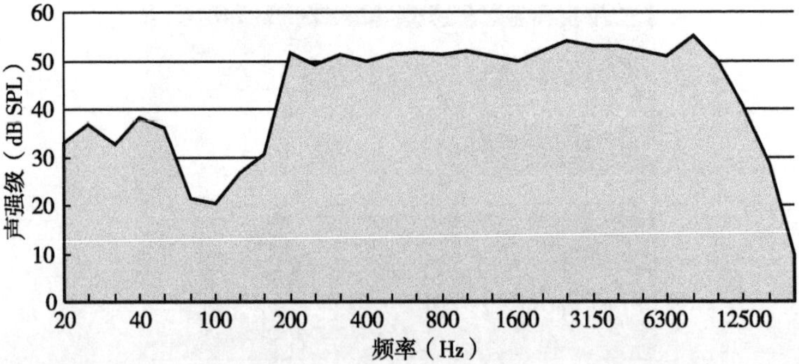

图 12-1-3　频谱分析显示：从 400Hz 到 12 500Hz 背景噪声能量谱是平坦的

健康雄性成年大鼠，耳镜检查正常，听性脑干反应（ABR）阈值≤35dB SPL者纳入实验。适应性喂养1周后，禁水2~3天，每天监测动物体重，使体重下降至原来的80%，目的是让动物处于非常渴的状态。将动物移入隔音室内，单独饲养于持续的背景噪声中，给予食物但仍禁水。实验过程中室内灯光施行12小时开（关），以保持动物的日夜节律稳定。

将动物随机分为6组，每组6只。第1组（G1），从条件反射建立前开始注射水杨酸钠350mg/（kg·d）（皮下），每天训练前2小时注射；第2组（G2），从条件反射建立后开始注射水杨酸钠，剂量同上；第3组（G3）和第4组（G4）用生理盐水分别代替第1和第2组的水杨酸钠；第5组（G5）和第6组（G6），在注射水杨酸钠后30分钟注射尼莫地平1mg/（kg·d）（皮下）。

在另一间隔音室内进行条件反射训练，条件刺激为背景噪声随机停止30秒，非条件刺激为电击（1.5mA，0.5秒）。每只动物每天训练1次，每次30分钟。在30分钟里条件刺激出现5次（在第3、9、17、24、29分钟左右出现），每次30秒。在背景噪声停止后的第9秒、第18秒、第27秒给予1~3次电击。训练时用自动供水器给动物供水30分钟，每分钟7~10滴，30分钟约15~20ml。记录动物吸水次数。条件刺激出现时的吸水次数为B，背景噪声不停止时每30秒的平均吸水次数为A，吸水率RB=B/（A+B）。

训练分3个阶段进行：①适应训练期：目的是让动物适应条件刺激并持续吸水，需要2~3天。此期的吸水率RB应该等于或接近0.5。动物在30分钟的训练时间里，吸水次数一般为6000~8000次，如果少于350次则被淘汰。②条件反射训练期：条件刺激出现同时给予非条件刺激，动物因恐惧电击而减少或停止吸水。经2~3天训练后，动物建立了"背景噪声停止——吸水率下降或停止"的条件反射。此期的吸水率RB应等于或接近0。③条件反射消除期：条件刺激出现时不再给予非条件刺激，目的是观察条件反射的消除或遗忘过程。吸水率RB逐渐恢复到 0.5，观察 5~7 天（图 12-1-4）。

在以下时间内动物能够完全消除条件反射：第 1 组 5 天，第 2 组 2 天，第 3 和第 4 组均为 4 天，第 5 组和第 6 组均为 4 天（图 12-1-5）。方差分析显示，各组之间差异有极显著性意义（$P<0.001$）。

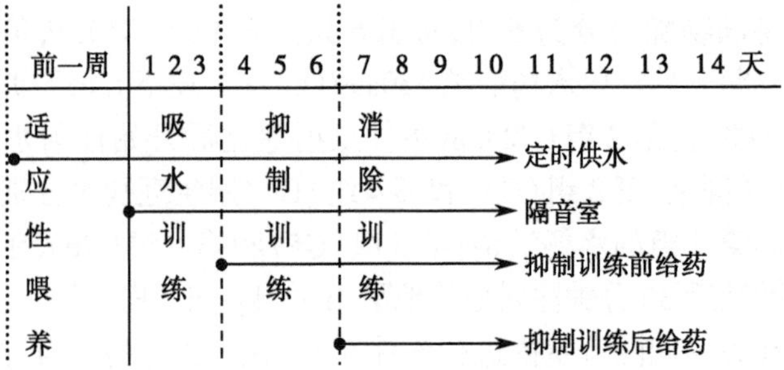

图 12-1-4　训练程序模式图

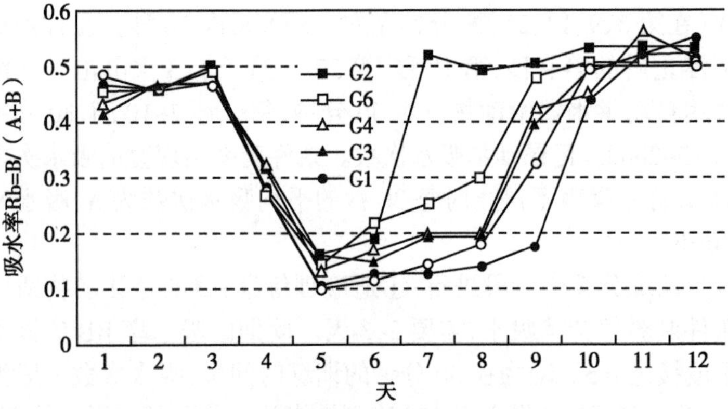

图 12-1-5　吸水率 R_B 随训练时间的变化（n=36）1~3 天为适应训练期；4~6 天为条件反射期；7~12 天为消除期

对上述结果进行分析：在条件反射建立前注射水杨酸，假设水杨酸诱发了耳鸣，背景噪声停止后耳鸣暴露出来，耳鸣本身成为额外的条件刺激，恐惧反应加重，消除期延长。第 1 组结果证实了这一假设。在条件反射建立后注射水杨酸,假设水杨酸诱发了耳鸣,背景噪声停止后耳鸣暴露出来。如果耳鸣的声音非常接近于背景噪声,动物将很容易忽略背景噪声的停止。即使耳鸣与背景噪声不同,它仍然与安静时有显著的差别。动物的恐惧反应很快消除。第2组结果也证实了这一假设。用生理盐水代替水杨酸,二者的消除曲线差异有显著性意义($P<0.001$)。第5和第6组的动物吸水行为类似于生理盐水对照组,表明尼莫地平能够对抗水杨酸诱发耳鸣的作用。

目前,国内外尚没有市售成套的耳鸣动物模型训练仪器可供选择,所有仪器系统均是根据实验目的自行组装的。笔者的实验与Jastreboff等的实验一样,均观察动物的吸水行为,故称"吸水法"。本法实验周期短,仅需12~15天。Jastreboff建立的训练系统可以同时训练6只动物,而笔者建立的系统目前仅能每次训练1只动物,但若改装也可以同时训练多只动物。近来,Bauer等应用操作性条件反射("压杆取食法")成功建立了长期耳鸣的行为模型。因该法实验周期长,3个月以上,其结果易受外界因素的影响。

通过实际摸索,笔者认为在建立系统时,训练程序和声学问题是最重要的环节。在参照文献的基础上笔者进行了如下改良:①增加吸水次数。方法是尽可能控制供水量(7~10滴/分钟),既能让动物在30分钟的训练时间里补充足够水分(生理需要量15~20ml/d),又能使动物持续不断的吸水(6000~8000次/30分钟,甚至到10 000次以上)。增加吸水次数有利于观察动物吸水行为的变化,也利于给电击。②适当调整训练程序。文献报告的方法是每天训练1次,每次45分钟,条件刺激(背景噪声停止)随机出现4次,在背景噪声停止的最后1秒给予电击1次。而我们是每次30分钟,条件刺激出现5次,在背景噪声停止的第9秒、第18秒和第27秒给予电击1~3次。这样做的目的是增加训练次数,最根本的是避免了电击失败。如果第1次电击成功则不再给予第2和第3次,如果第1次失败则给予第2次，一直到第3次。一般认为，非条件刺激与条件刺激在时间上间隔的越近，条件反射越容易形成。但我们的预实验提示，动物在背景噪声停止7秒后才能有行为反应，也就是说，大鼠对背景噪声停止的听觉分辨发生在7秒后。所以，我们选在第9秒时给予第1次电击。因为动物吸水时用舌头舔供水管，通电后电击打在舌头上，所以动物能很快形成条件反射。但电击次数不能太多，且电击强度不能太大。否则，容易使动物的学习能力降低。适宜的电流强度是1.5mA，持续时间是500ms。③从理论上讲，背景噪声的频率应该接近大鼠的耳鸣频率（11 000Hz、12 000Hz或15 000Hz附近）。因此，背景噪声应该是以上述频率为中心的窄带噪声。但一般扬声器的频响效应均在8000Hz以下，不能产生如此高频的窄带噪声。所以，我们采用高频扬声器以产生白噪声，而且，经频谱分析，笔者的给声系统发出的背景噪声频谱从400~12 500Hz范围内是平坦的。另外，笔者的隔音室的本底噪声在500Hz以上均<25dB SPL，这充分保证了背景噪声的停止能够成为明显的条件刺激信号而被动物分辨出来。笔者曾用肌动蛋白染色法观察动物的耳蜗毛细胞形态，用听性脑干反应和耳声发射评估动物的耳蜗功能，结果显示，55dB SPL的白噪声暴露2~4周未造成动物耳蜗毛细胞形态和功能的损害，表明背景噪声是安全的。④避免动物的应激反应对吸水行为的影响。方法是多接触、多抚摸动物，对照组动物也应同实验组动物一样，皮下注射生理盐水。

对实验结果的分析表明，动物的吸水行为在注射水杨酸后发生了显著变化，不管在条件反射建立前还是在条件反射建立后给药，吸水率的变化都提示动物感受到了耳鸣。而且证实，尼莫地平能够拮抗水杨酸诱发的耳鸣。

因水杨酸诱发耳鸣具有可逆性，实验结果可重复，所以，被广泛应用于耳鸣的实验研究。以往，人们仅能推测动物在注射水杨酸后产生了与人相似的耳鸣。但在按照巴甫洛夫条件反射原理成功建立耳鸣动物模型之后，我们可以通过动物的行为反应来确定动物是否感受到了耳鸣。另外，水杨酸的作用还包括解热、镇痛、可逆性听力损失等，但这些作用都不能合理解释实验结果，故可以排除这些非特异性因素的影响。

Jastreboff 等进行了大量的对照实验。首先，用视觉模式通过训练动物来验证（即持续的背景灯光关 / 闭用于条件刺激），证明水杨酸的作用严格限制于听觉模式。第二，水杨酸诱发听力损失的其他因素可能性验证显示听力损失不能引发与耳鸣相关的行为。最后，用耳鸣诱发药物奎宁来验证，也得到相同的结果。

五、确定动物耳鸣的响度和音调

如果将 5000Hz 声音与电休克相关联，经过强化训练后形成条件反射，动物对不同频率的声音则应该有不同的反应，对 5000Hz 反应最强，4000Hz 和 6000Hz 次之，对 3000Hz 和 7000Hz 更弱。

在评价耳鸣的音调和响度时，可以利用上述现象。Jastreboff 及我们的结果发现动物产生最强烈反应的声音频率是 10 000~11 000Hz，也就是说该频率应最接近动物耳鸣的主频率。在对照组，将动物暴露于 12 000Hz、13 000Hz、9000Hz、8000Hz 声音进行验证，发现动物的反应均减弱，表明大鼠感受到的耳鸣主频在 10 000Hz 附近。

根据水杨酸剂量与动物行为反应的回归方程，可以推算大鼠耳鸣的响度。

健康成年雄性白色 Wistar 大鼠 60 只，体重 230~380g，平均 320g，听性脑干反应阈值≤35dB SPL。随机分为 10 组，每组 6 只。第 1~4 组注射不同剂量的水杨酸 150、200、250、300mg/kg（350mg 水杨酸钠相当于 300mg 水杨酸，配成 10% 液体每组均在抑制训练后给药），第 5、6 组注射生理盐水。第 7~10 组用 10 000Hz 的纯音代替水杨酸，其强度分别是 45、55、65、75dB SPL（亦在抑制训练完成后介入）。动物处于背景噪声为 55dB

SPL 的准自由声场中。

动物因干渴而很快寻求水源并适应吸水，然后给予电击，形成背景噪声停止而不敢吸水的条件反射。之后，即使不再给予电击，当背景噪声停止时动物也不敢去吸水。一般动物需要 4~5 天才能忘记电击而逐渐消除这种条件反射。但如果动物有耳鸣，则分不清背景噪声是否停止，忘记电击或消除抑制的时间缩短，1~2 天即可。在吸水抑制训练完成后注射药物，发现 300mg 的水杨酸影响最大，可使动物在最快时间（1 天）内消除抑制，250mg 水杨酸的影响次之，150mg 时影响最小。消除曲线下面积（A）与水杨酸剂量（D）及纯音强度（L）呈正相关（r=0.732，r=0.76，均 P<0.01），在对数坐标上也呈直线正相关。面积与水杨酸剂量之间的回归方程是 logA=logD-5.06，面积与纯音强度之间的回归方程是 logA=0.025L-2.60。因为面积相等，故水杨酸剂量与纯音强度之间的回归方程是 L=70logD-98.39。代入方程计算得出 350、300、250、200mg 的水杨酸诱发耳鸣的响度分别相当于 80、75、70、63dB SPL 的纯音。

实验结果表明，水杨酸诱发的耳鸣与纯音类似。Jastreboff 等报道，200、250、300mg/kg 相当于 10 000Hz 纯音分别为 61、68、73dB SPL。

目前，人们已经可以通过行为学模型来判定动物是否感觉到了耳鸣，这种模型具有简便无创等优点，而且可以从整体水平提供动物耳鸣的证据。该模型对耳鸣神经机制、客观检测、诊断治疗以及评价药物效果等均有重要价值。

六、再次监测听觉通路中与耳鸣相关的神经电活动

出现几个有趣的结果：第一，使用水杨酸后下丘神经细胞的自发活动显著增加；第二，许多细胞出现异常的癫样的活动；第三，自发活动的增加及癫样活动的频繁出现，主要显示在 10 000Hz 频率周围，而该频率正是行为实验所证实的动物耳鸣频率；第四，自发活动增加提示导致中枢抑制下降的潜在机制是

GABA 系统的改变;第五,用 Ca^{2+} 制剂预处理,水杨酸诱发的动物行为变化消失。

行为实验和电生理研究资料提示,神经活动确实与耳鸣相关。而且,电生理研究也解释(至少部分解释)了为什么抗癫痫药物有时对耳鸣是有效的。

七、临床应用

耳鸣动物模型的建立促进了临床研究工作的深入。我们可以得出以下结论或推测:①耳鸣患者均有耳鸣相关信号的中枢过程;②听觉过敏与耳鸣是密切相关的,听觉过敏可能是耳鸣前状态,应与耳鸣一起处理;③以往的纯音耳鸣掩蔽可能是无价值的,应该改变;④用听觉再训练疗法可以使耳鸣习惯化过程加速和敏化。

八、未来研究方向

虽然已经建立了可行的耳鸣动物模型,但该模型仍存在一定的局限性:①它仅仅是水杨酸诱发的耳鸣;②而且不能确定耳鸣的侧别;③也不能确定产生耳鸣的部位。以往认为水杨酸的作用是外周的,但越来越多的资料显示,水杨酸有中枢作用。所以,应该建立更好的耳鸣动物模型。

单侧耳鸣动物模型的建立将是解决上述问题的最好答案。将非常渴的动物处于自然环境中单笼饲养,每只动物的外耳道内放置一个可遥控的微型喇叭或插入式耳机,当左耳给声时训练动物到左侧的水瓶吸水,右耳给声时训练动物到右侧水瓶吸水,当双耳同时给声时让动物到中间水瓶吸水。经过强化训练后,动物建立条件反射。破坏一侧耳蜗或切断一侧听神经后,观察动物到哪侧水瓶吸水。用这种办法可以验证动物是否产生了耳鸣,以及有多少动物产生耳鸣,水杨酸引起的耳鸣到底是哪一侧的。本模型将能够进一步揭示耳鸣的神经机制,以及神经递质、受体、Ca^{2+} 内环境稳定和异常神经活动与耳鸣的关系。

（王洪田 梁勇）

第二节 耳鸣与递质及受体

从末梢到中枢，听觉通路存在4种神经递质系统：胆碱能系统、生物胺系统、氨基酸系统、神经肽系统。神经递质是能够携带神经冲动通过突触的化学物质，分兴奋性和抑制性两类，能增加神经递质活性的物质称激动剂（agonist），能降低神经递质活性的物质称拮抗剂（antagonist），钙离子通过电压依赖的钙通道流入细胞内是神经递质释放的必要条件，但神经介质或调质的释放则例外。神经递质的作用包括神经信号传导、信号修饰以及影响神经细胞代谢和为神经活动做准备。

一、耳蜗的神经递质

大鼠耳蜗的乙酰胆碱酯酶（acetyl cholinesterase，AchE）和胆碱乙酰化酶（choline acetyltransferase，ChAT）活性高于大脑组织和耳蜗的非神经结构，但在耳蜗的中回和顶回却迅速递减。大鼠和豚鼠耳蜗基底膜内侧部分的胆碱乙酰化酶活性高于耳蜗外侧部分，这与橄榄耳蜗系统有关。GABA在耳蜗的活性远低于大脑组织，也低于耳蜗的非神经结构。耳蜗内外淋巴液的甘氨酸浓度较高，但其作用仍不清楚。谷氨酸和天冬氨酸在内淋巴的浓度均高于外淋巴，其他氨基酸的分布正好相反。

脑啡肽（enkephalin）及肽类物存在于耳蜗外淋巴中，被定位于传出神经末梢，与乙酰胆碱同时存在于相同神经元，提示同一突触可有多种神经递质。脑啡肽可能是神经递质也可能是神经调质。神经肽受神经递质调节，包括内啡肽、强啡肽、儿茶酚胺、降钙素基因相关肽（CGRP）。

二、蜗神经核的神经递质

谷氨酸及天冬氨酸平行分布于蜗神经核听觉传入区。破坏蜗神经核或切断听神经，该区域谷氨酸及天冬氨酸的含量显著降低，而破坏前后天冬氨酸的最大差异发生于蜗神经核的前腹侧核。兴奋性氨基酸激动剂可以模拟声音诱发的反应，而特异的兴奋性氨基酸受体激动剂（如 N- 甲基 -O- 天冬氨酸）可竞争外源性氨基酸以及声诱发的神经活动。巴氯芬（baclofen）是一种亲脂性的 GABA 相似物，能作用于突触前膜抑制兴奋性氨基酸神经递质的释放。在体外，巴氯芬能阻断钙离子依赖模式的谷氨酸和天冬氨酸的释放。在体内，巴氯芬也能抑制它们的释放，降低蜗神经核神经元声诱发的活动。这一发现支持兴奋性氨基酸是听神经传入递质的假说。

耳蜗神经核的腹侧和背侧有两种抑制性神经递质——GABA 和甘氨酸，该处还分布有儿茶酚胺和神经肽。免疫组化显示，蜗神经核前腹侧的神经元对抑制性氨基酸（如 GABA 和甘氨酸）和它们的拮抗剂（如士的宁）很敏感。支持谷氨酸为蜗神经核的前腹侧核神经递质的证据少于 GABA。乙酰胆碱是上橄榄复合体（SOC）发出下行神经纤维——橄榄耳蜗束的神经递质，当蜗神经核被切除后，胆碱乙酰化酶和乙酰胆碱酯酶下降 85%~95%。这两种酶在蜗神经核后腹侧的浓度小于蜗神经核前腹侧。

三、传出神经递质

传出神经起于橄榄耳蜗神经核，止于耳蜗的内外毛细胞，其作用是抑制神经反应，改变耳蜗微音器电位和蜗内电位，抑制声诱发反应，改变内毛细胞的频率调谐曲线，提高声音的时间分辨率。传出神经递质是乙酰胆碱，也可能是神经肽及 GABA。传出神经在耳蜗底回和顶回的分布存在很大差异，内侧橄榄耳蜗束在底回的分布多于顶回。内外毛细胞均涉及耳蜗液体流动转化成电脉冲的过程,内毛细胞作为感受器与神经连接,外毛细胞影响感受器的敏感性。内外毛细胞被不同的传出神经支配,这反映出内外毛细胞有不同的功能。底回的基底膜较顶回厚,底回的毛细胞体积大于顶回,底回的传入神经及外毛细胞与传出神经的连接与顶回不同,顶回的内侧橄榄耳蜗束数目少但体积大,底回的传入神经总数多于顶回,胆碱乙酰化酶、谷氨酰胺转化酶、天冬氨酸氨基转化酶在底回的分布多于顶回。详见本章第五节。

四、听觉中枢的神经递质

1. GABA　听中枢通路的特征之一是GABA介导的神经抑制,GABA能神经元强烈抑制听皮层的神经活动。文献报道,在听皮层应用GABA-A受体拮抗剂后,听皮层局部场电位(LFP)幅值显著升高,单神经纤维自发的和诱发的放电活动也明显增加,有时高达30%。而且,单神经纤维的兴奋阈值下降,敏感度升高,兴奋反应的区域扩大,表现为窄的V形调谐曲线在特征频率处扩大形成U形调谐曲线。这提示GABA介导的抑制在限制听皮层兴奋的传播方面起重要作用(即负反馈增益控制)。耳蜗损伤后于动物听皮层再应用GABA-A受体拮抗剂,听皮层局部场电位很少或几乎无变化,表明耳蜗损伤能降低GABA介导的抑制作用。听皮层抑制作用的减小或丧失使得微弱的兴奋性输入信号变得非常明显,容易被检测出来。根据上述分析,笔者推测,耳蜗损伤后,听觉系统发生功能重组或可塑性变化,自身的增益显著增加,而抑制明显下降,导致听神经微弱的自发的活动过度增强,被听皮层和(或)皮层下中枢检测出来并被感知为耳鸣。这可能就是听神经切断后耳鸣发生的中枢神经机制。

虽然耳鸣是与许多病变有广泛联系的一个症状,但肯定存在导致耳鸣的共同神经病理学和物质基础。大量证据表明,听皮层对外周刺激或损伤产生可塑性变化,这些可塑性的改变可能是导致耳鸣发生的神经病学机制。可塑性的改变包括产生新的突触连接，这种新的突触连接很可能是随机的。在某些个体，可塑性的改变导致耳鸣神经元或神经核团之间的异常连接，在另一些个体的这种神经病学改变的感觉不显著，或者通过习服治疗后可以消除。新的突触连接的随机性似乎可以解释为什么并非所有听力损失者都有耳鸣，还可解释老年性聋患者的耳鸣频率与其最大听力损失频率一致的现象。外周刺激或损伤转化为大脑可塑性的改变，表现为滤过和习服的丧失，这就导致耳鸣发生。在人类水杨酸盐诱导的耳鸣模型和单光子发射断层研究均发现听皮层的活动增加，这可能是抑制活动减少的结果。

2. 5-羟色胺（5-HT）　最近的研究表明，耳鸣患者的血清5-HT水平显著高于正常人。5-HT是重要的调控网络，该网络影响各种信息处理机制，特别是听觉信息的过滤。耳鸣的发生很可能与中枢神经系统中5-HT的功能失调有关。

5-HT自1948年首次在血清中分离出以来，已经确定有15种不同的5-HT受体。这些受体在体内分布广泛，按其结构和药理学特性进一步分为7类。5-HT通路对机体许多生理功能起重要作用，包括感觉通路的调控、情绪和情感的控制、幻觉及伤害性感觉的觉察、睡眠/清醒周期的控制。5-HT能神经广泛存在于听觉核团：耳蜗神经核、下丘、外侧丘系核和上橄榄复合体。在耳蜗神经核和下丘中存在$5\text{-}HT_{1A}$受体，在初级听觉皮层中有$5\text{-}HT_2$和$5\text{-}HT_{1A}$受体。5-HT能神经元的胞体通常位于听觉系统以外，故5-HT能神经纤维的主要作用是对声音觉察进行调控。离子电渗导入5-HT可促进或抑制听觉系统以外神经元发出的输入信号，转而影响耳蜗神经核神经元的活动。起源于耳蜗神经核的听觉传入冲动也可调控其他部位的5-HT能和肾上腺素能神经元的活动，因而产生适应现象。这可能是5-HT促进听觉刺激习服的部分机制。伴有$5\text{-}HT_{2c}$受体缺失的遗传突变，增加小鼠对声音刺激所致癫（听源性癫发作）的敏感性，而药物阻断$5\text{-}HT_7$受体可防止这一效应。5-HT的改变能损害抑制性联想学习能力，即正常完整的5-HT通路对忽略或遗忘耳鸣的能力非常重要。5-HT 功能的破坏或改变可能导致听觉过滤和习服的丧失,而发生耳鸣。

5-HT 是诱导和维持睡眠的神经递质,耳鸣患者的 5-HT 能神经系统异常,这可以解释为什么耳鸣常伴有失眠以及在清醒状态下耳鸣最为严重。$5\text{-}HT_{1A}$ 和 $5\text{-}HT_2$ 受体的激活影响下丘的神经活动而改变个体的"防御"行为。同样,5-HT 对听觉的影响可能与清醒水平或行为状态有关,因为许多分布至耳蜗神经核的 5-HT 能纤维还投射到边缘系统,而边缘系统控制由紧张刺激所产生的反应。紧张是最常见的加重耳鸣的因素,这一作用可能是控制紧张反应的区域与听觉核团之间的异常联系所致。

许多重要的临床疾病包括精神分裂症、抑郁症和偏头痛等在某些方面与耳鸣有明显的相似性。抑郁症常伴有耳鸣,有学者试图证明某些人格特征也与上述疾病有关或有某种倾向性。声响恐惧和耳胀满感也常常伴随于偏头痛和耳鸣,而偏头痛患者的这些症状可能是中枢性的,可用 5-HT 兴奋药如舒马曲坦(sumatriptan)和佐米曲坦(zolmitriptan)来治疗。

精神分裂症、偏头痛、抑郁症和自杀倾向均具有明显的遗传性。虽然目前对耳鸣是否遗传尚不能确定,但很可能耳鸣的基本遗传特征与耳聋相同,与许多遗传位点的突变有关。因此,遗传学调查可能对耳鸣的诊断与治疗有重要价值,也为耳鸣的药物治疗提供遗传学的途径。

对双刺激音诱发的皮层电位的研究表明,正常情况下动物和人类对第二刺激音的反应显著减低,这一现象被认为与 5-HT 控制的信号过滤有关。偏头痛和精神分裂症患者的听觉诱发电位异常。精神分裂症患者和用苯丙胺治疗的动物,听觉诱发电位的平均总振幅较小,对第二刺激音的反应没有显著减弱。这被认为是 5-HT 介导的过滤或"闸门抑制"功能的异常,这一"闸门抑制"功能的异常可增加重复听觉刺激的反应。耳鸣人群中听觉诱发电位显著异常,包括强度依赖性增高和 N1 潜伏期延长,这与 5-HT 活动的改变有关。

在偏头痛和精神分裂症的治疗中，听觉诱发电位的改变是5-HT活动的一个易于检测的指标，药物治疗可减低偏头痛患者听觉诱发电位的强度依赖性，许多抗精神病药物也明显影响人类和动物的听觉诱发电位的反应。听觉诱发电位的变化可作为反映抗精神病药物效力的一个早期指标。

耳鸣与慢性疼痛特别是幻肢痛有密切的相似，而5-HT在疼痛刺激尤其是慢性疼痛的察觉和处理中起重要作用。幻肢痛患者的大脑皮层有可塑性变化，相应地，水杨酸盐所致的耳鸣患者也产生听觉核团的可塑性改变。单光子发射断层成像研究表明，耳聋患者听皮层的代谢率高于正常人。同样，耳鸣患者也表现出初级听皮层的代谢活动增加和边缘系统的异常活动。最近的磁共振成像研究也表明，与对照组相比，耳鸣患者大脑皮层频率代表区发生移位，这意味着被察觉为耳鸣的噪声频率可能位于中枢神经正常频率代表区之外。这种耳鸣患者频率代表区的改变表明听觉皮层活动的重新组织（功能重组）。在初级和次级听皮层也发现$5\text{-}HT_2$和$5\text{-}HT_{1A}$受体的致密结合。单光子发射断层研究表明，$5\text{-}HT_{1A}$受体集中分布于边缘系统。因此，$5\text{-}HT_{1A}$活动异常与耳鸣的有关的观点是可信的。

有许多环节可导致5-HT功能改变，包括受体数目、受体亲和力、释放和摄取机制等，这就为研究特异性改变5-HT的药物提供了方向。选择性5-HT再摄取抑制药（$SSRI_S$）用于治疗抑郁性精神病时起效缓慢，其主要作用机制不是抑制早期摄取，其效果是非特异性的，因而对耳鸣治疗的潜力有限。但当耳鸣作为病因明确的症候群的一个症状出现时，再摄取抑制药（$SSRI_S$）确实有效。

抗精神病药物如利培酮（risperidone）和奥氮平（olanzapine），除了常规的多巴胺拮抗剂作用外，还具有独特的$5\text{-}HT_2$受体拮抗剂功能。它们对听觉诱发电位有明显的效应，有望用于治疗耳鸣。这些药物对精神分裂症的幻听也有效。

$5\text{-}HT_{1B/D}$受体兴奋药可治疗偏头痛，因此，鼻腔应用利多卡因除治疗偏头痛外还可能对耳鸣有效。5-HT（或 $5\text{-HT}_{1B/D}$ 受体兴奋剂）与这些受体的结合能强烈抑制 5-HT 的释放，因此，$5\text{-HT}_{1B/D}$ 可能是药物治疗的合适靶点。5-HT_{1B} 受体的激活也调控 5-HT 与其他神经递质的相互作用。

5-HT 转运系统是另一个潜在的治疗靶点，受 5-HT 控制的基因的功能失调与焦虑个性有关，5-HT 转运系统控制大脑发育和蜕变，因此，与情感性疾病、药物滥用和痴呆有重要关联。

总之，听觉损害通常先于耳鸣出现，诱发出中枢神经系统各分散区域的可塑性改变，这些改变进一步累及 5-HT 系统功能。神经递质活动的改变，激发由 5-HT 调节的自我调节回路的代偿机制。5-HT 被称为“一种有助于将意识返回到自身稳定设定点的稳定剂”。这种代偿机制的失调引起生理“设定点”的移动，因而导致耳鸣。

（王洪田）

第三节　大脑听皮层的功能成像

一、功能成像

功能成像不同于结构成像，不管有无生命，即不论活着还是已经死亡，都可以得到结构像。但仅仅在有生命者，即必须活着，才能得到功能像。人体代谢活动是功能成像的前提条件，其可以通过功能性磁共振成像、正电子发射断层成像、单光子发射计算机断层成像、脑磁图等来实现。脑电测量技术如脑电图（EEG）、事件相关电位（ERP）、磁共振波谱技术、近红外谱技术（NIRS）、光学相干层析成像技术等都可以进行脑功能成像。在此仅简要介绍前 4 项，其他几项就不一一列举了。

1. 功能性磁共振成像　用于功能成像的磁共振成像被称为功能性磁共振成像（functional MRI，fMRI）。磁共振仪器在临床实践中已得到广泛应用，对发现软组织的病变有独特诊断价值。由于磁共振仪器性能的发展，以及经济和生活水平的提高，磁共振检查以及用磁共振进行研究已经变得普及起来。但是，磁共振仪器本身产生的巨大噪声却妨碍了听力检查和研究。据现场测定，1.5Tesla 仪器所产生的稳态噪声为 75dB SPL 以上，而最大脉冲噪声则可达 120dB SPL 以上。如此巨大的噪声使得听觉研究极其困难，但可以通过几组“block”任务（tasks）来实现，比如不给任务持续 30 秒，然后给予任务持续 30 秒，再不给任务持续 30 秒，再给任务 30 秒，如此重复数次，每次都得到大脑皮层的磁共振数据（主要是任务相关部位的局部脑血流的变化），用特殊统计软件如 AFNI、Stimulate、SPM 等进行统计分析（基本思想是有任务与无任务时磁共振数据的差值），即可得到该任务引起的脑反应情况。具体到耳鸣研究，听觉任务是白噪声，强度一般在听阈上 55dB SPL，能够部分或全部掩蔽耳鸣。白噪声通过插入式耳机输入耳内，以此可以使外界噪声衰减 30dB 以上，在插入式耳机外再罩以橡胶耳塞或耳罩进一步衰减外界噪声。在耳鸣与白噪声之间形成数个“blocks”，如下：

白噪声　耳鸣　白噪声　耳鸣　白噪声　耳鸣　白噪声　耳鸣

这一序列的刺激可引起听皮层局部脑血流的变化：增加—减少—增加—减少—增加—减少—增加—减少。通过与正常人的比较，就可以发现耳鸣患者特有的规律性变化。Melcher 等用 fMRI 进行的实验表明，单侧（右）耳鸣 4 例，双耳鸣 2 例，中央耳鸣 1 例，无耳鸣 4 例，有耳鸣但被噪声完全掩蔽 2 例。8 例受试者听力正常，4 例有对称性的轻度听力损失，1 例无耳鸣者有不对称的高频听力损失。刺激声是 55dB SPL 的白噪声，能部分或全部掩蔽受试者的耳鸣。有耳鸣的受试者在进行 MRI 扫描时不断报告其耳鸣响度，将耳鸣响度分为 10 级，0 代表无耳鸣或耳鸣消失，10 代表耳鸣最响，通过按钮控制一排小灯泡。无耳鸣的受试者应在噪声刺激时关闭所有指示灯，而在噪声刺激停止时打开所有指示灯（相当于耳鸣被噪声掩蔽一样）。通过插入式耳机在右耳给予声刺激。结果表明，双耳给予噪声刺激，无耳鸣和双耳鸣受试者在双侧下丘产生相同的活动，单侧耳鸣患者双侧下丘活动不对称，对侧低于耳鸣侧，单侧耳鸣患者的不对称指数明显高于无耳鸣和双侧耳鸣患者。单耳声刺激，无耳鸣和双耳鸣受试者双侧下丘活动不对称，对侧明显于声刺激侧，单侧耳鸣患者于同侧给予声刺激时双侧下丘活动基本对称，而在对侧耳给予声刺激时双侧下丘活动则明显不对称，声刺激耳的活动低于对侧。单侧耳鸣患者的相对不对称指数（单耳声刺激，右耳比左耳）明显小于无耳鸣和双侧耳鸣患者的对照组。

2. 单光子发射计算机断层成像　单光子发射计算机断层成像（signal phton emission computed tomography，SPECT）把发射γ射线的核素标记的化合物注入人体，它们进入脑部，在体外测量γ射线而获得这种标记化合物在脑内分布的断层图像。用于探测脑血流灌注的核素标记的化合物通常是 ^{99}锝-二硫双酯（^{99m}Tc-ECD）。因 SPECT 的图像分辨率太小，通常是 8~15mm，随着 PET 的广泛应用，目前已经很少用 SPECT 探测脑功能。

3. 正电子发射断层成像　正电子发射断层成像（positron emission tomography，PET）把发射正电子的核素标记的化合物注入人体内，随血流分布于全身及脑内，用特殊仪器在体外无创伤地探测正电子，即可获得核素标记的化合物在脑内分布的图像。核素标记的化合物可以是由 C、O、H 等原子组成，属于生理物质，比如 ^{18}F 标记的去氧葡萄糖（^{18}FDG），^{15}O 标记的水（$H_2^{15}O$）等。PET 的分辨率较高，通常可达 2.6~4mm。PET 可以更早期、准确、定量、客观地从基因、分子、整体水平探测人体功能情况及诊断疾病，因此有学者将 PET 称为"无创伤生命活动探测仪"，可以进一步揭示人脑的奥秘。在研究大脑神经传递的细微分子变化时，PET 可以检测出 10^{-12} 摩尔浓度的变化，而磁共振技术的检测能力仅有 10^{-3} 摩尔浓度，灵敏度提高了 10 亿倍。另外，还有专门用于动物研究的微型 PET 仪器，这为进行动物研究提供了先进条件。

4. 脑磁图　1998年12月~1999年3月，笔者团队在国家地震局地球物理研究所、国家零磁空间重点开放实验室用超导量子干涉仪（superconductor quantum interference device，SQUID）进行了记录脑磁图的探索。在此较详细说明笔者团队的情况，以供大家参考。

人体脑组织神经细胞膜内外带电离子的迁移能在脑的局部产生弱电流，这些电流必然产生局部磁场。这种由神经细胞的生理活动产生的局部磁场称为“神经磁场”。在一段时间内，用一种超导磁铁将脑组织发生的神经磁场描记下来的方法称为脑磁描记术（magnetoencephalography，MEG），所记录的图形成为脑磁图（magnetoencephalogram，MEG）。脑磁分自发和诱发两种。声、光、电等刺激诱发的脑组织神经磁场的变化称为声、光、电诱发脑磁场或声、光、电诱发脑磁反应。由于神经磁场极弱，仅10^{-14}T或10^{-15}T左右，用传统的传感器根本无法记录。霍尔元件灵敏度最高只能达到10^{-5}T，连心脏磁场10^{-10}T都无法记录下来，所以在过去很长一段时间里此项研究毫无进展。20世纪世纪70年代末，超导技术飞速发展。人们根据Brain Josephson的超导区间电子隧道的理论研制成功了超导量子干涉仪SQUID。将SQUID用作磁传感器，探测灵敏度最高可达10^{-14}T，可检测神经磁场，极大地推动了这方面的研究。1978年美国神经生理学家Reite首次用SQUID测得诱发皮层磁反应。虽然国外（美、俄、德、日、芬兰等）有许多脑磁方面的研究报告，但仅限于基础研究和探索性的临床个案研究。

零磁空间室为一个26面体的球形体，屏蔽材料为双层坡莫合金。内部空间$8m^3$，外由2.0cm厚的纯铝加固，接地以屏蔽电场。三维亥姆霍茨线圈系统将剩余磁场补偿至零。技术参数如下：①剩磁：$8m^3$空间内剩磁<20nT；②剩磁稳定性：空间任何一点剩余磁场在24小时内漂移<0.3nT；③剩磁噪声：$2\times10^{-13}T/H_2$；④交流屏蔽系数（表12-3-1）。

表 12-3-1 各频率的屏蔽系数表

频率范围(Hz)	0	0.01	0.1	1	2	5	10	50
屏蔽系数	2500	162	166	419	1333	2500	C167	10 000

屏蔽系数:空间中的某一点屏蔽前的磁场与屏蔽后的磁场之比即为屏蔽系数。系统连接为 SQUID 磁力计 + 放大器 +A/D 转换 + 计算机叠加系统。如图 12-3-1 所示,虚线内为低温超导区,中间为超导环,环上 2 个"╳"为 Josephson 接点,B 为磁场,箭头指向磁场方向,I 为感应电流。

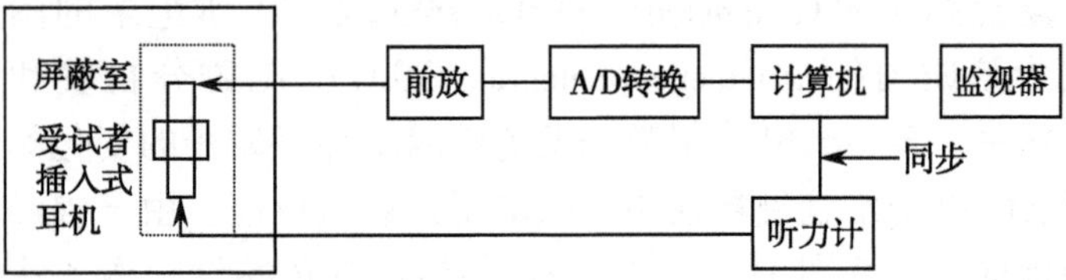

A

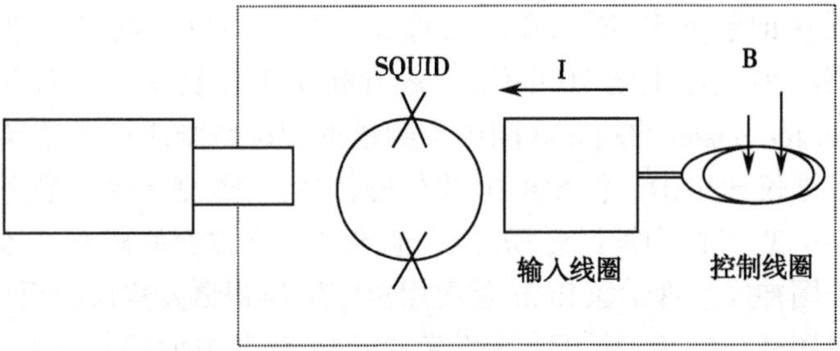

B

图 12-3-1 系统连接及 SQUID 结构示意图

A. 系统连接 B. SQUID 结构图

笔者研究团队所用仪器为 Bti 601dc SQUID 系统,临界温度 9.3k,单通道。用北京大学低温研究室生产的液氮作为冷却剂。当通过探测线圈的磁力线发生变化时,产生感应电流,I 流过输入线圈,通过 SQUID 襻感应入电子控制单元。由电子控制单元以电压的形式输出。虚线内结构置于杜瓦瓶（dewar）内，以保持内部的超低温环境，灵敏度为 10^{-11}T/V。同步声信号为 1000Hz 的短纯音，平台期 100ms，升 / 降时间 1.5ms，强度为 80dB SPL。

对受试者的要求：无义齿及体内顺磁物质，进零磁空间室前须换衣裤，以防止拉链、衣扣等影响结果。侧卧于木板床上，在暗室中保持清醒安静状态。超导探头垂直对准右外耳道口正上方 3cm 处的颞部。左耳给声，受试者清醒、安静，全身放松，先测自发脑磁，空白叠加 1000 次以作对照。给声描记诱发磁反应，解析时间 400ms，叠加 1000 次，0.7 秒叠加一次。正常对照组的实验程序：本底磁噪对照、不给声（空白）叠加对照、聋耳给声叠加对照。对照的目的是排除描迹系统可能存在的伪迹干扰。

颞叶自发脑磁图振幅在 ±100fT 之间，为同步化的小波，类似于正常人脑电图的 α 波。但它反映的是脑皮层垂直于超导探测线圈的交变磁的场强，正向为磁力线出颅，负向为磁力线入颅。P1、N1 可能为初级皮层反应，相当于中潜伏期反应，P2 可能为次级皮层给声反应，N3 可能为泛化的次级皮层反应，P3 则为撤声反应，AEF 在 50ms 以内的波起源于初级听皮层的功能活动，50ms 以后的波多源于次级的或其他区域的皮层，主要起源于外侧裂（sulvian fissure）。虽然 AEF 和 AEP 都反映脑神经组织的兴奋功能状态，但二者区别在于：① AEF 主要由穿出和穿入神经细胞膜的电偶极子流引起，而 AEP 由神经外电偶极子流引起；②以上起源的不同造成了 AEF 的输入输出曲线类似于单神经的放电，有饱和现象。而 AEP 的输入输出曲线大致呈线性；③ SQUID 探测线圈只能探测某一点垂直于头颅表面穿过线圈的磁场变化，对其他方向的磁场不敏感，而 AEP 探测的是二点之间的电势差，其值与参考电极位置有关，受周围电场的影响较大；④磁力线不受容积电流和颅内不同组织导电性不同的影响，仅受探测线圈与磁源距离的影响。而 AEP 受容积电流和组织导电性不同的影响较大;⑤ AEF 反映的神经细胞功能状态远较 AEP 定位精确。

目前,由于以下原因使脑磁学研究尚未进入临床,仍在神经生理学实验室内,处于研究阶段。① SQUID 系统及磁屏蔽室价格昂贵,耗资甚巨;②目前的技术水平,SQUID 系统使用时需要每 3 天充液氦 1 次,其过程复杂,需数人专门操作,液氦价格昂贵,每天约需耗资 1000 元;③描记图形费时,甚至需要几个小时,而且受试者需保持安静不动。但是,MEG 有以下优势:①非侵入性和非接触性,这对一些表面皮肤感染和创伤患者来说有其特殊意义;②与脑电图诱发脑电反应一样,它是测定脑功能的指标,能够测定脑磁场在很短时间内的改变,时间分辨率非常高;③ MEG 对磁流的分辨较高,理论上,表浅的磁源隔开 4mm 就能分辨出来,比电场反应高得多。

德国学者 Hoke(1989)最早利用脑磁图对耳鸣患者进行听觉诱发磁场(auditory evoked magnetic field,AEF)测量,发现与正常听力者有特征性的差别。耳鸣患者 M200(刺激后峰潜伏期 200ms)分化极差,甚至完全消失,M100(刺激后峰潜伏期约 100ms)波幅明显增大。耳鸣患者 M200/M100<0.5,且与年龄无关;而无耳鸣年轻人 M200/M100>0.5,随年龄增长呈线性减小。50 岁以上无耳鸣者与正常者的比值开始重叠。50 岁以下患者 M200/M100 具有明显特征,该比值可作为鉴别耳鸣的客观标准。Hoke 认为听力正常者该比值减小反映了内外因素使 M200 神经发生源的神经元变性过程,最终产生耳鸣。M200 波缺失或分化差是由于产生 M200 波的神经细胞对外界刺激反应性下降造成。耳鸣时只有 M200 受累被认为产生 M200 神经细胞自发活动增加,且 Pantev(1989)已有实验证明耳鸣患者的听皮层自发放电增加,但该实验未阐明 M200 发生源与听觉中枢的关系。Hoke 认为 M200/M100 对客观评价耳鸣及判定疗效有价值。Hoke 等分别于 1989、1990、1991 年在不同的期刊共发表 3 篇文章。但有趣的是,3 篇文章的摘要、材料与方法、结果、讨论等内容完全相同，且基于对25例单侧耳鸣患者和40例正常人的同一实验。Pantev是Hoke在德国Munster大学实验听力学研究所的同仁，1989年他发现一例典型患者：噪声损伤引起急性耳鸣，256天后耳鸣缓解，其M200/M100比值由0恢复到正常值1左右。这进一步表明M200/M100比值可作为诊断有、无耳鸣的客观标准。Jacobson（1991）为验证M200/M100比值是否可作为耳鸣的客观检查，对14例耳鸣患者和25例正常人进行了脑磁图的对比研究，发现耳鸣患者与正常人的M200、M100在潜伏期和振幅上相似，因此不支持Hoke、Pantev等的结果。Colding-Jorgensen（1992）也为验证M200/M100比值是否可作为耳鸣的客观检查，对14例耳鸣患者和年龄、性别匹配的14例正常人进行了脑磁图的对比研究，发现耳鸣患者与正常人的M200、M100在潜伏期和振幅上相似，因此也不支持Hoke、Pantev等的结果。从此之后，再无研究M200/M100方面的文献。但Hoke仍致力于脑磁图研究，1998年他用听觉ERP研究耳鸣患者的脑磁变化，发现脑磁图时阈和频阈在单音调耳鸣与复合音调耳鸣之间、单耳鸣与双耳鸣之间、耳鸣侧与非耳鸣侧之间均有显著性差异。

笔者经过3次试验，结果认为高温超导（液氮）的SQUID灵敏度太低（pT），以致探测不到脑磁的变化（30~500fT）。低温超导（液氦）的SQUID灵敏度高于高温超导10~100倍，只有这样的SQUID才能探测到脑磁变化。但费用太高，限制了在临床和研究中的应用。

二、听皮层及大脑皮层分区

人脑和哺乳类动物脑基本都分4部分：端脑、间脑、小脑、脑干。大脑分左右两个基本对称的半球，左半球负责语言、计算、推理，右半球负责形象、技术、感情。人的大脑可记忆5亿册图书，是中国国家图书馆藏书量的5倍，然而，大多数人对大脑的利用却不到1%。脑干包括延髓、脑桥及中脑，Brodmann将大脑皮层分为52个功能区。颞叶（temporal lobe）位于外侧沟下方，顶枕沟和枕前切迹连线的前方。颞叶的大部分是新皮质，占此叶的外侧面和底面的外侧部。属古皮质的海马和齿状回，以及旧皮质和过度皮质的海马旁回在颞叶，它们分别属于嗅脑和边缘叶。听区属于颞叶皮层。听皮层分为初级听皮层（41 区）和次级听皮层（42 区），41 区是主要的听接受区，42 区则是主要的听联络区。65% 脑左侧颞平面面积大于右侧，仅有 11% 的脑右侧颞平面大于左侧。42 区前部负责前庭反应，通常被称为前庭区。41 和 42 区病变可引起感觉性失语。枕叶负责视觉，17 区为第一视区，接受外侧膝状体发来的神经纤维，18 和 19 区分别为第二、第三视区。

因为大部分传入和传出神经纤维是交叉进行的，所以左右半球对身体左右侧的支配也是交叉的，右半球支配左侧肢体，左半球支配右侧肢体。多数人是右利手，仅少数人是左利手。据报道，右利手占国人的 66%，左利手占 4%，混合手则占 30%。儿童时期，常常左右手不分，但大部分被父母强行纠正过来了。左利手，俗称左撇子，男多于女，86% 的左利儿童其双亲都是右利手，且多见于有缺陷的儿童，如口吃、诵读困难、智力迟钝等。女性左利手者常常怀孕期长，分娩则常会发生困难。

一般认为，语言中枢在一侧半球发展起来，即善用右手（右利手）者在左侧半球，善用左手（左利手）者其语言中枢也在左侧半球，只有一部分人在右半球。故左半球被认为是语言区的“优势半球”。临床观察证明，90% 以上的失语症都是左侧半球受损伤的结果。语言区包括听、说、读、写 4 个区。额下回的后部（44、45 区下部）又称 Broca 区（Broca's area），为运动语言中枢，即说话中枢，损伤后发生运动性失语，丧失说话能力，但仍能发声；颞上回（41、42 区），即 Wernicke 区（Wernicke's area），是感觉性语言中枢，即听觉中枢，损伤后发生感觉性失语或称失听症（auditory agnosia），听觉正常但听不懂别人讲话的意思，也不能理解自己讲话的意义；额中回后部（8 区）为书写中枢，损伤后发生失写症，手的运动正常，但不能写出正确的文字；角回（39、40

区）为阅读中枢，靠近视区，损伤后发生失读症，视力正常，但不能理解文字符号的意义（图 12-3-2）。

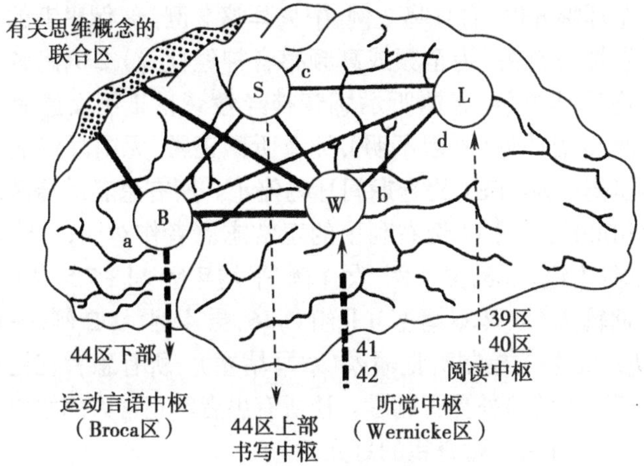

图 12-3-2　言语中枢

听觉语言中枢（auditory language center）和视觉语言中枢（visual language center）之间没有明确的界限，有学者将它们包含于 Wernicke 区内，该区包括颞上回、颞中回后部以及缘上回和角回，Wernicke 区的损伤将产生严重的感觉性失语。

必须指出，各语言中枢不是彼此孤立存在的，它们之间有密切的联系，语言能力需要大脑皮质有关区域的协调配合才能完成。例如，听到别人问话后用口语回答，其过程可能是：首先，听觉冲动传到听区产生听觉，再由听区与 Wernicke 区联系，理解问话的意义，经过联络区的分析、综合，将信息传至运动性语言中枢，后者通过与头面部运动有关的皮质（中央前回下部）的联系，控制唇、舌、喉肌的运动而形成语言，回答问题。

三、耳鸣患者的脑皮层正电子发射断层成像结果

1. Arnold 等（1996）的结果　Arnold 等对 10 例右利手和

1例左利手的慢性严重耳鸣患者进行PET检查。男6例、女5例，平均年龄54±9.0岁。耳鸣持续时间1~11年。对其中1例波动性左耳鸣患者检查3次，2次有严重耳鸣，1次仅有轻度耳鸣。左耳鸣6例，右耳鸣2例，中央耳鸣2例。8例患者的耳鸣与突发性聋有关（为全频或高频感音神经性聋），2例患者在噪声损伤后耳鸣（纯音测听示感音神经性聋）。1例女患者过去有左侧高调耳鸣（原因不明），纯音听阈正常，无内耳疾病史或内耳损伤史，在PET检查期间耳鸣停止。所有患者的掩蔽级为15~75dBSPL。用14例右利手的正常志愿者作对照，并将其分为二组：Ⅰ组（n=8，男4例、女4例，平均年龄64±7.5岁），不控制听觉输入（双耳不堵塞）；Ⅱ组（n=6，男4例、女2例，平均年龄37±8.8岁），控制听觉输入（双耳堵塞）。所有患者在检查时严密塞耳以消除外界听刺激。让所有患者和正常人闭眼以消除视觉输入，并关闭检查室的灯光。

静脉注射370MBqFDG（^{18}F标记的脱氧葡萄糖）后30分钟进行PET成像。PET扫描仪为Ecat Excat。在注射示踪剂之前，用外部^{68}Ge/^{68}Ga棒源透射扫描进行衰减校正。在SPARC 2工作站进行成像分析。在随机、死时间和散射校正、Hanning滤波（截止频率0.4）后进行图像重建，得到47个层面像，矩阵128×128（像素大小2.0mm），层面厚度3.375mm。将4个直径为9mm的圆形感兴趣区（ROI）置于立体图像上覆盖颞横回区域。根据公式$(L-R)\times100/[(L+R)/2]$计算出左右听皮层葡萄糖代谢率的不对称指数。调整前后联合线（AC-PC线）位置，在Talairach立体坐标系统中用线性和非线性偏差技术进行解剖标准化。

结果发现，8例右利手和1例左利手耳鸣患者显示左侧颞横回（Brodmann 41区，相当于初级听皮层）高代谢活动。1例右利手耳鸣患者在右侧初级听皮层出现高代谢活动。本结果独立于耳鸣感觉的主观侧别之外。患者的左、右侧初级听皮层葡萄糖代谢率的不对称指数显著高于Ⅰ组（$P<0.05$）和Ⅱ组（$P<0.01$）。

有慢性左耳鸣但在检查时无主观症状的1例女患者，其PET检查结果阴性。1例波动性左耳鸣患者在耳鸣缓解时其左侧初级听皮层代谢活动基本正常，耳鸣恢复原来的响度时其代谢活动又显著增高，表现为耳鸣响度与皮层代谢活动的一致。

虽然有例外（1例左利手患者的左侧初级听皮层高代谢活动，1例右利手患者的右侧初级听皮层高代谢活动），但作者仍认为，左侧优势初级听皮层（Brodmann 41区）高代谢活动与患者耳鸣感觉的产生有关，初级听皮层参与耳鸣的产生。而且这种高代谢活动可能不是耳蜗传入引起的。因此，PET检查第一次为耳鸣提供了客观证据。

2. Salvi等（1998）的结果　Salvi等用$H_2{}^{15}O$（水）作示踪剂，用PET测定局部脑血流（CBF），仪器为ECAT951/31R断层成像仪。4例严重、单侧耳鸣患者，男2例、女2例，年龄47~53岁。1例左耳鸣，3例右耳鸣。均能通过口面运动（OFM）改变耳鸣响度。在PET检查前进行听力学测试：包括纯音测听、耳鸣匹配、中耳分析、言语测听、耳声发射等。4例患者均有高频听力下降（2000Hz以上听阈30~70dBHL），中耳功能正常，无自发性耳声发射。耳鸣频率与听力损失最大处频率相同，响度为听阈上5~10dB。OFM引起2例患者（1例右耳鸣，1例左耳鸣）耳鸣响度显著增加，另2例患者（均为右耳鸣）的耳鸣响度显著下降。6例耳科正常人为对照组，男1例、女5例，年龄22~27岁，各倍频程听阈≤25dBHL。

患者睁眼躺于PET检查床上，在静脉注射$H_2{}^{15}O$水70mCi后60秒，按下列程序进行PET扫描。①4例耳鸣患者各扫描8次：右耳500Hz、2000Hz声刺激各扫描1次，安静时扫描3次，咬合时扫描3次（咬合是OFM的常见动作）；②3例正常人各扫描8次：程序与患者相同；③另3例正常人各扫描3次：右耳500Hz、2000Hz声刺激各扫描1次，安静时扫描1次。声刺激为80dB SPL的短纯音，持续时间500ms，间隔时间500ms。在左耳和右耳不给声刺激时，用回弹性耳塞堵塞外耳道并用耳罩衰减环境噪声。经此处理后,估计外耳道的噪声在10dB以下(回弹性耳塞可衰减环境噪声30dB)。用Talairach坐标系统和SPM1995统计分析系统对矢状、冠状及横断PET图像进行分析。设定阈值$Z=2.33$。结果如下。

患者和正常人一耳的声刺激引起双侧听皮层的活动(这与听通路的交叉上传网络一致),而患者OFM诱发的耳鸣响度改变仅仅引起单侧而不是双侧皮层活动。因此可以得出这样的结论:4例患者的耳鸣起源于听通路的中枢部位而不是耳蜗,耳鸣与对侧半球听皮层的活动有关。虽然美国耳鸣协会的调查表明,具备OFM改变耳鸣响度能力的患者仅占0.2%。但4例患者的耳鸣与普通耳鸣有相同的临床特征。因此,作者认为,将4例患者的PET结果应用于大多数耳鸣患者是恰当的。

耳鸣患者声刺激引起的脑活动区域比正常人更广泛。它包括初级听皮层、岛叶、海马、边缘系统、丘脑等。这表明,耳鸣患者的听皮层与其他皮层有广泛的联系。这与其他学者的研究结果一起证明:耳蜗高频听力损失后听皮层发生重组。耳蜗损伤发生后即刻,去传入的高频部分听皮层的神经活动下降。恢复数月后,该区域开始对周围较低频率起反应。因此,邻近损伤的频率区受到声刺激可引起比正常人更广泛的听皮层活动。这是人类和动物共有的皮层可塑性变化。目前尚不能解释这种可塑性变化是耳鸣引起的,还是听力下降引起的,亦或是二者共同的结果。

4例耳鸣患者可以通过OFM改变耳鸣响度,这是听中枢与其他感觉运动区存在异常神经连接的最有力证据。文献报道,听神经瘤切除后或颅内手术损伤听神经1个月后发生凝视性耳鸣(gaze-evoked tinnitus)。即眼球的运动可调节耳鸣响度,表明控制眼球的神经与听神经发生了异常连接。

研究结果还显示,患者听皮层与海马存在异常联系。海马是重要的情感和记忆中枢。这可以解释耳鸣患者的心理症状。而且,听皮层可塑性变化的性质和程度可能决定耳鸣的严重程度和心理影响。

该研究确定了耳鸣响度变化引起的CBF变化的神经部位，并为皮层可塑性提供了有力证据。作者认为，可用皮层可塑性变化解释耳鸣及其心理症状，并可望用PET评价耳鸣治疗的效果。

3. 笔者自己的结果　笔者从1999年1月开始进行耳鸣的PET研究，示踪剂为^{18}FDG，将耳鸣患者分为两组：伴听力下降组和听力正常组，设两个对照组：听力下降但无耳鸣者、听力正常人。共检查57人次，所有受试者均为右利手，无耳鸣及全身系统性疾病（如高血压、高脂血症、颈椎病、糖尿病等）。外耳道及鼓膜正常，A型鼓室图。

首先目测，由3位医师进行独立判断，其中一位不知道受试者情况。然后将预先设定的4个圆形9mm直径的感兴趣区置于立体的PET图像上覆盖颞横回和颞上回区域，每侧的放射性计数值经平均后根据公式$(L\text{-}R)\times100/[(L+R)/2]$计算出左右侧不对称指数。然后，重新排列图像以进行标准化，按照Arnold先前描述的方法，调整前后联合线（AC-PC线），在Talairach和Tournoux提出的坐标系统中用线性和非线性偏差技术进行解剖标准化，用单侧t检验对患者和正常人结果进行比较。结果显示，耳鸣患者的左、右侧听皮层代谢明显不对称，左侧显著高于右侧。耳鸣患者的不对称指数显著高于对照组（不配对t检验，$P<0.001$）。左侧优势半球的颞横回和颞上回（分别对应于初级听皮层和次级听皮层）在耳鸣时呈现高代谢活动，这种高代谢活动不依赖于耳鸣的主观侧别。这表明左侧听皮层的高代谢活动与耳鸣有关（图12-3-3~图12-3-5）。

由于听力损失与耳鸣有特殊关系，笔者进行了另外的研究，将受试者分为3组：单纯听力下降患者12例，其中全聋2例，双耳中度聋10例，分别在静息和声刺激条件下进行PET成像。与13例听力正常者在静息条件下和4例听力正常者在声刺激条件下的PET作对照。静息状态：视听封闭，用眼罩消除视觉

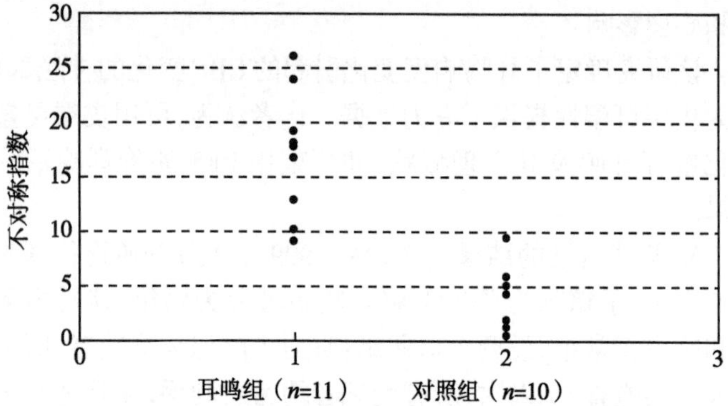

图 12-3-3 左右侧听皮层葡萄糖代谢的不对称指数两组比较，差异有极显著性意义（*t* 检验，$P<0.001$）

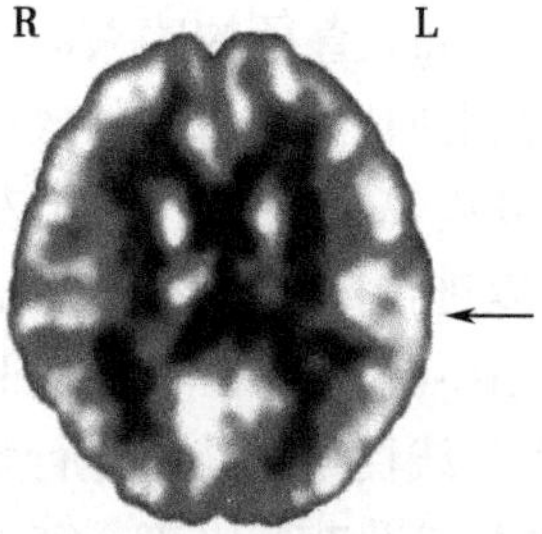

图 12-3-4 男，59 岁，右利手，右耳突发性聋伴耳鸣 2 年。听力曲线呈缓降型，轻度聋（各频率听阈均 <35dB HL）。耳鸣匹配：6000Hz，45dB HL。PET 图像显示，左侧听皮层代谢活动显著高于右侧

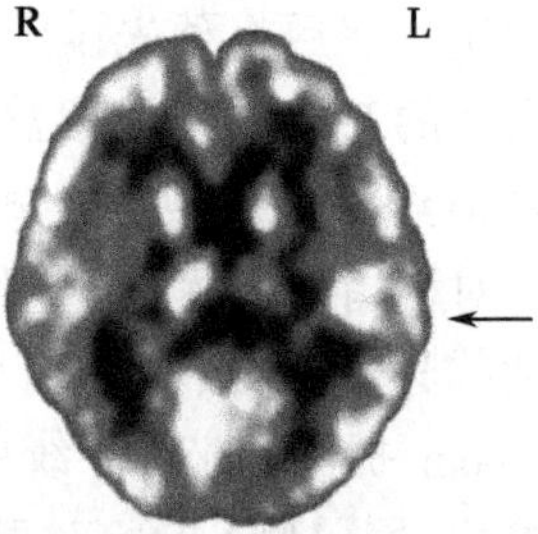

图 12-3-5 女，46 岁，右利手，左耳突发性聋伴耳鸣 1 年。重度聋，各频率听阈 >60dB HL 听力曲线呈平坦型。耳鸣匹配：8000Hz，75dB HL。PET 图像显示，左侧听皮层代谢活动显著高于右侧

输入，用泡沫耳塞堵塞双耳后再外罩耳机消除环境噪声。一侧声刺激：用眼罩消除视觉输入，用泡沫耳塞堵塞左耳，在右耳用 TDH39 耳机给 2000Hz、130dB SPL 短纯音，每秒 2 次。所有受试者均在静息状态下成像，10 例听力下降患者与 4 例听力正常者再进行声刺激条件下的 PET 成像。PET 示踪剂为 ^{18}FDG。用专门统计分析软件 SPM 和感兴趣区技术(ROI)进行 PET 图像分析。结果显示,2 例全聋患者的听皮层葡萄糖代谢活动显著低于正常人($P<0.001$),而视皮层及体感皮层的代谢活动显著高于正常人($P<0.001$)。另 10 例听力下降患者的听皮层代谢活动低于正常人($P<0.05$),声刺激后听皮层兴奋区域显著大于正常人($P<0.001$)。提示听力下降引起听皮层神经元葡萄糖代谢活动的相应下降,但与听力下降相邻频率的声刺激却引起相应听皮层的代谢活动的显著增加,而且兴奋区域扩大(图 12-3-6~图 12-3-8)。

笔者的研究证实,重度耳聋可致听皮层葡萄糖代谢活动显著降低,耳鸣可致听皮层代谢活动显著升高。由此可见,两者的代谢活动明显不同,PET 为主观耳鸣提供了客观证据。

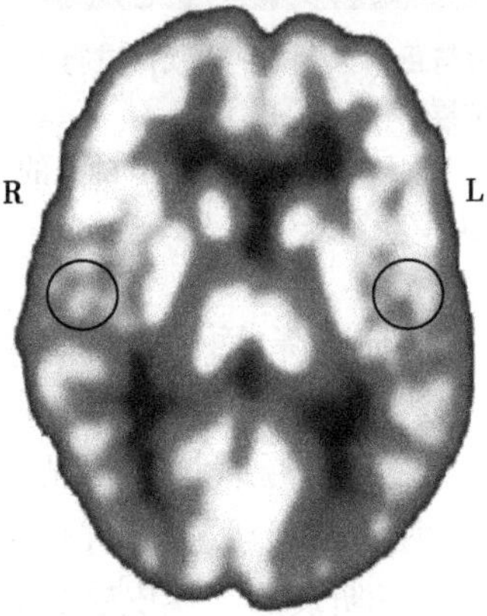

图 12-3-6 正常人脑 PET 显像示大脑皮层各叶、基底神经节、丘脑、小脑以及双侧听皮层代谢活动均匀对称

图中圆圈代表听皮层位置;颜色由深到浅,表示代谢活动逐渐增高

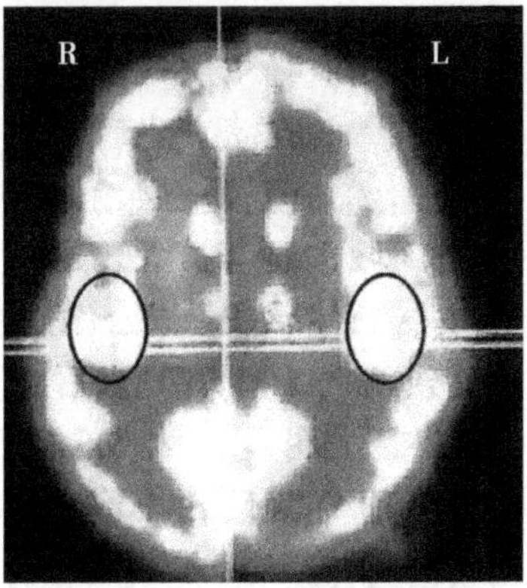

图 12-3-7 正常人一耳受声刺激后,双侧听皮层代谢活动显著升高

左侧升高 79.5%,右侧升高 69.4%,与静息状态比较,差异有极显著性意义(均 $P<0.05$)。听皮层代谢活动升高左侧大于右侧,但两者差异无显著性意义($P>0.05$)

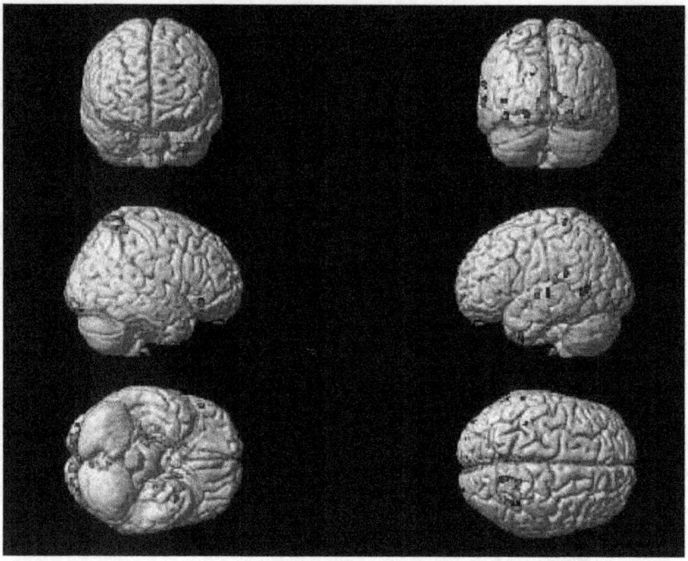

图 12-3-8 10 例听力下降者声刺激后与正常人用 SPM 软件进行相减比较的结果

当设置阈值 $P<0.001$ 时,从前、后、左、右、上、下观大脑皮层表面,两组的差异位置主要表现在:①左侧听皮层;②视区;③中央后回

听力损失引起听皮层代谢活动的相应下降,而与听力下降相邻频率的声刺激却引起相应听皮层代谢活动的显著增加,以及兴奋区域明显扩大。在全聋患者,虽然听皮层代谢活动显著降低或消失了,但视皮层及体感皮层代谢活动却显著升高,兴奋区域也显著扩大。这表明在听皮层内部和听皮层与视皮层及体感皮层之间发生了代偿机制。Herzog 等研究发现,人工耳蜗植入后,语前聋和语后聋患者初级听皮层和次级听皮层相对葡萄糖代谢率的增加比平均大脑皮层葡萄糖代谢率高 33%,耳蜗植入对侧的葡萄糖代谢率增加较多。人工耳蜗植入后 3 个月,术前的大面积低活动区消失,且左、右大脑半球间无显著性差异。这些现象都表明,脑皮层发生了功能重组,PET 为听觉通路功能重组和中枢神经系统的可塑性提供了有力证据。

研究结果表明，正常人一耳受短纯音刺激时，双侧听皮层局部葡萄糖代谢率增加，且对侧比同侧增加的多，这与文献报道的脑血流增加情况一致。True 等还发现，对侧初级听皮层中部对高频的反应比低频好，左半球的初级听皮层外侧对低频的反应比高频好，局部脑血流的最大变化发生在对侧初级听皮层，且一耳受 500Hz 纯音刺激时多发生在对侧初级听皮层的外侧和前部，4000Hz 纯音刺激时多发生在对侧初级听皮层的中部和后部。当刺激音为低、高频交替声时，局部脑血流的变化由低频来决定。Deggouj 报道，听力正常人静息状态下，初级听皮层和次级听皮层的绝对葡萄糖代谢率分别为 38.0 ± 4.5μmol/(100g · min) 和 38.3 ± 4.7μmol/(100g · min)，相对葡萄糖代谢率分别为 103.3% ± 0.5% 和 103.9% ± 2.2%。耳聋患者的听皮层功能活动与耳聋时间和程度有关，如耳聋时间较短且程度较轻，则代谢活动接近正常或轻微下降；如耳聋时间长且程度重，则代谢活动显著下降，至全聋后代谢活动消失。Ito 等测试了 11 例不同程度和病程的耳聋患者，发现有残余听力患者，听皮层的活动几乎正常；短期全聋患者的听皮层葡萄糖代谢率接近正常或轻微下降，长期全聋患者的听皮层葡萄糖代谢率显著下降，并认为病程超过 10 年的全聋患者初级听皮层、次级听皮层将呈现低的葡萄糖代谢率，在全聋患者中，耳聋时间愈长，PET 测定的听皮层活动愈低。有学者认为，如果选用适当示踪剂，则 PET 可以进行突触、递质和蛋白质的显像，因此，PET 可从基因、分子和整体水平研究脑功能情况。PET 在耳科研究中有广泛用途。

4. 李明等的研究结果(2012) 李明等以 ^{18}F-FDG 作为示踪剂，对 1 名耳鸣志愿者和由 10 名健康男性组成的对照组进行 PET/CT 脑扫描，扫描前根据受试者体重静脉注射 ^{18}F-FDG 0.1mCi/kg，注射后在独立的暗室中静坐等待，50 分钟后行扫描。先行 CT 扫描用于衰减校正，随后进行 3D PET 扫描，PET 图像采集时间为 10 分钟，使用 Hanning 滤波函数重建，轴向及垂直轴向的截止频率为0.5Hz，最终获得脑部横断面、冠状面及矢状面图像。

耳鸣志愿者：男性，33岁，右利手，双侧耳鸣5年。耳鸣为高频、蝉鸣声，呈持续性，伴双耳听力轻度下降；耳鸣不伴有注意力不能集中、心烦、睡眠障碍、焦虑等不良心理反应；否认眩晕史，否认耳毒药物史和噪声接触史，无中耳炎病史和头部外伤史；既往未针对耳鸣进行过治疗。检查见双侧外耳道、鼓膜正常。纯音测听示双耳呈下降型听力曲线，500、1000、2000、4000Hz平均听阈33dB HL。耳鸣匹配：左侧4000Hz，强度为8dB SL，残余抑制(-)。通常针对双侧耳鸣患者进行匹配检查时，只对耳鸣频率较高及较严重的一侧进行匹配，对耳鸣较轻的一侧匹配检查往往易受到干扰而不准确，该患者为双侧耳鸣，但左侧明显重于右侧，故只对左侧进行了匹配。耳鸣严重程度：耳鸣残疾量表评分40分；国内耳鸣严重程度量表评分4分，Ⅰ级。

健康对照组：选择10名健康男性作为对照组，年龄30~35岁，均为右利手。无耳鸣、无中耳炎病史，无用耳毒性药物史及噪声接触史。检查见双侧外耳道、鼓膜正常；纯音测听示双耳听力曲线正常，500、1000、2000Hz平均听阈23.5dB HL。因无耳鸣及不良心理反应故未行THI和国内量表评分。耳鸣志愿者于2011年5月和6月分别在视听觉屏蔽和开放两种条件下接受^{18}F-FDG PET/CT脑扫描，第1次扫描选择视听觉屏蔽条件，第2次扫描时未屏蔽视听觉；而对照组受试者均选择在视听觉屏蔽条件下进行^{18}F-FDG PET/CT脑扫描。对扫描图像进行视觉分析、统计参数图（statistical parameter mapping，SPM）分析，将耳鸣患者的脑PET图像与对照组进行SPM分析（组间检验），获得具有统计学意义（$P<0.001$）的差异体素点的空间坐标；利用Talairach图谱坐标查询软件确定坐标所对应的功能脑区，并融合于标准MRI脑模板。SPM组间分析包括：比对视听觉屏蔽状态下的患者脑图像与视听觉屏蔽下的对照组脑图像，比对视听

觉开放状态下的患者脑图像与视听觉屏蔽下的对照组脑图像。视觉分析结果 PET/MRI 融合图像显示：与视听觉屏蔽状态下脑葡萄糖代谢分布相比，该耳鸣患者视听觉开放状态下双侧颞上回、双侧枕叶葡萄糖代谢明显增高，脑内其他结构葡萄糖代谢未见明显变化（图 12-3-9）。

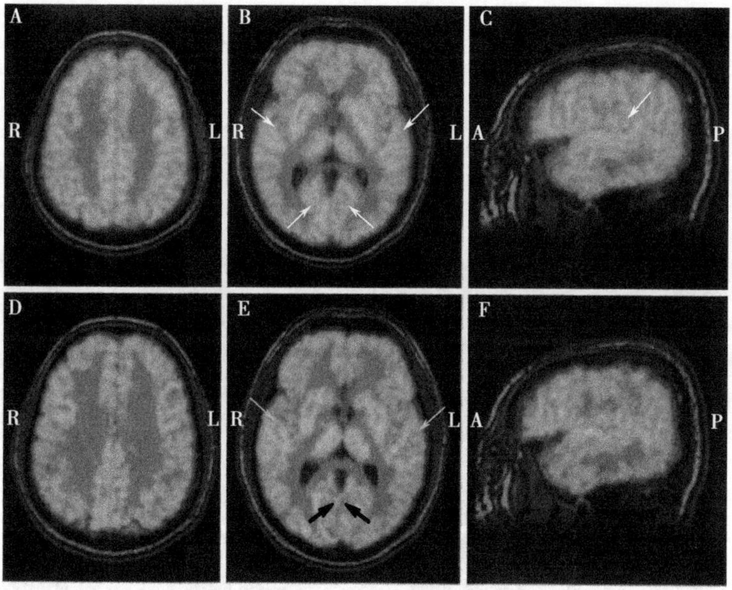

图 12-3-9　视觉分析结果 PET/MRI 融合图像视觉分析结果

A~C. 视听觉屏蔽状态下，颞叶听觉皮质区和枕叶视觉皮质区葡萄糖代谢未见明显增高（箭头）　D~F. 视听觉开放状态下，内页听觉皮质区（细箭头）和枕叶视觉皮质区（粗箭头）葡萄糖代谢交屏蔽状态时明显增高（R：右；L：左；A：前；P：后；A、B、C、D、E 为水平位横断面，C、F 为矢状位）

SPM 分析结果：①视听觉屏蔽状态：以对照组作为参照，耳鸣患者脑内双侧听觉皮层和视觉皮层均未见葡萄糖代谢增高区，但其左侧 Wernicke 区葡萄糖代谢强度显著增加，同时涉及体积增大（图 12-3-10、图 12-3-11）；②视听觉开放状态：与视听觉屏蔽状态下的对照组相比，耳鸣患者脑内双侧听觉皮层和视觉皮层葡萄糖代谢明显增高，涉及体积大，其左侧 Wernicke 区亦出现葡萄糖代谢轻度增高，但涉及体积很小。作者推测该例患者耳鸣的产生可能与听觉皮层异常无关，而 Wernicke 区可能在耳鸣中枢感知中发挥一定的作用。

四、小结

脑功能成像为耳鸣研究开辟了崭新的道路，也得到了令人振奋的结果。因为功能成像价格比较昂贵，所以出于资金的限制，功能成像工作难以持久深入地开展下去。另外，国外在进行 PET 研究时，多数应用 $H_2{}^{15}O$ 作为示踪剂，优点是半衰期短（约 2 分钟），一位被试可以在一天内重复数次 PET 扫描，因此从一

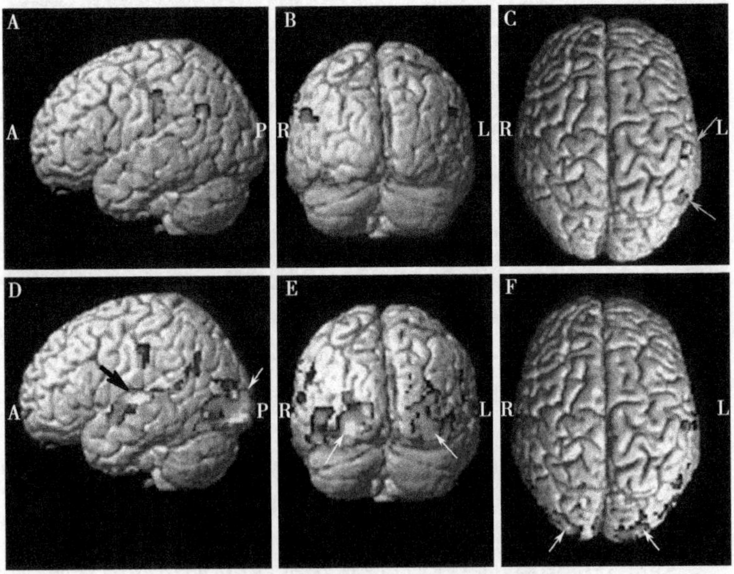

图 12-3-10　将耳鸣患者统计参数（SPM）分析获得的葡萄糖代谢增高区叠加在三维 MRI 模板上

A~C. 视听觉屏蔽状态下，左侧 Wernicke 区（箭头）葡萄糖代谢增高
D~F. 视听觉开放状态下，听皮质区（粗箭头）及枕叶（细箭头）葡萄糖代谢明显增高

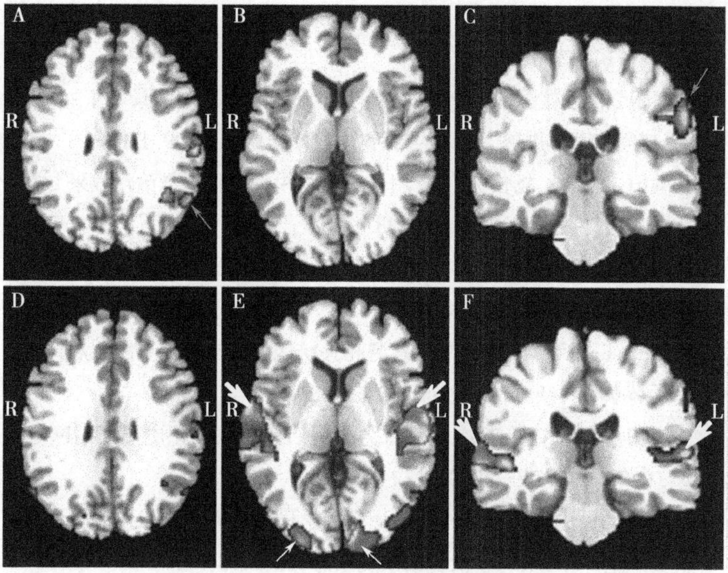

图 12-3-11 将耳鸣患者 SPM 分析获得的葡萄糖代谢增高区叠加在断面 MRI 模板上

A~C. 视听觉屏蔽状态下,Wernicke 区葡萄糖代谢明显升高(箭头);D~F. 视听觉开放状态下,听皮质区(粗箭头)及枕叶(细箭头)葡萄糖代谢明显升高(A、B、C、D、E 为横断面,C、F 为冠状面)

位被试就可以得到大量不同条件下的数据,这为 PET 研究提供了样本数量上的优势。国内大部分均用 FDG 作示踪剂,尚没有用 $H_2^{15}O$ 进行研究的。因此,笔者个人认为,进一步工作方向应该是用 $H_2^{15}O$ 进行有益的探索。

(王洪田　李明　张剑宁)

参考文献

1. 胡博华,郭维,王沛英. 耳蜗毛细胞核荧光染色计数法. 中华耳鼻咽喉科杂志,1999,34:292

2. 贾明辉,秦兆冰.耳鸣动物行为学模型的制作.听力学及言语疾病杂志,2007,15(1):73-75
3. 田嘉禾.神经核医学与PET研究的热点、难点及应用前景//丁虹,贾少薇:神经核医学进展.吉林:吉林科学技术出版社,1999. 1-14
4. 王洪田,姜泗长,杨伟炎,等.用耳鸣动物模型评价药物治疗效果.中华耳鼻咽喉科杂志,2000,35(5):331-334
5. 王洪田,田嘉禾,姜泗长,等.应用PET研究耳鸣初步报告.中国医学影像学杂志,2000,8(5):354-356
6. 王洪田,田嘉禾,姜泗长,等.耳鸣相关脑区的正电子发射断层成像.中华耳鼻咽喉科杂志,2000,35(6):420-424
7. 王洪田,韩东一,杨伟炎,等.听力损失后脑皮层的正电子发射断层成像.中华耳科学杂志,2002,1(1):22-24
8. 张恩柱,宋为明,鄢开胜,等.应用行为学模型研究水杨酸致大鼠耳鸣的主要产生部位.听力学及言语疾病杂志,2015,(3):284-286
9. Arnold W, Bartenstein P, Romer W, et al. Focal metabolic activation in the predominant left auditory cortex in patients suffering from tinnitus: a PET study with[^{18}F]deoxyglucose. ORL, 1996, 58: 195-197
10. Bauer C, Brozoski TJ, Rojas R, et al. Behavioral model of chronic tinnitus in rats. Otolaryngol Head Neck Surg, 1999, 121: 457-462
11. Brennan JF, Jastreboff PJ. Interaction of salicylate and noise results in mortality of rats. Experientia, 1989, 45: 731-734
12. Cacace AT. Image tinntius with fMRI. Assoc Res otolaryngol, 1998, 20: 7
13. Davies E, Knox E, Donaldson I. The usefulness of nimodipine, an L-calcium channel antagonist, in the treatment of tinnitus. Br J Audiol, 1994, 28(3): 125-129
14. Deggouj N, Devolder A, Catalan M, et al. Positron emission tomography in deaf patients at reast. Adv Otorhinolaryngol, 1993, 48: 29-34
15. Fex J, Altschuler RA, Wenthold RJ, et al. Aspartate amicotransferase immuuoreactivity in cochlea of guinea pig. Hear Res, 1982, 7: 149-160
16. Gitter AH, Zenner HP. Gamma-Aminobutyric acid receptor activation of

outer hair cells in the guinea pig cochlea. Eur Arch otorhinolaryngol, 1992, 249: 62-65

17. Herzog H, Lamprecht A, Kuhn A, et al. Cortical, activity in profoundly deaf patients during cochlear implant stimulation demonstrated by H215O PET. J Comput Assist Tomogr, 1991, 15: 369-375
18. Hoke M, Feldmann H, Pantev C, et al. Objective evidence of tinnitus in auditory evoked magnetic fields. Hear Res, 1989, 37: 281-286
19. Hoke M. Objective evidence for tinnitus in auditory-evoked magnetic fields. Acta Otolaryngol (Stockh) Suppl, 1990, 476: 189-194
20. Hoke M, Pantev C, Lutkenhoner B, et al. Auditory cortical basis of tinnitus. Acta Otolaryngol (Stockh) Suppl, 1991, 491: 176-182
21. Ito J, Sakakibara J, Yonekura Y, et al. Positron emission tomography of auditory sensation in deaf patients and patients with cochlear implants. Ann Otol Rhinol Laryngol, 1993, 102: 797-801
22. Jastreboff PJ, Brennan JF, Sasaki CT. An animal model for tinnitus. Laryngoscope, 1988, 98: 280-286
23. Jastreboff PJ, Brennan JF, Sasaki CT. Quinine-induced tinnitus in rats. Arch Otolaryngol Head Neck Surg, 1991, 117: 1162-1166
24. Jastreboff PJ, Brennan JF. Evaluating the loudness of phantom auditory perception (tinnitus) in rats. Audiology, 1994, 33: 202-217
25. Jastreboff PJ, Sasaki CT. Salicylate-induced changes in spontaneous activity of single units in the inferior colliculus of the guinea pig. J Acoust Soc Am, 1986, 80: 1384-1391
26. Jastreboff PJ, Sasaki CT. An animal model of tinnitus: A decade of development. Am J Otol, 1994, 15: 19-27
27. Lauer JL, Herscovitch P, Formby C, et al. Tonotopic organization in human auditory cortex revealed by positron emission tomography. Hear Res, 1985, 20: 199-205
28. Lockwood AH, Salvi RJ, Coad M, et al. The functional neuroanatomy of tinnitus: evidence for limbic system links and neural plasticity. Neurology

1998,50:114-120

29. Marriage J,Barnes NM. Is central hyperacusis a symptom of 5-hydroxytryptamine(5-HT)dysfunction? J Laryngol Otol,1995,109(10):915-921
30. Mirz F,Pedersen B,Ishizu K. Positron emission tomography of cortical centers of tinnitus. Hear Res,1999,134:133-144
31. Mongan E,Kelly P,Nies K,et al. Tinnitus as an indication of therapeutic serum salicylate levels. JAMA,1993,226:142-144
32. Pantev C,Hoke M,Lutkenhoner B,et al. Tinnitus remission objectified by neuromagnetic measurements. Hear Res,1989,40:261-264
33. Sachanska T. Changes in blood serotonin in patients with tinnitus and other vestibular disturbances. Int Tinnitus J,1999,5(1):24-26
34. Sasaki CT,Kauer JS,Babitz L. Differential[14C]2-deoxyglucose uptake after deafferentation of the mammalian auditory pathway-model for examing tinnitus. Brain Res,1980,194:511-516
35. Shulman A,Strashun AM,Afriyie M,et al. SPECT image of brain and tinnitus-nurootologic/neurologic implications. Int Tinnitus J,1995,1:13-29
36. Simpson JJ,Davies WE. A review of evidence in support of a role for 5-HT in the perception of tinnitus. Hear Res,2000,145(1-2):1-7
37. Stypulkowski PH. Mechanisms of salicylate ototoxicity. Hear Res,1990,46:113-145
38. Truy E,Deiber MP,Cinotti L,et al. Auditory cortex activity changes in long-term sensorineural deprivation during crude cochlear stimulation:Evaluation by positron emission tomography. Hear Res,1995,86:34-42
39. Wang Hongtian,Jiang Sichang,Yang Weiyan,et al. Regional Glucose Metabolic Increases in Left Auditory Cortex in Tinnitus Patients:A preliminary Study with Positron Emission Tomography. Chin J Med(in English),2001,114(8):848-851

40. Wang Hongtian, Jiang Sichang, Yang Weiyan, et al. Tinnitus related brain areas: a positron emission tomography study. Abstracts of 24th annual midwinter research meeting of ARO, 2001, 185

41. Wang J, Caspary D, Salvi RJ. GABA-A antagonist causes dramatic expansion of tuning in primary auditory cortex. Neurorep, 2000, 11: 1137-1140

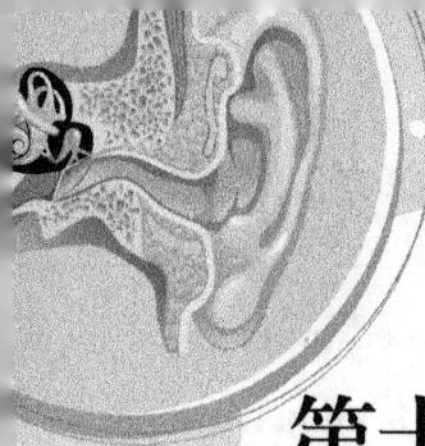

第十三章

客观性耳鸣

第一节　概　　述

耳内或颅内的响声不但自己能听到而且还能被他人听到，在头颈部存在相应的声源，称为客观性耳鸣。头颈部声源多为血管源性、肌源性、颞下颌关节性和呼吸性，故客观性耳鸣多与此相关。

1. 血管源性声源　由颅腔、头颈或胸腔的血管产生，并通过骨结构、血管、血流传送至耳蜗而被患者感知；又可分为动脉性搏动性耳鸣和静脉性搏动性耳鸣。

2. 肌源性声源　耳鸣与肌肉异常活动有关，多为软腭、咽鼓管周围肌肉（腭帆张肌、腭帆提肌）异常活动及中耳内肌肉（镫骨肌、鼓膜张肌）异常活动。这些肌肉异常活动多为精神因素所引起，也可由神经系统病变，如小脑或脑干损害所引起。

3. 颞下颌关节病变　牙齿咬合不良或颞下颌关节炎可引起客观性耳鸣。患者张口或闭口时，本人和旁人可在外耳道听到咔嗒声。

4. 咽鼓管异常开放　咽鼓周围脂肪组织消失或其他原因可导致其异常开放，使耳鸣患者听到与呼吸节律同步的耳鸣声。常发生于过度消瘦者，或继发与萎缩性鼻炎、慢性后组鼻窦炎、鼻咽癌放射治疗后等。

后续章节将详细阐述。

第二节 搏动性耳鸣

搏动性耳鸣(pulsatile tinnitus,PT)在临床上并不少见,由于病因复杂,许多病例经常得不到准确诊断,更得不到正确和及时的治疗。由于在一些患者当中,搏动性耳鸣是由可危及生命的颅内疾病引起的,所以,确定引起搏动性耳鸣的病因十分重要。

一、搏动性耳鸣的病理生理及其分类

位于颅腔、头颈部或胸腔内的血管结构产生声音,通过血管和骨传导传至耳蜗,从而使患者产生搏动性耳鸣。

搏动性耳鸣可分为血管性和非血管性。根据血管类型,血管性搏动性耳鸣又分为动脉性和静脉性。血管性搏动性耳鸣是由于血流速度加快或管腔狭窄引起血流紊乱而产生。静脉性搏动性耳鸣不仅由静脉异常引起,也可因颅内压升高,动脉搏动传送到硬脑膜静脉窦所致。压迫同侧颈内静脉,如果耳鸣消失则可证明是静脉引起的搏动性耳鸣,本方法可鉴别动脉性和静脉性搏动性耳鸣。

来源于非动脉或静脉结构者,称为非血管性搏动性耳鸣。

搏动性耳鸣有客观性和主观性之分。客观性又称他觉性,搏动性耳鸣既可被患者自己听到又可被检查者等他人听到。主观性搏动性耳鸣只能被患者自己听到。

目前已经发现的搏动性耳鸣的分类和病因,见表13-2-1。

表13-2-1 搏动性耳鸣的分类和病因

分类	病因
动脉性搏动性耳鸣	颈动脉粥样硬化症
	颅内和颅外动静脉畸形
	硬脑膜动静脉瘘和动脉瘤

续表

分类	病因
动脉性搏动性耳鸣	锁骨下动脉粥样硬化症 对侧颈总动脉粥样硬化性闭锁 颈内动脉纤维肌性发育异常 颅内颈动脉内膜剥脱 岩骨内颈动脉内膜剥脱 头臂动脉狭窄 颈外动脉狭窄 鼓室内异位颈动脉 镫骨肌动脉未闭 血管纹内动脉畸形 听神经受血管压迫 心脏高输出状态（贫血、甲状腺功能亢进、妊娠） 主动脉杂音 佩吉特病 耳硬化 高血压 - 降压药 颅底和颞骨的血管肿瘤 扭曲的颈动脉和椎动脉
静脉性搏动性耳鸣	大脑假瘤综合征 良性颅内高压（BIH）综合征 颈静脉球异常 与中脑导水管狭窄有关的脑积水 与小脑扁桃体下疝畸形有关的颅内高压 乳突和髁部导血静脉异常 特发性或自发性耳鸣
非血管性搏动性耳鸣	腭肌、镫骨肌和鼓膜张肌阵发性痉挛

（一）动脉引起的搏动性耳鸣

1. 颈动脉粥样硬化症　50岁以上人群中，颈动脉粥样硬化症（atherosclerotic carotid artery disease，ACAD）是引起搏动性耳鸣最常见的原因。如果有吸烟史、高血压史、心绞痛史、高脂血症史、糖尿病史、动脉粥样硬化等则发病率大大增加。在颈动脉狭窄处，血流紊乱产生杂音，引起搏动性耳鸣。颈动脉粥样硬化症引起的搏动性耳鸣起初常常是客观的，检查者可以在患者颈动脉粥样硬化处听到血管杂音。笔者曾观察17例继发于颈动脉粥样硬化的耳鸣患者，在颈动脉硬化位置均能听到血管杂音，与脉搏一致。

颅内颈动脉粥样硬化引起的搏动性耳鸣常常是主观的，仅患者自己能听到。头颅MRI可以发现动脉粥样硬化的情况。颈部B超对诊断颈动脉粥样硬化有很高价值。

2. 颅内外血管畸形　颅内外血管畸形是搏动性耳鸣的少见原因，但不及时和不准确的诊断，有可能导致灾难性的后果。动静脉瘘（arteriovenous fistula，AVF）是常见的动静脉畸形（arteriovenous malformation，AVM）。

硬脑膜动静脉瘘是最常见的引起搏动性耳鸣的颅内血管畸形，约占颅内血管畸形的10%~15%，患者年龄多在50~60岁，两性发病率相等，无家族性。该病常继发于因外伤、感染、手术、肿瘤、妊娠或产后而发生的血栓性硬脑膜静脉炎，也可以是自发的。当血栓堵塞部分的血管再通时，硬脑膜动脉发生内生性生长，与动脉窦吻合。最常累及横窦、乙状窦、海绵窦等，与之有关的血管为耳后动脉、枕动脉，脑膜中动脉后支，以及颌内动、静脉等。搏动性耳鸣是该病的主要症状，部分病人耳鸣为客观性，在静脉窦处可闻及血管杂音。其他症状有精神改变、头痛、视力下降、复视、面部疼痛等。如果血液倒流至皮层静脉，则蛛网膜下腔和脑实质出血的机会大大增加。可因并发颅内出血而死亡，死亡率约10%~20%。CT或MRI可资诊断。

其他硬脑膜动-静脉畸形的主要症状亦为搏动性耳鸣，其他可有头痛、恶心、呕吐、面部疼痛、偏瘫、复视、视力下降及颅内出血等。血管造影可诊断本病。外伤性颈内动脉-海绵窦瘘常见于头部外伤、经鼻垂体瘤术后数日或数周，可出现眼球突出，球结膜水肿，第Ⅰ、Ⅳ、Ⅵ对脑神经麻痹和严重的搏动性耳鸣。

动脉瘤比较少见，常发生于颈内动脉，发生于椎动脉的动脉瘤罕见。动脉瘤的临床表现包括搏动性耳鸣、疼痛、短暂缺血发作、脑神经病变、霍纳综合征、蛛网膜下腔出血等。

（二）静脉引起的搏动性耳鸣

1. 良性颅内高压症（benign intracranial hypertension，BIH）又称大脑假瘤综合征，多发于肥胖女性，是搏动性耳鸣的最常见原因。该征主要引起颅内压增高，又称特发性颅内高压，除第Ⅴ、Ⅵ、Ⅶ对脑神经外一般没有局灶性的脑神经损害。诊断主要靠排除阻塞性脑积水、肿瘤损害、静脉窦堵塞。本症病因不明，但可能与各种身体健康状况和摄入某些药物有关。表13-2-2和表13-2-3分别列出了与本症相关的各种情况。在大部分病人，该症结局属良性和自限性过程，约25%的病人可转为慢性。

表13-2-2　与良性颅内高压症相关的疾病表

与良性颅内高压症相关的疾病		
肥胖		
贫血	缺铁性贫血	
	恶性贫血	
红细胞增多症		
类固醇激素	缺乏	Addison病
		类固醇激素撤药
	过量	库欣病
		医源性
甲状腺功能减退症		

续表

与良性颅内高压症相关的疾病	
甲状腺功能亢进症	
垂体腺瘤	
尿毒症	
囊性纤维化	
维生素	维生素 D 缺乏
	维生素 A 过量

表 13-2-3 与良性颅内高压症相关的药物

与良性颅内高压症相关的药物	与良性颅内高压症相关的药物
类固醇	胺碘酮
苯妥英钠	生长素
氯丙嗪	口服避孕药
锂	吲哚美辛
四环素	萘啶酸
复方磺胺甲噁唑	

良性颅内高压症的病理生理机制仍不清楚。向心性肥胖患者，腹内压、胸内压、心室压的升高导致颅内压增高，脑脊液吸收的持续性降低可引起脑组织间隙水肿，从而引起本症。搏动性耳鸣、听力损失、眩晕、耳胀满感、头痛、视觉障碍是主要症状。患者属病态肥胖，通常超重 45kg 以上，常有视盘水肿。大部分患者的头颅 CT 及 MRI 正常，可出现空蝶鞍、脑室缩小、脑回变浅等。腰穿如果脑脊液压力超过 200mmH_2O 则可确立诊断。表 13-2-4 是本症的诊断标准。

表 13-2-4 良性颅内高压症诊断标准

编号	诊断标准
1	颅内压升高的症状和体征
2	缺乏神经系统定位体征，偶尔发生Ⅵ、Ⅶ脑神经麻痹
3	患者神志清醒
4	缺乏脑室系统畸形、异位和阻塞的体征，除脑脊液压力升高外神经系统正常
5	颅内压增高无其他原因

Willis 动脉环（Willis' arterial circle）的搏动引起脑脊液的搏动，传递到脑膜静脉窦的内侧面，导致静脉窦管腔直径改变，血液的正常层流变成湍流，引起搏动性耳鸣。压迫同侧颈内静脉可使耳鸣停止，低频感音神经性聋也会得到改善。颅内高压压迫或干扰耳蜗神经和脑干也可引起听力下降和头晕，约 1/3 病人的听性脑干反应异常。

2. 特发性搏动性耳鸣 特发性搏动性耳鸣（idiopathic pulsatile tinnitus）是意即不明原因的搏动性耳鸣，又称自发性搏动性耳鸣，与静脉轰鸣是同义词，20~40 岁多发，好发于女性，可能与寰椎侧突压迫附近颈内静脉导致血流紊乱有关。颈内静脉和脑膜静脉窦的其他解剖异常也可导致搏动性耳鸣。诊断必须排除其他疾病尤其是良性颅内高压症之后才能确立。文献报道的许多特发性搏动性耳鸣患者并没有接受适当的检查以排除颅内压升高，故一部分病人的搏动性耳鸣可能是继发于良性颅内高压症。

Emery 等（1998）统计了 100 例搏动性耳鸣患者，其中良性颅内压高压症占 42%，颈静脉球体瘤占 16%，颈动脉粥样硬化症占 15%。佩吉特病的病因未明，可能为一种病毒感染性疾病。如病变侵犯颅骨，可引起听力下降、眩晕及搏动性耳鸣。Davies 报道在 236 名佩吉特病中，出现搏动性耳鸣者仅 20 例，认为搏动性耳鸣系继发于颞骨内的新血管和动静脉瘘形成。

3. 非血管引起的搏动性耳鸣　腭肌、镫骨肌和鼓膜张肌阵挛可引起搏动性耳鸣。腭帆张肌、腭帆提肌咽鼓管咽肌和咽上缩肌的肌阵挛都可造成客观性搏动性耳鸣，这种阵挛从 10 次 / 分到240次 / 分，不易与动脉搏动相混淆。尽管老年人也可发病，但常见于年轻人，神经系统疾病如脑干梗死、多发性硬化、创伤、梅毒等也与此相关，累及橄榄束、后纵束、齿状核、网状结构等。

二、搏动性耳鸣的诊断

1. 病史询问　搏动性耳鸣患者的病史非常重要，他们常会将耳鸣描述为自己的心跳声或非常大的噪声，偶尔患者不把搏动性作为耳鸣的特征来描述，导致医师忽略了这个重要的信息。搏动性耳鸣常常不是独立出现的，如伴有听力下降，耳内胀满感、头晕、头痛和视觉紊乱（如视觉模糊、失明等），应高度怀疑良性颅内高压症。有脑血管意外、短暂的局部缺血发作、高脂血症、高血压、糖尿病史，以及吸烟的老年搏动性耳鸣患者则应怀疑颈动脉粥样硬化症。伴有头痛、头晕小发作、晕厥、疲劳、单侧失神经支配的女性患者，应考虑颈动脉纤维肌性发育异常（fibromuscular dysplasia of carotid artery，FMD）。突发的搏动性耳鸣伴颈面部疼痛，头痛和大脑局部缺血等症状则高度提示颅内、外或岩内颈动脉内膜剥脱。

如 Vories 曾报道 1 例 39 岁男性，因右耳搏动性耳鸣伴耳内和同侧颞部头皮偶发撕裂样痛 2 周，MRI 检查及血管造影发现右侧颈内动脉内膜剥脱，形成假性动脉瘤。表 13-2-5 示引起搏动性耳鸣的特征比较。

2. 体检　头颈部检查很重要。要用耳显微镜观察中耳有无病变，如高位颈静脉球、异位颈动脉、颈静脉球体瘤及 Schwartze 征等。

鼓膜节律性的运动可见于鼓膜张肌阵挛的患者。可触知的耳周震颤则应怀疑颈部动静脉畸形。腭肌阵挛的患者可出现软腭阵挛性收缩，但检查时如张口过大则可导致其消失。

表 13-2-5 搏动性耳鸣的特征比较

	良性颅内高压症	颈动脉粥样硬化症	血管球瘤	动静脉瘘
年龄	<40 岁	>50 岁	平均 40 岁	平均 40 岁
性别	女性常见	与性别无关	女性常见	与性别无关
体重	肥胖	与体重无关	与体重无关	与体重无关
头痛	常见	可无	可无	常见
视觉	减退	可无	可无	可无
视盘水肿	常见	无	无	无
耳鸣强度	在外耳道较响	在颈部较响	在外耳道较响	在头部较响
客观性耳鸣	是	是	否	是
单双侧耳鸣	常为单侧	常为双侧	单侧	单侧
动脉性耳鸣	是	是	否	是
静脉性耳鸣	是	否	否	否
头部杂音	无	无	无	有
颈部杂音	无	有	无	无
指压和转头对耳鸣强度之影响	减弱或停止	无影响	减弱或停止	减弱或停止
听力损失	常为低频听力损失	无关	有	无
ABR	33% 的患者异常	无关	可异常	无
高血压、糖尿病、脑血管意外、高脂血症病史及吸烟史	无关	常有	无关	无关

检查客观性搏动性耳鸣、杂音及心脏杂音时有必要听诊外耳道、耳周区、眼眶、颈部和胸部。比较客观性搏动性耳鸣的节律与患者的脉搏是否一致。如果搏动性耳鸣为静脉性的，做同侧颈内静脉指压试验，耳鸣将会减轻或完全消失。伴有良性颅内高压症的患者，指压试验为阳性。动脉性搏动性耳鸣的强度不会因指压试验而改变。静脉性搏动性耳鸣的强度会因头转向同侧而减弱或完全消失，这可能因颈内静脉被胸锁乳突肌和寰椎横突压迫所致。

神经学检查和检眼镜检查是必要的，第Ⅸ、Ⅹ、Ⅺ和Ⅻ对脑神经麻痹提示进行性的颅底损害，例如颈静脉球体瘤。良性颅内压高症可出现视盘水肿。

过度肥胖女性的搏动性耳鸣高度可疑良性颅内高压症。腰穿证实脑脊液压力大于 200cmH_2O 则可确诊。

3. 听力学检查　所有病人均应做纯音测听和言语测听检查。听力损失超过 20dB 者，应在指压试验下重复测听，由于消除了耳鸣的屏蔽效应，静脉性搏动性耳鸣的患者（如良性颅内高压症的患者）听力会因指压试验而改善或恢复正常。搏动性耳鸣的患者言语辨别率正常。鼓膜张肌阵挛导致鼓膜异常活动的患者应做声导抗测试。伴有良性颅内高压症的患者应考虑做 ABR，1/3 的患者有 ABR 异常，主要是峰间潜伏期延长，伴有眩晕的患者应考虑做眼震电图。

4. 实验室检查　全血计数可以排除高动力循环状态患者中的贫血者。怀疑良性颅内高压症的患者要做血清钙、维生素 A 水平和甲状腺功能检查，应排除系统性红斑狼疮。颈动脉粥样硬化症的患者应做血脂和血糖测定。

5. 颈部血管超声　怀疑颈动脉粥样硬化症的患者应在放射学检查之前做两侧颈动脉、锁骨下动脉和心脏超声检查，以排除锁骨下动脉粥样硬化和瓣膜病。

6. 放射学检查　应根据临床表现、体格检查发现（如鼓膜后肿块、客观性或主观性搏动性耳鸣、杂音、视盘水肿等）和听力学检查结果来决定做哪一种放射学检查。

耳镜检查正常的患者应做高清晰度磁共振血管造影(magnetic resonance angiography,MRA),结合颅脑磁共振(MRI),伴有良性颅内高压症的患者常可发现脑室变小或空蝶鞍。MRI 中出现扩张的皮质静脉则提示硬脑膜动静脉畸形。DeMarco 等在 12 例血管造影诊断为动静脉畸形的患者中,有 8 例在 MRI 中发现了扩张的皮质静脉。硬脑膜静脉窦血栓可由 MRA 诊断。如果 MRI/MRA 正常,而搏动性耳鸣为客观性,颈动脉血管造影在可疑病例中可以排除硬脑膜动静脉畸形和颈动脉纤维肌性发育异常。

有鼓膜后肿块的患者应将高分辨率 CT 作为首选检查。如果根据 CT 对颈静脉球体瘤、颈内动脉或颈静脉球异常做出了诊断,就无需做其他的影像学检查。伴有颈静脉球体瘤的患者,应做颈部 CT 检查以排除同时伴有颈动脉化学感受器瘤的可能。图 13-2-1 为搏动性耳鸣诊断流程图。

三、搏动性耳鸣的治疗

治疗原则是治疗病因或原发疾病。如果病因不明确、病因治愈后仍遗留长期严重耳鸣、病因久治不愈则应对症治疗,以达到对耳鸣的适应和习惯。

1. 病因治疗　由颈静脉球体瘤、颅底和颞骨血管瘤、耳硬化等引起的搏动性耳鸣,应治疗相应疾病。颈静脉球体瘤应进行外科手术治疗。用一片乳突骨皮质、鼻中隔软骨、耳甲腔软骨、耳屏软骨和骨蜡等可治疗颈静脉球体分叉引起的搏动性耳鸣。镫骨切除可治疗耳硬化的耳鸣。

与腭肌、鼓膜张肌和镫骨肌阵挛相关的搏动性耳鸣,可通过切断相应的肌肉来治疗,也可注射肉毒素 A 来治疗腭肌阵挛引起的搏动性耳鸣。而由血管畸形、狭窄、动静脉瘘等引起的搏动性耳鸣可通过手术(如血管结扎、动脉改道、血管成形等)、伽玛刀,以及选择性动脉栓塞等方法进行治疗。特别是随着介入放射学的发展,选择性动脉栓塞和血管内支架(stent)等在治疗这

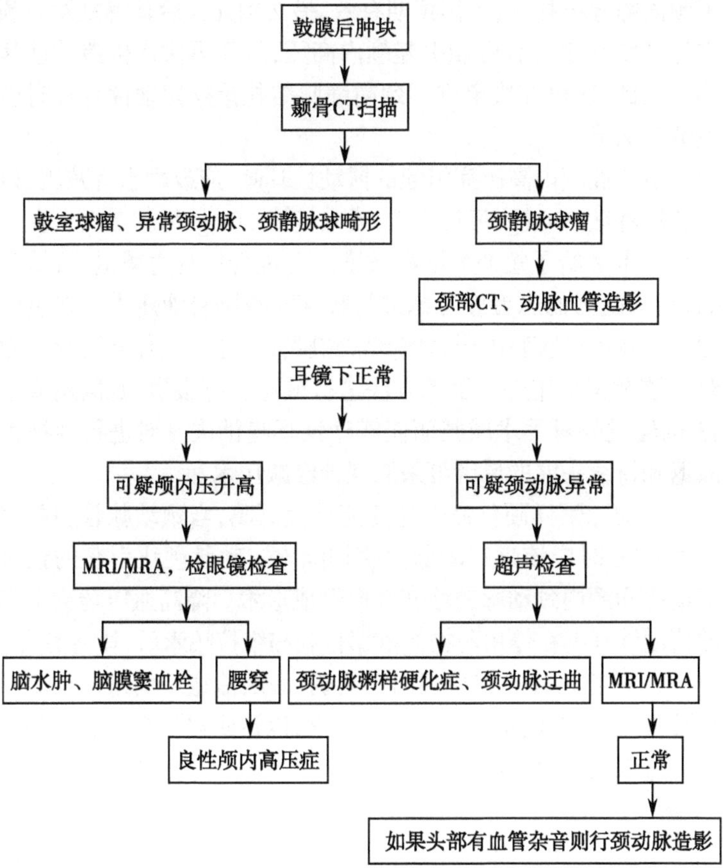

图 13-2-1　搏动性耳鸣诊断流程图

类血管性搏动性耳鸣中取得了良好效果，如用超选择性动脉栓塞治愈了由血管畸形、动 - 静脉瘘等引起的搏动性耳鸣、用支架治疗岩骨内颈动脉粥样硬化而致的搏动性耳鸣等。崔永华等（1998）曾报道 1 例颞浅动脉畸形并颈内静脉瘘引起的搏动性耳鸣采用超选择性动脉栓塞取得成功。对特发性自发性搏动性耳鸣，只有在完全排除了由其他病因引起的搏动性耳鸣后，才可考虑颈内静脉结扎等治疗方法。13 例自发性耳鸣患者，3 例进行了颈内静脉结扎，仅1例短期有效，另2例几天后耳鸣复发。颈内静脉结扎之后有可能引起颅内高压，从而再次产生搏动性耳鸣。因此，建议在决定进行颈内静脉结扎治疗搏动性耳鸣时应该慎之又慎。

由良性颅内高压症引起的搏动性耳鸣，应鼓励患者减肥，口服乙酰唑胺250mg，每日3次，或呋塞米20mg，每日2次。在急性期可考虑给予短期类固醇激素。对进行性视力减退、持续头痛、活动吃力的患者应考虑进行腰穿检查脑脊液压力。在过度肥胖患者由于腹腔内压力增高常致腰穿困难。当保守治疗无效时应该考虑采用外科手术方法进行减肥。有报道16例病人中13例经过外科手术减肥而使搏动性耳鸣消失。对进行性视力减退和持续头痛的患者可采取视神经减压术。

颈动脉粥样硬化症引起的搏动性耳鸣，当颈动脉管腔狭窄超过60%时应该进行动脉内膜切除术。动脉硬化引起的锁骨下动脉和颅内颈动脉的堵塞性血管成形术。降高血压药物引起的搏动性耳鸣在停用药物如依那普利和维拉帕米后，耳鸣消失。

2. 对症治疗　如果病因不明确、病因治愈后仍遗留长期严重耳鸣、病因久治不愈则应对症治疗，以达到对耳鸣的适应和习惯。可采用耳鸣习服疗法治疗。

（王洪田）

第三节　肌阵挛性耳鸣

肌阵挛性耳鸣与肌肉异常活动密切相关，多为软腭、咽鼓管周围肌肉（腭帆张肌、腭帆提肌）异常活动及中耳内肌肉（镫骨肌、鼓膜张肌）异常活动。这些肌肉异常活动多为精神因素所引起，也可由神经系统病变，如小脑或脑干损害所引起。耳鸣调低，与脉搏不同步，节律不规则，间断的“咔嗒”声，多为每秒1~2次，强度相对较低，但压迫颈部血管或颈部运动对耳鸣无影响。

不仅患者自身感觉到，旁人于外耳道口或用听诊器亦可闻及。

软腭、咽鼓管周围肌肉异常活动：腭帆张肌、腭帆提肌、咽鼓管咽肌是咽鼓管周围的主要肌肉，其收缩与舒张影响咽鼓管的开启与闭合，这些肌肉的阵挛性收缩引起咽鼓管的间断开闭，所产生的声音传至中耳而被患者感知。神经系统疾病如脑血管病变、多发性硬化等，功能性病变如心理障碍、精神创伤可导致。耳鸣为与肌阵挛同步的咔嗒声，可通过细心听诊被检查者听到。咽部查体可见到由腭肌阵挛性运动导致的相应软腭运动。声导抗可记录到由咽鼓管不断开闭引起的鼓室压力变化导致的压力波动曲线。该耳鸣常可自发消失，如存在神经系统疾病，以治疗原发病为主；病因不明者可给予对症药物治疗，如采用镇静药（如地西泮）、抗癫药（如小剂量卡马西平），鼓室内注射利多卡因，心理治疗、放松疗法、催眠疗法、噪声掩蔽，针灸、利多卡因腭肌局部封闭、腭肌局部注射肉毒素 A，保守治疗无效、症状较重者考虑咽鼓管切断、放置通气管、腭肌切断治疗。

中耳内肌肉异常活动：中耳内存在与锤骨颈相连的鼓膜张肌和与镫骨相连的镫骨肌，上述肌肉的阵挛性运动牵动鼓膜、听骨链产生振动，从而传入内耳被患者感知。耳鸣为节律性，与肌阵挛同步；也可为自发或自主性；也可出现于眨眼等表情肌运动时；或见于声刺激致镫骨肌收缩时出现；或刺激耳郭皮肤诱发鼓膜张肌收缩而出现。查体：显微镜下有时可见到中耳肌肉异常活动引起的鼓膜颤动。声导抗可见到压力变化产生的压力曲线波动。药物及其他疗方式同上，严重者考虑中耳肌肉切断术或肉毒素注射治疗。

（李明）

参 考 文 献

1. 崔永华，褚汉启，王志斌，等．超选择动脉栓塞治疗血管转动性耳鸣．临

床耳鼻咽喉科杂志,1998,12:61-63

2. 姜泗长,顾瑞,王正敏．耳科学．第2版．上海:上海科学技术出版社,2002:915
3. 刘军,王洪田,韩冰冰,等．应用肉毒毒素A治疗腭肌阵挛性耳鸣临床分析．听力学及言语疾病杂志,2006,14(3):190-192
4. 刘军,韩冰,韩东一,等．腭肌阵挛性客观性耳鸣．中华耳科学杂志,2007,5(3):266-268
5. Aughes GB,Pensak ML. In Clinical Otolayngol edited by sisrnanis A. Second Edit. New York:Thieme,1997:445
6. DeMarca JK,Dillan WP,Halbalbach VV,et al. Ducal arteriovenous fistulas: evaluatfion with MR imaging. Radiology,1990,175:193-199
7. Emery D,Fergnson RDG,Williams JS. Pulsatile tinnitus cured by angioplasty and stenting of petrous carotid artery stenois. Arch Otolaryngal Head Neck Surg,1998,24:450-461
8. Remly KB,Coit WE,Harrisberger HR,et al. Palsatile tinnitus and the vaseular tympanic membrane:CT,MR,and anyiographicnding. Radiology,1990,174:383-389
9. Sismanis A. Otologic manifestation of benigy intracranial hypertension syndranae:diagnosis and 142 management. Laryngoseope,1987,97(supplement):1-17
10. Sismanis A,Stammn MA,Sobel M. Objective tinnitus in patients with atheroselerotic cartid artery disease. Am J Otolaryngol,1994,15:404-407
11. Sismanis A,Callari RH,Slomka W5,et al. Auditory evoked responses in benign intracranial hypertension syndrome. Laryngoscope,1999,100(11):1152-1155
12. Steiner L,Lindqufist C. Radiosurgery with focused gemma-beam irradiation in Chidren. In:Edwards MSB,Haffman HJ,eds. Cerebral vascular disease in children and Adolescents A. Baltimore:Williams and kins,1989. 367-888
13. Varies A,Liming D. Spantaneaus dissection of the internal earatid artery presenting with pulsatfile tinnitus. Am J Otolaryngol,1998,19:213-215

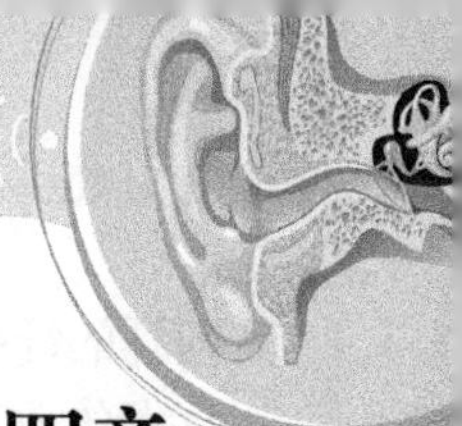

第十四章

常见疾病的耳鸣

耳鸣是声音的感觉，这种感觉的产生是在没有外源性的声或电刺激情况下，听觉系统的病变引起的。很多耳鸣病人伴有感音神经性聋。耳鸣总是耳鼻咽喉科或其他科医师经常碰到的症状，其诊断和治疗要求找到原发的病因以及继发症状。耳鸣是一种症状而不是一种疾病，需要一个彻底的诊断，其中一条就是要评价耳鸣是否是一种可以治疗的器质性病变的伴随症状。病人的评价包括病史、耳科情况、听力检查、前庭检查、影像学检查以及其他特殊检查。治疗的目的是要达到耳鸣代偿，没有一种固定的药物或手术治疗方法。急性耳鸣的治疗方法同突发性聋，对于慢性耳鸣，病因的分析非常重要。向病人提供信息是耳鸣治疗的第一步，支持疗法包括心理躯体治疗以及其他治疗。

主观性耳鸣又常被称为神经性耳鸣。常见病因有：突发性聋、梅尼埃病、急慢性噪声性聋、老年性聋、颅脑外伤[伴（或）不伴岩骨骨折]、听神经瘤、听神经病、耳毒性药物（如奎宁、水杨酸、利尿药、氨基糖苷类抗生素等）、内耳自身免疫性疾病、不明原因的感音神经性聋、耳硬化、慢性中耳炎、心血管疾病、物质代谢疾患、肾病、中枢神经系统疾患、颈椎的功能性及退行性病变、颞下颌关节病变等。各种疾病的耳鸣产生机制分析如下。

一、听力正常的耳鸣

许多耳鸣患者的听力没有明显改变，这种病人内耳是正常的。听觉过程的病变较轻，如果自发耳声发射阳性，说明主要是内耳的纤毛摆动出现异常。可能由外毛细胞本身病变或蜗电位自发的改变而引起的。但大多数情况下自发性耳声发射阴性。此时出现耳鸣的机制可能是:①纤毛自发性的摆动引起耳鸣,但由于内耳液体和中耳的衰减使振幅下降使得自发耳声发射检查阴性;②听神经的血管袢压迫或神经脱髓鞘病变;③中枢听觉核区的轻度损伤,如供血障碍引起的中枢自发活性改变或通过传出神经引起的外周振动异常;④有颈椎病的患者听力正常的耳鸣的解释是颈棘神经节至中枢核区的神经元的自发活性发生改变;⑤颞下颌关节口腔病变,发病机理同颈椎病。

二、耳硬化

耳硬化(otosclerosis)的耳鸣有两种产生机制:一种是传导性聋使环境噪声的掩蔽作用下降,使自声过响。这种耳鸣,手术后会减轻或消失。另一种机制是耳硬化的晚期,造成耳蜗病变后产生的耳鸣。已经有文献报道,部分耳硬化症病人伴有膜迷路积水,可能是引起耳鸣的原因之一。这种耳鸣,镫骨开窗术后,耳鸣不会改善。

三、噪声损伤

急、慢性噪声损伤(noise injury)均可引起耳鸣,但慢性噪声损伤引起的耳鸣不如急性噪声损伤引起的耳鸣有规律。内耳噪声损伤的特点是4000Hz以上的频率出现高频听力下降。耳鸣多为纯音性。耳鸣的频率多在听力曲线下降的部位,即正常的毛细胞区域与损伤最严重毛细胞区域之间的过渡区。损伤较轻时,耳鸣也可在听力损失最重的区域出现。Spoendlin(1987)在动物试验中发现,强烈的脉冲噪声暴露后,豚鼠耳蜗损伤最严重的部位在基底回的上段及第二回的下半段,基底回末端的损伤较轻。并且发现有以下病理表现:①外毛细胞的细胞体轻度变形,神经终末端的密度增加;②外毛细胞严重变形伴细胞体的肿胀以及细胞浆的改变;③与内毛细胞相连的传入神经树突肿胀；④外毛细胞纤毛改变；⑤外毛细胞坏死伴大量细胞膜破裂；⑥内毛细胞变形；⑦ Corti 器破坏。

耳鸣的频率通常见于最大损伤处与正常之间的过渡区域，而此区域最明显的是外毛细胞的损伤。内毛细胞的抗损伤能力很强，甚至在外毛细胞完全消失处，内毛细胞的形态也是正常的。在急性噪声损伤后的较长时间里，外毛细胞发生变性，最后在耳蜗的大部分区域完全消失，而内毛细胞可以继续存活并保持完整。损伤较轻处，可见外毛细胞轻度变形，活动度下降而影响其对内毛细胞的控制。试验证明（Saunders，1986；Tilney，1982）在强声作用下，外毛细胞的纤毛硬度消失，起初这是一种可逆反应。同时外毛细胞基底处传入与传出神经末端的密度增加。损伤处耳蜗神经的自发放电率明显高于未损伤处（Salvi，1983）。

四、突发性聋

现在对突发性聋的病理了解得很少，因为很难采集病理标本。少数病理检查发现，大多病人的耳蜗发生类似于病毒感染后的变化。因此，有些学者认为突发性聋是由病毒感染引起的。也有许多学者认为突发性聋与梅尼埃病的病理生理很相似。没有眩晕症状可以认为没有出现前庭膜破裂。Dulon 等（1987）提出，血液循环障碍或内耳的代谢性障碍可以使内淋巴液或外淋巴液的渗透压发生波动性变化，其机理类似于梅尼埃病。使用血管扩张药治疗可以取得良好的疗效支持这种学说。

五、耳毒性药物损伤

突发性聋大多为耳蜗病变，耳鸣也多为外周性。耳毒性药物产生的耳聋与耳鸣也大多为蜗性。少数耳毒性药物可以引起听神经的病变。噪声损伤既可损伤耳蜗，也能损伤听神经，但以耳蜗病变为主。这些疾病往往都伴有不同程度的听力下降。

六、水杨酸引起的耳鸣

摄入一定剂量的水杨酸（salicylic acid）能引起人听力下降

和可逆性的耳鸣。动物实验提示，使用水杨酸后ABR波Ⅰ~Ⅴ间期延长，耳蜗未发现有明显的形态学变化，但耳蜗神经元放电明显增加(Schreiner,1987)。水杨酸是前列腺素的拮抗剂，可能参与调节纤毛的硬度，使外毛细胞收缩，使盖膜接近内毛细胞，使神经的自发活性增加。这种理论能够解释水杨酸中毒的所有症状，但无法解释其症状的可逆性。现在经常使用水杨酸制作耳鸣的动物模型。但这种动物模型的缺点是水杨酸中毒引起的耳鸣总是可逆的，与临床不太相符。

七、听神经瘤

耳鸣可能是由肿瘤引起听神经的绝缘性改变。神经脱髓鞘可使神经纤维传递的电信号过度，属于一种神经性耳鸣。

八、梅尼埃病

梅尼埃病的病因是反复发作的慢性内淋巴积水。内淋巴液压力的轻度上升需通过外淋巴液来调节平衡，并且主要是在蜗孔，即耳蜗的顶部。内淋巴膜的移位，可以使静纤毛的工作环境发生改变(静态刺激)使得在蜗孔处产生湍流，引起纤毛束较高频率的刺激。这两种机制都能使蜗孔附近的内外毛细胞的活性度增加而引起低频的耳鸣。只有当病期较长时才涉及基底处的毛细胞。梅尼埃病的患者耳鸣特点是类似于一种宽带噪声或低调的嗡嗡声。耳鸣响度只稍高于听阈，但主观感觉和痛苦却很重。而且随着病程的变化，耳鸣响度也可发生改变。在眩晕发作前或发作时，耳鸣明显加重。可以被任一频率的强度只要稍高于听阈的纯音所掩蔽。健侧给声也可掩蔽。

有文献报道，甲状腺功能减退也能引起梅尼埃病。通过给予甲状腺素的治疗能够明显缓解症状，包括耳鸣。

九、外伤性耳鸣

多发生在脑外伤后，可能与迷路震荡以及脑震荡有关。耳鸣的产生部位可在耳蜗、听神经或听中枢,也可混合存在。有证据显示,部分脑外伤患者的脑组织出现局部瘢痕,引起异常放电,机制同癫痫。脑外伤后的耳鸣的特点之一是利多卡因可使多数病人耳鸣加重。另外,颅压增加也可使耳鸣加重。因此,有部分脑外伤后引起的耳鸣,使用血管扩张药可使耳鸣加重。

十、自声过强

在一个完全没有声音的屋子里,听力正常者也可以感觉有一定的噪声。在熟悉的环境中这种自体噪声常被日常生活中的噪声所掩盖,不会引起注意。这种自体噪声只有大到一定程度才可被感知。自体噪声的产生主要是迷路及其周围的血管搏动的声音以及呼吸音等。自声过强(autophony)可在以下情况出现:剧烈的躯体运动后,这种噪声明显增强。传导性聋的患者常感到生理性噪声加强,因为外界的环境噪声掩蔽作用降低,如耳硬化的耳鸣。镫骨手术后耳鸣减轻,因为中耳恢复正常后外界的掩蔽作用又加强了。

十一、颈性耳鸣

颈椎病也可引起耳、鼻、咽喉部的症状。通常第 3 颈椎以上的颈椎病变常常引起听力下降、耳鸣、耳痛、眩晕等耳部症状。第 4 颈椎以下的病变常引起咽异感症、咽痛、发声障碍等症状。颈椎病引起的耳鸣,即颈性耳鸣(cervicogenic tinnitus)原理是:①颈棘神经节至中枢核区的神经元的自发活性发生改变;②压迫血管影响内耳的血供,其特点是晨起或午睡后耳鸣的程度最重,而其他原因引起的耳鸣多在夜间,安静时最重。另外一个特点是,耳鸣的音量以及频率可以发生改变。通过治疗颈椎病情缓解后,约有 70% 的病人感到耳鸣减轻。

(余力生)

第十五章

体觉性耳鸣

多年来,异常神经元在听觉通路上的活动几乎被认为是耳鸣产生的唯一原因,越来越多的证据显示耳鸣相关的神经活动比之前预期的更加复杂多样。某些个体的耳鸣能够通过从躯体感觉系统、躯体运动系统和视觉运动系统输入的信号产生,耳鸣的心理声学特性能够被不同的刺激暂时性的改变,此类耳鸣称为体觉性耳鸣。例如:头颈部和四肢肌肉的强力收缩,眼睛水平或垂直方向的运动,肌筋膜触发点的压力,手、指尖和面部的皮肤的刺激,手和正中神经的电刺激,手指运动,口面部的运动,颞下颌关节或翼外肌受压,这种短暂的改变被称为耳鸣的调制。因此,非听觉通路在诱发或调制耳鸣方面的作用越来越明显。尽管这种现象还没有别完全理解,这似乎为证实体觉和听力系统之间存在神经联系提供了临床证据,它们的"激活"可能在耳鸣产生中起着重要作用。众所周知,脑组织损伤后中枢神经会重塑。然而,像一把双刃剑,无论这种损伤导致的重塑性是在短期内或因交叉知觉模式影响而结束,这都是不可预知的,反过来也可能导致代偿性或病理性影响。神经可塑性在耳鸣方面是很复杂的,交感知觉可塑性似乎在近来描述的耳鸣通过激活体觉诱发的病例中扮有很重要的作用。这就表明神经认知和神经运动网络系统中异常联系可导一些类型的耳鸣。耳鸣调制表明耳鸣心理声学特性的在某些刺激下能够发生短暂性改变,这些调制模式(凝视诱发性耳鸣、手指诱发性耳鸣、皮肤诱发性耳鸣)中的一些被首先描述为急性的单侧耳完全传导性,通常由于切除颅底或颅后窝肿瘤后造成。部分学者猜测这种调制形式在传入神经阻滞后的中枢神经系统发生重要的可塑性变化。然而临床经验表明其他调制方式的发生与外科手术或听力损失严重程度无关。一个改变的传入输入到听觉通路可能是一系列复杂的过程最终导致耳鸣在听觉神经系统的中枢级产生的起源。神经可塑性的影响根据发病时间可以分为早期和晚期的变化。静止的突触的暴露、(周围)抑制的减弱、通过轴突产生的新的连接的发生,这些都是神经可塑性的早期表现,可导致单侧神经活动的扩大和中枢神经系统过度兴奋的发展。听觉结构(蜗神经背侧核、下丘和听觉皮层)的音质接受区域的重构似乎是神经可塑性的晚期表现。刺激躯体感觉系统诱发的耳鸣调制可能通过激活听觉区域经过非经典路径来解释。

有时耳鸣患者会自发报告头部和颈部肌肉收缩时可能会产生耳鸣响度和音调的改变。然而,最近研究结果表明,很多耳鸣患者在接受专门检测时会调制耳鸣。Levine 最初发现当发生肌肉收缩时有 68% 的耳鸣病人经历了某种调制。不管病因或听力测定模式如何,71% 的耳鸣病人在头颈部等距活动或肌肉过度收缩时能够调制他们的耳鸣。相对于肢体的肌肉收缩,头/颈部肌肉的等距运动调制耳鸣的效果会更加明显。使用一个对照组,Sanchez 等指出 65.3% 的病人在肌肉收缩时耳鸣的响度或音调发生了调制,然而 14% 的无耳鸣受试者在发生同样的运动时可唤起耳鸣感知。之后,其他研究证实,大部分的耳鸣患者通过刺激躯体感觉系统就能调制这个幽幻的声音。

考虑到听觉通路的结构,它是由几个明确的中心所组成的,尽管关于它们之间交互作用的精确信息依然不得而知。耳蜗神经核是听觉通路的第一个中央核,接受来自耳蜗毛细胞的信息。在听觉通路的更高部分,丘系发送可接受的信息到初级听皮层区域,然而上升通路的丘外部分将听觉信息传递到了关联区域。许多丘外系统的神经元接收来自其他感觉神经束的信息,例如躯体感觉系统。

髓核是由楔束核(Burdach's nucleus)和薄束核共同构成的,它在躯体感觉系统中的地位类似于听觉系统中的耳蜗核(cochlear nucleus)。它直接从背根接受信息,而背根依次从体表的本体觉、触觉及振动觉感受器获取信息。外侧楔核(lateral cuneate nucleus)是来自颈部、耳部及枕下骨肌传入神经纤维的终点,需要携带信息到头和耳部来处理声学信息。由于听觉系统和躯体感觉系统之间的相互连接,这些学者们推测从楔束核到耳蜗核的投射作用可能导致耳蜗核的激发。然而,一些猫电生理学的研究表明,楔束核激活的最终效应却是抑制了背侧耳蜗核。当前,耳鸣躯体调制的确切机制尚不清楚。如果认为耳鸣是由听觉传导通路上的异常神经活动所引起的,那么这可能意味着来自于头颈部肌肉收缩所产生的躯体感觉刺激,通过一个多突触通路,将同侧的耳蜗核脱抑制,在听觉传导通路上产生一种兴奋性神经活动,从而产生耳鸣。

由于肌肉收缩代表了躯体感觉系统的一种激活,两个系统之间的这些解剖连接可能解释自发的肌肉收缩对一些类型耳鸣的影响,而刺激或抑制这种症状,临床上则表现为一种调制因子。事实上,我们已经看到一些伴有典型声损伤史的患者,也可能由几种不同的刺激因素明显引起耳鸣,其中包括腹部收缩时。

Rocha 等(2007)调查了心肌筋膜触发点能否调节耳鸣并检查了耳鸣与 MTP 之间的关联。他们对 94 名患有耳鸣的研究对象以及 94 名没有耳鸣的研究对象进行了评估。他们对这些研究对象的头部、颈部以及肩带部位的 9 块肌肉施加了压力,而这些部位一般是肌筋膜疼痛综合征测试的部位(冈下肌、肩胛提肌、斜方肌上部、头夹肌、中斜角肌、胸锁乳突肌、二腹肌后腹、表层咀嚼肌以及颞肌前束)。在施加数字压力的过程中发现 56% 的研究对象出现暂时性耳鸣调节而且施压主要集中在咀嚼肌、头夹肌、胸锁乳突肌和颞肌前束上。此外,观察发现耳鸣调节率明显高于患有 MTP 耳鸣的研究对象(在 9 块肌肉中的 6 块进行检测)。结果表明耳鸣与 MTP 存在关联,而且耳鸣与身体一侧

MTP之间存在重要关联。

他们最初假设只有AMTP(相关疼痛)能够调节耳鸣。然而,LMTP的压迫也最终可能调节耳鸣。一个可能的解释是,无论是积极的和潜在的MTP刺激时都会引起牵涉性疼痛。

本研究的另一个有趣的发现是,头部与颈部肌肉的MTP相比较肩胛带能够产生更多的耳鸣调节效果,以前的研究中也发现头部和颈部肌肉收缩动作相比其他成员将产生更多的调节。这些结果可通过神经解剖学来解释,因为躯体和听觉通路之间的连接在头部将更为丰富。

一种解释牵涉痛的机制是通过自主途径进行传播。除了MTP部位,其他部位的自主牵涉痛现象也可以用MTP部位的感觉神经末梢(细小的轴突末梢)增加以及由此引发的扩散牵涉痛的神经机制进行解释。如果LMTP在某个研究对象中存在较长时期,那么由于交感神经活性增加,它们将引发与血管收缩相关的神经纤维的敏化作用。Hubbard和Berkoff认为交感神经活性解释了与MTP相关的自主症状并提供了一个局部损伤和痛觉引发局部紧张的机制。现在被认可的一个观点是肌梭的梭内纤维内存在直接的交感神经分布。在一些耳鸣患者中,交感神经系统起着显而易见的重要作用。研究发现杜绝耳朵的交感输入或进行交感神经切除术能减轻一些患者的耳鸣症状。因此,自主神经(交感)系统可能可以解释一些关于MTP对耳鸣刺激效果的发现。

因此,可能的解释耳鸣和MTP之间的关系将不仅是体感-听觉系统的相互作用,还有交感神经系统的影响。

一、躯体感觉对耳鸣的调制

躯体感觉对耳鸣的调制可表现为耳鸣的音调、响度,或耳鸣的定位的变化。这种调节可发生在听觉性耳鸣或者体觉性耳鸣患者。躯体感觉的刺激可诱发或者调节许多患者的耳鸣。故所有就诊的耳鸣患者都进行躯体感觉调节的测试。若患者的耳鸣在颌面或颈部常见的日常活动(张口、咬紧牙关或转动头部)或用指尖按压鬓角、下颌骨、脸颊、乳突或颈部等情况下发生变化,则可认为该患者体觉性耳鸣。其他一些情况下如当专业人员对耳鸣患者进行体格检查或者有目的对患者身体不同部位进行刺激,患者可能同时出现耳鸣的音调(耳鸣的缓解或者加重通过 VAS 评分表来评估),响度,或耳鸣的定位的改变。若引起以上耳鸣变化发生的动作至少一个动作涉及躯体感觉、躯体运动或视觉运动系统,则表明被检查者的耳鸣属于体觉性耳鸣。以上动作引起的体觉性耳鸣的变化时间较为短暂,无法用问卷来评估该动作前后的耳鸣变化,然而相对简易的 VAS 评分量表可快速评估该耳鸣变化的程度。

不同的刺激可以用来检测本体感觉对患者的耳鸣调节,如下颌的主动运动(有或没有检查者的对抗)、张口和闭口、向前和向后移动颏部或固定颏部向左和向右。对头部肌肉如咬肌、颞肌、翼内(外)肌的肌筋膜触痛点或压痛点进行按摩。疲劳试验(用牙齿咬着压舌板分别于前、右、左的位置维持 1 分钟)可用来检查体觉性耳鸣。以上动作可增加三叉神经感觉支所支配区域的肌肉紧张,这是体觉性耳鸣在解剖和生理上的联系。

颈部主动运动(有或没有检查者的对抗)如颈部向前后移动,左右扭转,偏向左右侧都可用于检查患者体觉性耳鸣的信号是否与自颈部肌肉运动相关。对颈部如斜方肌(上缘),胸锁乳突肌(胸部),头夹肌(近乳突),及颈夹肌的肌筋膜触痛点或压痛点进行按摩也可用于检查体觉性耳鸣。

颌骨和上颈椎一直被认为是一个整体的运动体系。不恰当的姿势改变可诱发或者加重耳鸣,故耳鸣病人姿势的观察对疾病的诊断与治疗也很重要。例如若患者的颈部和(或)下颌向前突出,这个姿势可能是为了弥补患者牙齿不恰当的咬合。

二、凝视诱发性耳鸣或凝视调节耳鸣

眼球的运动可诱发和调节耳鸣(凝视诱发耳鸣或凝视调节

耳鸣)。检测凝视对耳鸣的影响时应让病人处于安静环境中,首先向前看(中立),后先后向右、左侧凝视,之后,向上、向下看。每个位置应保持5~10秒。耳鸣的变化可发生在眼球的每次运动中。目前并无标准的评估耳鸣变化的手段,有些中心仅用“有”或“无”来表述,而另一些中心则用VAS视觉模拟量表来评估(从0到10或从0到100)。为了让耳鸣变化的评估更为标准,我们建议使用这样的标尺来衡量耳鸣变化程度,以0为中点(表示静息状态下的耳鸣),范围从负5(耳鸣消失)到正5(可以想象的最大增大程度)。

三、压痛点对耳鸣的调制

压痛点(tender point)是接触身体表面时离散的疼痛反应的区域,很多学者均认同这一说法,但那些患有慢性疼痛疾病的人往往更受影响。肌筋膜触发点和压痛点的区别在于疼痛部位和该点产生疼痛症状时的最大压力。肌筋膜触发点(myofascia trigger point,MTP)指疼痛与施压处有距离,而压痛点疼痛就在施压处。曾有研究人员讨论触发点(trigger point)是否是压痛点的一个子集。即使有这样的相似之处,尚没有压痛点可以调节耳鸣的相关报道。然而,有文献报道给11位有耳鸣且至少有3个月时间频繁头痛、颈痛、肩胛痛(其中10位有肌筋膜疼痛综合征,1位仅有压痛点)患者的体检时发现,有5位患者手指压在某些疼痛点时可调制耳鸣,除外与触发点有关的调节。此外,另有2位病人仅有压痛点能调制耳鸣,包括没有肌筋膜疼痛综合征的患者。这一发现偶然出现在一个集中研究触发点的进展中,为了解释压痛点与耳鸣直接可能的关系,全新的大样本临床研究是必要的,与肌筋膜触发点是否存在关联。

四、颈椎过度屈伸与耳鸣的关系

由于颈椎过度屈伸,颈椎关节、韧带和椎间盘产生广泛损伤。这些骨和软组织损伤可能导致各种各样的临床表现。颈痛是最常见的症状,有 88%~100% 报道的病例。令人惊讶的是,患者中耳鸣和其他耳科症状约占 10%~15%。然而,有研究评估 109 位在急性期后的颈椎过度屈伸损伤患者中,没有报道耳科症状。其可能涉及患者采用二次恶性肌姿势以避免颈部疼痛。考虑到之前描述的耳鸣调制和肌张力、肌筋膜触发和压痛点间的关系,颈椎过度屈伸损伤后出现耳鸣的患者证明是次要发现。颈椎过度屈伸和耳鸣间的关系是有争议的,建议无论何时要谨慎把这些症状归因于此类损伤。

另一方面,一些研究也指出颈椎屈伸过度和颞下颌关节功能紊乱可能有关。颈椎屈伸过度可能诱发关节损伤和创伤后咬合不正,这会导致咀嚼肌功能障碍,从而导致耳鸣。然而,其他研究人员声称,颞下颌关节功能紊乱与颈椎过度屈伸无关。

简言之,尽管过度屈伸被认为颈椎和脊柱疾病,它与耳鸣的关系是有争议的。此外,这类患者耳鸣的体觉性调制的证据文献尚不支持。

五、肌筋膜触发点对耳鸣的调制

肌筋膜触发点(myofascia trigger point,MTP)是位于骨骼肌纤维痉挛带内的高度过敏点。不管是在自发或机械性刺激下,都可能会引起局部或牵涉痛。当那些刺激引起类似于患者之前抱怨的那种牵涉痛时,MTP 可能是活动的(即 AMTP)或者也可能加重其痛苦。这些触发点经常出现在颈部、肩膀、骨盆和咀嚼肌等由触发点所引发的自发性疼痛或运动相关性疼痛的部位。MTP 也可是潜在的(此时称为 LMTP),这些触发点位于无症状区域,只有受到刺激才能引起局部或牵涉痛。

MTP 是肌筋膜疼痛综合患者的典型特征,但肌筋膜触发点也可以在无痛受试者检测到,这些人通常抱怨伴有耳鸣。Travell 和 Simons 首次报道,进行胸锁乳突肌胸骨部触发点触诊时,无耳鸣患者会引起声音感知。随后,Eriksson 报道了有个患者注意到了触诊胸锁乳突肌上的 MTP 时耳鸣方面上的差异。

这种相关性通过研究耳鸣患者麻醉MTP失活，从而自身情况好转得到了验证。

肌肉手法触诊是检查病人体觉性耳鸣的最简单的方法。然而，更客观的测量是用带有橡皮尖的手持式测力计测量引发MTP活性所需的压力(pressure algometry，PA)。PA已经被用来记述MTP的触痛，也适用于测量牵拉痛阈和耐痛力。PA测量有一定的可靠性和有效性。MTP各种治疗过程中的前后治疗效果可通过PA压力阈值的测量进行评估。

正确地诊断体觉性耳鸣及其调节机制主要依靠患者病史和全面的查体。然而，这类形式的耳鸣最近才进行详细研究。因此，对于此类耳鸣的征象了解较少。医护人员需要在治疗耳鸣患者的过程中了解如何诊断这些类型的耳鸣。

六、治疗

体觉性耳鸣在紧张、痉挛的肌肉得到缓解之后，耳鸣也随之减轻或消失。耳鸣主要影响患者的精神状况，使人烦躁不安，影响睡眠，甚至对某些特定动作如快速转头、张口、咬牙有较大的心理压力。其治疗是松弛紧张肌肉，解除肌肉痉挛，用灭活触痛点、按摩正骨、针灸、经皮电神经刺激等综合整体治疗。

（李明　译）

参考文献

Aage R Møller，Berthold Langguth，Dirk DeRidder，et al. Textbook of Tinnitus. Springer New York Dordrecht Heidelberg London，2011

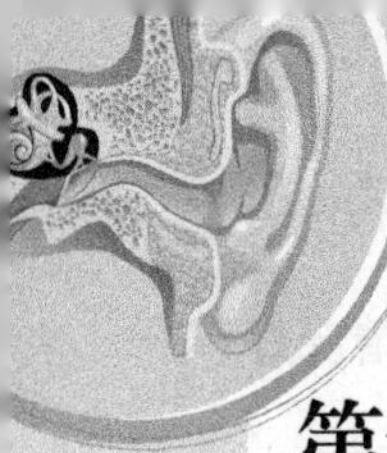

第十六章

听觉过敏与听觉耐受下降

听觉耐受下降(reduced or decreased sound tolerance)是指对声音的容忍度降低,或指对声音的敏感性增强。耳鸣患者通常伴有听觉耐受下降和听力损失,在对耳鸣的临床诊治中,临床医师不仅应该关注伴有听力损失的耳鸣,也应对伴有听觉耐受下降的耳鸣患者要有足够认识并加以重视。因为耳鸣患者伴有听觉耐受下降会给患者带来诸多不良心理反应,不仅对患者的生活、工作及社交造成严重的影响而且也给治疗带来挑战。

临床上听觉耐受下降患者以听觉过敏者居多。

一、定义及临床表现

由于对听觉耐受下降缺乏了解,大多数学者将听觉耐受下降简单地用听觉过敏代替。其实听觉耐受下降并不等同于听觉过敏,它包括了听觉过敏(hyperacusis)和厌声症(misphonia),与之表现相关联的还有恐声症(phonophobia),它们之间有一定的相关性,但绝不能替代表述。

1. 听觉过敏　其定义为“对正常环境声音出现的异常耐受”和“对常人未感任何危害或者不适的声音做出持续夸张或者不恰当的反应”。其行为学表现为:对一些很小的声音产生惊吓或者焦虑、应激、畏声等情绪,如日常生活中的开门声、电话铃声、炒菜声、咀嚼声、钟摆声、正常交谈声等。其中耳蜗型听觉过敏的表现为耳痛、烦躁、对任何声音都无法容忍;前庭型听觉过敏可表现为当听到某些声音时出现眩晕、恶心、平衡失调。因此听觉过敏患者会有意避免参加一些可能处于噪声环境的社交活动，更甚者会避免接触生活中所有的声音。

2. 厌声症　又被称为选择性声音敏感症，定义为患者对某些特定的声音持负面反应，但并不伴听觉系统异常兴奋，而是由于听觉神经系统直接与边缘系统之间产生关联，仅边缘系统和自主系统有高度异常的反应。主要表现为对声音不喜欢，厌恶，甚至恐惧，奇怪的是主要对别人发出的声音有反应，如咳嗽声、呼吸声等，尤其是重复性、强度不一定很大的声音反应剧烈，如咬指甲、打字、颠脚等声音。

3. 恐声症　恐声症是指对某些特定声音出现极度恐惧。同时也可表示对语声的恐惧，或是对自己声音的恐惧。比如：恐声症患者可对突然发声的仪器比较害怕，如电脑音响，警报器；或是在听到气球爆破的声音，表现出极度恐慌和张口呼吸。厌声症与恐声症均伴有情绪反应，前者是对特定声音出现的负面情绪，而后者尤其是指对强声做出的恐惧反应，因此可将恐声症归属于厌声症的一种特殊现象。

二、流行病学

关于听觉耐受下降流行病学资料的相关报道较少。Fabijanska 等（1999）通过对 10 349 例受试者的问卷调查报道听觉过敏的患病率达 15.3%，而对 149 例听觉耐受下降患者的调查中发现其中厌声症患者伴或不伴有听觉过敏占 57%，其中不伴有听觉过敏的厌声症患者占 28.9%。Rubinstein 等公布的调查结果从 1023 例 36 岁的女性受试者的随机抽样调查中听觉过敏患病率达 23.6%。儿童也会受到听觉过敏和恐声症的影响，一项学龄儿童的调查发现听觉过敏和恐声症约占 10%。听觉耐受下降与耳鸣通常同时存在耳鸣患者中约 60% 出现听觉耐受下降，其中 30% 的患者为听觉过敏。Anari 等对 100 例声音敏感的患者进行问卷调查发现约 86% 伴有耳鸣，其中 4%~5% 为严重耳鸣。保守估计在人群里大约有 1.4% 有听觉过敏而听觉耐受下降大概是此 2 倍多。

三、病因学

一项对造成听觉耐受下降因素的研究，报道了 187 名的患者中，最常见的因素有近期突发的耳鸣、压力，急、慢性的噪声暴露，长期对声音的厌恶，另外约 69% 的病人诱因不涉及听力学因素。目前对恐声症和厌声症的病因报道较少，而对听觉过敏病因，最常见的有损伤性的噪声暴露（尤其是短暂的脉冲噪声），还包括颅脑外伤、耳鸣、贝尔面瘫、亨特综合征、莱姆病、镫骨切除术、外淋巴瘘、梅尼埃病、内耳迷路破坏和咽鼓管异常开放、偏头痛、抑郁、威廉综合征、Addison 病、巴比妥类药物、苯二氮䓬类药物、脑脊液高压、马钱子碱、宿醉，蛛网膜下腔麻醉后也可能出现对声音敏感。

四、发病机制

（一）听觉耐受下降

由于缺乏可靠的基础资料及动物学模型，对听觉耐受下降的发病机制和耳鸣一样均不能阐述。仅在理论基础上，对听觉过敏的机制提出一些假设和学说。

1. 外周机制　1990 年 Jastreboff 等认为由耳蜗外毛细胞振动引起的异常放大的信号可能导致耳蜗内毛细胞的过度刺激，随之而产生听觉过敏。也有研究发现响度不适阈值的下降与镫骨肌反射的阈值不相关，这表明听觉过敏可能不涉及内毛细胞系统。1995 年 Attias 等认为听觉过敏与橄榄耳蜗束的功能有关，但当其功能异常时通过传出神经支配耳蜗对外界声音产生的反应不能起抑制作用，所有外界声音都比平常稍微更响。通过耳声发射对哺乳动物外毛细胞（OHC）研究发现，听觉过敏和基底膜对声音频率的快速调节均源于外毛细胞膜上的机电增益过程，在此过程中，大量钾离子通过转换通道从内淋巴液转到细胞内引起了膜内外压的改变，并激活了动力蛋白，基底膜的振动随之增加，从而阈值产生了40~50dB的改变。

2. 中枢机制　在听觉传入降低后，中枢听觉传导通路上(包括蜗背侧核、下丘脑)的神经元敏感度增加；研究显示破环耳蜗或者降低听觉的传入，导致蜗腹侧核和下丘神经元数量的减少，反应阈值下降。耳声发射表明听觉通路上有异常神经冲动的增加；Sahley发现听觉过敏和耳鸣均与身体或精神压力相关，脑啡肽和强啡肽的前体是与压力相关的脑啡肽原和强啡肽原，而在人类的耳蜗橄榄束系统中又发现了这两种神经调质，因此认为内啡肽与听觉过敏和外周耳鸣的产生、持续及恶化均有相关性，机体在应激的过程中，产生内源性强啡肽释放至内毛细胞下的突触区，此物质增强了神经递质谷氨酸的作用，使声音的强度增大，表现为听觉过敏和耳鸣。因有报道听觉过敏在威廉综合征、偏头痛、抑郁、创伤后遗症疾病中的患病率较高，故有学者推测听觉过敏的发生与5-HT相关，也有研究报道血清素抑制剂对听觉过敏患者有效。Formby的研究认为对声音响度的察觉度与中枢听觉系统的增益直接相关。

(二) 厌声症

对厌声症来说，听觉系统的神经兴奋正常，而是直接在边缘系统和自主神经系统有异常兴奋，尤其对声音处于高度激活状态时，中等强度的声音也会产生很强烈的行为反应。当产生的强烈反应主要表现为恐惧时便是恐声症的表现。

(三) 耳鸣和听觉过敏

针对耳鸣和听觉过敏的机制，主要是听觉传导通路中出现了异常的兴奋：单纯耳鸣是一个典型的微弱的异常神经兴奋，而纯粹听觉过敏则是外界声音引起的较强的异常神经兴奋；既有耳鸣又有听觉过敏则是自主神经系统对信号产生过度兴奋造成。听觉过敏有可能不仅是外周机制还有可能是中枢机制，或者两者都有，而厌声症是仅涉及中枢的机制，及边缘系统和听觉系统之间异常增强的功能联系。

五、临床评估

目前对听觉耐受下降进行综合性的临床评估，包括详细的病史采集、体格检查、实验室检查、影像学检查、听力学检查、心理学评估。

1. 病史 是否有噪声暴露史，何种噪声及暴露的时间，双侧还是单侧不适，是否有耳科疾病及手术史，有无耳鸣，有无颅脑外伤、头痛史，有无内分泌相关疾病史，是否有疲惫、味觉减退、体重下降、皮肤或黏膜颜色改变、胃肠症状及腋毛减少等，是否有对日常声音感到不适或者痛苦，是否对某种（或多种，甚至所有）噪声感到过度敏感，是否觉得对噪声敏感有对日常生活产生影响。

2. 体格检查 体温、血压、脉搏、体重；皮肤及黏膜的色泽情况，毛发分布；全面详细的耳科检查及神经系统检查。

3. 辅助检查 血常规、血生化、内分泌指标（皮质醇、总甲状腺素等）测试等。同时针对中枢神经系统的MRI，可用于排除一些颅脑外伤等疾病引起的听觉过敏。fMRI还可用来评估声刺激引起的中枢神经活动，有研究发现听觉过敏的患者中脑、丘脑及听觉皮层神经兴奋更活跃。

4. 听力学检查 纯音测听、言语识别阈、响度不适阈值（loudness discomfort level，LDL）或响度不适动态量程（dynamic range，DR）、声反射、听性脑干反应和耳声发射等。其中LDL可作为协助诊断或者结果评估的一个测试，但其并不具有特异性，当平均响度不适阈值约为80dBHL或更低时，患者便会出现不同程度的听觉耐受下降。但在对听觉耐受下降的患者实施听力检查时，应当谨慎，尽量避免让患者在声音暴露中感到不适。

5. 心理学评估 包括听觉过敏调查问卷（hyperacusis questionnaire，HQ）和身心精神症状调查问卷。Khalfa设计了一个14项的问卷，Nelting也制订了一个27项的听觉过敏的问卷调查，主要涉及认知反应、行为、情感影响。Dauman和Bouscau-

Faure 提出听觉过敏的多重评级（multiple activity scale for hyperacusis，MASH）来衡量听觉过敏症状对日常生活的影响。

6. 其他　测试听觉过敏患者对听觉刺激的反应时间也可作为一项客观的评估方法。

六、治疗原则

对耳鸣伴有听觉耐受下降的患者治疗过程中，首先，积极寻找病因，针对原发病治疗；其次，对于长期耳鸣伴听觉过敏患者，通常先治疗听觉过敏，待听觉过敏控制后再进行耳鸣治疗。没有药物可以治疗听觉过敏，仅针对部分出现不良心理反应的患者，如心烦、焦虑，可以采用抗焦虑药物，也可采用认知行为疗法（CBT）。

1. 脱敏（desensitization）　是治疗的主要方法。通过使患者应用各种声音治疗而逐渐脱敏：如白噪声、宽带噪声、粉红噪声，其中粉红噪声（200~6000Hz）更可取；或者建议使用去除某些特定频率的声音，短期暴露于可调控的声音，或延长暴露于低频声音的时间，使患者恢复正常的听觉耐受。

2. 声治疗　Jastreboff 提出了针对耳鸣伴有听觉过敏的习服疗法（TRT）。根据患者严重程度将耳鸣伴听觉过敏的患者分为不同等级，然后对其进行针对性的信息咨询和声音治疗。咨询要求医师具有丰富的听觉系统知识，以达到将负面的刺激变成中性刺激的目的；声音治疗可以减少对耳鸣的感知，同时可降低听觉过敏的严重程度，系统的声治疗通过对听觉系统、边缘系统、自主神经系统再训练或重新衡量，增加听觉系统的滤过功能及中枢抑制作用，放松对环境的警戒，打破听觉过敏与不良情绪的关联及恶性循环链，以此减轻或消除相关症状。

对厌声症的治疗，有人提出声音敏感训练治疗，或是运用双侧的白噪声结合行为认知疗法。由于厌声症是边缘系统和听觉系统之间异常增强的功能联系，且主要是中枢机制的参与，所以单独的脱敏疗法，不能治疗厌声症，故针对厌声症的治疗与耳鸣更相似，治疗当中必须有声音，同时融入自己最喜欢的活动，目的在于将声音与快乐的场景相联系。如听音乐、去商场购物、参加聚会等。

TRT 用于治疗耳鸣，是一种以适应为目的的方法，但该方法对于某些听觉耐受降低的病人，它确能达到完全消除听觉过敏和(或)厌声症。其中声音治疗无论独立从脱敏的角度出发，还是作为习服疗法的一部分，都在针对听觉耐受下降患者的治疗中起着举足轻重的作用。

七、小结

目前对听觉耐受下降发病机制的研究处于探讨中，其定义也不易鉴别。但其与耳鸣相似的是，两者可能产生的机制都趋于中枢化，同样听觉耐受下降尤其是听觉过敏可以独立存在也可以是许多疾病的一个症状。但当病因不明确时或即使病因明确且已去除，其仍存在并已引起诸多不良心理反应或是已严重影响病人生活质量时，临床医师应该为其及时、准确的诊断和选择在目前较为有效的治疗手段是非常重要。

（谭君颖　李明）

参考文献

1. 刁明芳，孙建军．听觉过敏．听力学及言语疾病杂志，2009，17(6)：603-605
2. JIANG D，李刚，赖琳玲．恐声症：鉴别和患病率．中国听力语言康复科学杂志，2008，6：56-57
3. 李明，黄娟．耳鸣诊治的再认识．中华耳鼻咽喉头颈外科杂志，2009，44(8)：701-704
4. Aage R Moller. Textbook of tinnitus. London：Springer，New York Dordrecht Heidelberg London，2011. 45-461

5. Anari M, Axelsson A, Eliassona, et al. Hypersensitivity to sound questionnaire data, audiometry and classification. Scand Audiol, 1999, 28: 219-230
6. Attias J, Raveh E, Ben-Naftali NF, et al. Hyperactive auditory efferent system and lack of acoustic reflexes in Williams syndrome. J Basic Clin Physiol Pharmacol, 2008, 19: 193-207
7. Blasing L, Goebel G, Flotzingr U, et al. Hypersensitivity to sound in tinnitus patients: an analysis of a construct based on questionnaire and audiological data. Int J Audiol, 2010, 49: 518-526
8. Baguley DM. Hyperacusis. J R Soc Med, 2003, 96: 582-585
9. Coelha C, Sanchez T. Hyperacusis and tinnitus in children: Prevalence and risk factors. Otolaryngol Head Neck Surg, 2004, 131: 263
10. Formby C, Sherlock LP, Gold SL. Adaptive plasticity of loudness induced by chronic attenuation and enhancement of the acoustic background. J Acoust Soc Am, 2003, 114: 55-58
11. Hadjipavlor G, Baer S, Lau A, et al. Selective sound intolerance and emotional distress: what every clincian should hear. Psychosom Med, 2008, 70: 739-740
12. Jastreboff MM, Jastreboff PJ. Decreased sound tolerance and tinnitus retraining therapy (TRT). Australian and New Zealand Journal of Audiology, 2002, 24: 74-84
13. Katzenell U, Segal S. Hyperacusis: review and clinical guidelines. Otol Neurotol, 2001, 22: 321-326
14. Khalfa S, Dubal S, Veuillef E, et al. Psychometric normalization of a hyperacusis questionnaire. ORL J Otorhinolaryngol Relat Spec, 2002, 64: 436-442
15. Langers DR, Van Dijk P, Schoenmaker ES, et al. fMRI activation in relation to sound intensity and loudnes. Neuroimage, 2007, 35: 709-718
16. Sahley TL, Nndar RH, Musiek FE. Endogenous dynorphins: possible role in peripheral tinnitus. Int Tinnitus J, 1999, 5: 76-91
17. Snow JB. Tinnitus: theory and management. Hanmilton: Pmph Bc Decker,

2004:11

18. SNOW JB. Tinnitus:theory and management. Hanmilton:Pmph Bc Decker, 2004:43
19. Vernon JA. Hyperacusis:Testing,treatments and a possible mechanism. Australian and New Zealand Journal of Audiology,2002,2:68-73
20. WANG J,DING D,SALVI RJ. Functional reorganization in chinchilla inferior colliculus associated with chronic and acute cochlear damage. Hear Res,2002,168:238-249

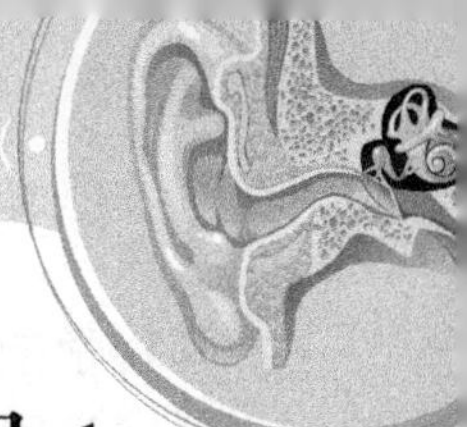

附录1

耳鸣相关指南解读及耳鸣定义相关文章

解读耳鸣诊疗指南（建议案）

解放军总医院耳鼻咽喉头颈外科，
中国人民解放军耳鼻咽喉研究所（北京 100853）
王洪田
上海中医药大学岳阳中西医结合医院耳鼻咽喉科
李　明
广州中医药大学一附院耳鼻咽喉科
刘　蓬
上海交通大学附属新华医院耳鼻咽喉头颈外科
黄治物
中国聋儿康复研究中心
胡　岢
台湾台中光田医院耳鼻咽喉科
赖仁淙

耳鸣是临床常见症状，是耳科三大难症（耳鸣、耳聋、眩晕）之首。耳鸣发生率非常高，而且有增加的趋势，已经成为临床迫切需要解决的难题。但目前耳鸣的发生机制仍不清楚，病因众多，诊断和治疗存在不少问题。国内外耳科学界曾数度讨论这方面的问题。从2006年开始国内几位热心耳鸣研究的学者进行了多次讨论，在主要问题上取得了许多共识。作者在《中华耳科学杂志》2009年第一期发表“耳鸣的诊断与治疗指南(建议案)”后,有许多学者和临床医生提出了“解读”的要求,现将这些共识以问答形式阐述如下。

1问:耳鸣的诊断与治疗指南(建议案)(以下简称耳鸣诊疗指南)的主要目的和原则是什么?

答:多年来对耳鸣的诊断和疗效评价方面存在一些混乱,影响到有关论文的质量,研究的结果或治疗的效果都难于对比和判断。有了可共同遵循的诊断原则和疗效分级方法,不但有益于学术交流,而且也促进了临床工作和学科发展。因此,制定本指南。本指南遵循的基本原则是“宜粗不宜细,宜简不宜繁”。本指南不是国家标准,不具有法令性质,仅供临床工作参照试行;而且本指南是建议案(草案),待以后再进一步修改审定。

2问:耳鸣性质和定义为何与以往的不一样?

答:本指南的耳鸣性质仅仅分为主观性耳鸣和客观性耳鸣两类,其定义也分开。以往耳鸣的定义一般特指主观性耳鸣,所以有的学者提出耳鸣就是主观性耳鸣,而所谓的“客观性耳鸣”不是严格意义上的耳鸣。但临床上确实经常遇到客观性耳鸣的病例,所以本次将耳鸣的性质分为主观性耳鸣和客观性耳鸣,并分别进行了定义,这样既符合临床实际,又不会产生异议。

3问:耳鸣是否为第一主诉的意义?

答:以耳鸣为第一主诉(首要症状)的患者,才到耳鸣专病门诊求医,其焦虑抑郁等症状与耳鸣直接相关。如果以耳聋或眩晕为第一主诉,耳鸣为次要症状,则患者不会首先到耳鸣专病门诊求医,其焦虑抑郁等症状与耳鸣不直接相关。耳鸣与心理问题的密切关联程度,直接影响耳鸣的治疗效果。所以,在进行耳鸣研究设计或发表文章时,应该说明耳鸣是否为第一主诉。

4问:耳鸣诊疗指南除主观性耳鸣外还包括客观性耳鸣吗?

答:耳鸣诊疗指南除主观性耳鸣外,还包括客观性耳鸣。因为这两类耳鸣的诊断和治疗的基本原则都是一致的：首先要查找病因，病因明确后对因治疗，病因去除后耳鸣消失了，那是最理想的结局。如果病因不明确、病因明确但久治不愈、病因治愈后仍遗留长期严重耳鸣时，应该采用综合治疗方法，以达到适应和习惯的目的。

5问：耳鸣与突发性聋（突聋）有哪些异同点？

答：耳鸣与突聋非常相似，同为症状，诊断与治疗原则也基本相同。首先要寻找病因，病因明确后对因治疗。一部分病例在对因治疗后，症状消失，疾病痊愈。目前，对突聋的定义是突然发生的原因不明的感音神经性聋。实际上，在突然发生耳聋后，只能通过不断的查找病因，才能确定是否病因明确，或不明确。刚刚发病时不能就立即作出"突聋"的诊断，只有在排除了所有病因后才能作出"突聋"的诊断。耳鸣也是这样，经过病因筛查后，才能下"原因不明的耳鸣"的诊断。如果在3月内发生的原因不明的持续性主观性耳鸣，可以酌情按照突聋方案治疗。

6问：怎样进行耳鸣的病因诊断？

答：耳鸣的病因非常多，非常复杂，而且，耳鸣与病因之间很少有一一对应的关系。但作为症状，仍应该全面寻找耳鸣的病因或影响因素。原则上应该从听觉系统、全身9大系统和心理三个方面寻找耳鸣的病因，病因可以是器质性的也可以是功能性的，必须针对可疑的系统和部位，使用各种仪器和方法进行一一排查。如果发现了可疑病因，就应该对因治疗。如果遍查无果，只能说是暂时未发现明显病因，以后仍要不断地查找病因。

7问：为何采用排除法进行耳鸣的病因诊断？

答：因为耳鸣与病因之间没有一一对应的关系，所以，必须用排除法排除各种可能的病因。

8问：为何用听力学及影像学检查等方法确定耳鸣的病变部位？

答：因为目前尚没有确定耳鸣病变部位的客观方法，而且耳鸣常常与听力下降伴随，所以，目前认为引起听力下降的病变部位可能就是耳鸣的病变部位，因此通常用听力学检查方法确定耳鸣的病变部位。

9 问：耳鸣匹配的临床意义到底多大？耳鸣响度还能作为疗效标准吗？

答：耳鸣匹配包括响度和音调匹配的主观性很强，可重复性不高，准确性很差，而且，耳鸣音调或响度与患者的心烦程度不成正比，所以，目前不再以耳鸣响度或音调作为疗效标准。

10 问：怎样对耳鸣进行量化评定？

答：对耳鸣进行量化评定的方法很多，最简单的可能是视觉模拟标尺（VAS）方法，还有耳鸣残疾量表（THI）、耳鸣问卷、SF-36 等等。

11 问：用哪种量表最好？

答：没有最好，只有更好。与耳鸣研究的目的有关。

12 问：病因治疗后耳鸣都能消失吗？

答：大约 1/3 的患者经病因治疗后，耳鸣可消失，另 2/3 的患者耳鸣不能消失。

13 问：为何早期（3 月内）原因不明的耳鸣，可酌情按突聋方案治疗？

答：早期（3 月内）原因不明的耳鸣（如果原因明确则对病因治疗），可以（不是必须）酌情按突聋方案治疗，目的是不要错过早期治疗的时机。

14 问：什么是综合治疗？

答：采用许多方法或药物进行治疗被称为综合治疗，不是一种方法或药物，治疗的目标包括耳鸣病因与耳鸣相关症状（心理、植物神经反应等）。

15 问：综合治疗的适应证？

答：病因不明的、病因久治不愈的、病因治愈后仍遗留长期严重耳鸣的患者，应进行综合治疗。病因明确的患者，有时也需要进行综合治疗包括对病因和对症治疗。

16问：综合治疗的目标是什么？

答：耳鸣消失、伴随耳鸣的相关症状也消失，这是最佳效果（目标）。如果耳鸣不消失，但完全适应和习惯了，也是耳鸣治愈的目标。

17问：综合治疗方法有哪些？

答：耳鸣习服疗法是目前比较好的方法，认知疗法、掩蔽疗法等等。

18问：哪些耳鸣患者应该请心理科或精神科专家会诊？

答：对于那些伴有严重心理障碍的患者，耳鼻咽喉科医生通过普通解释或咨询不能解决的心理障碍，应该请心理科或精神科专家会诊，进行专业的心理咨询和治疗。遇到心理障碍比较明显的耳鸣患者，可进行心理测评，包括焦虑量表、抑郁量表、SCL—90量表、汉密尔顿自评量表等等，如果达到一定分值，可请心理科或精神科专家会诊。

19问：有哪些方法可以对耳鸣疗效进行量化评定？

答：可以用视觉模拟尺度（VAS）法，也可用耳鸣残疾量表（THI）法，王洪田方法，刘蓬方法，等等。但不能再单纯用耳鸣响度作为疗效标准。

20问：耳鸣疗效评定应该注意哪些事项？

答：按例记不按耳记，一耳好了，另一耳加重了，就不能算该疗法或该药物有效。追求长期疗效，不但要观察近期还应观察远期疗效，短期的几小时或几天的耳鸣消失显然不能算治愈。耳鸣疗效应该包括耳鸣和心理两个方面，心理问题消失或完全适应了也算治愈。

21问：耳鸣治疗后随访时间应该多长？

答：目前没有统一的规定，可以是3个月，也可以是6个月，甚至1年或更长。由于耳鸣习服疗法的最终目的是适应和习惯耳鸣，习服1~2年才能完全适应，所以，如果观察习服疗法的效果，最好随访1~2年以上。观察药物的治疗效果时，也应该最少随访3月以上。

2014年美国耳鸣临床实践指南解读

李 明 张剑宁

作者单位：上海中医药大学附属岳阳中西医结合医院耳鼻咽喉科、耳鸣和听觉过敏诊治中心，200437

基金项目：上海市市级医院新兴前沿技术联合攻关项目（SHDC12014125）

上海市科委科研计划项目（14401971400）

权威的指南性文献对于临床医生科学规范地开展临床实践活动具有重要意义。迄今为止国际上少有正式发表的耳鸣临床实践指南。1998年德国耳鼻咽喉头颈外科协会发表了一份耳鸣诊疗纲要，提出早期的耳鸣诊治相关原则性纲领。2000年美国听力学会（American Academy of Audiology，AAA）在听力学网站上公布了耳鸣诊治的听力学指南[1]，但其后未见更新版本出现。较近的是美国言语听力学会（American Speech-Language-Hearing Association，ASHA）2005年在《美国听力学杂志》发表的耳鸣听力学治疗临床指南[2]。2012年在上海召开了全国耳鸣专家共识会议，就耳鸣相关若干重要问题发表共识[3]，但未形成指南性文件。可见此前发表的指南主要在听力学领域，适用于临床医生的指南极少。而2014年11月由美国耳鼻咽喉头颈外科学会（American Academy of Otolaryngology-Head and Neck Surgery）发表在《耳鼻咽喉头颈外科杂志》上的耳鸣临床实践指南正是一篇填补这一空白的重要文献[4]，对该文献的深入解读将对我国耳鸣诊治具有重要的临床指导意义。

此版指南强调2个特点：一、该指南是迄今为止最全面的以耳鼻咽喉科医生为主体制定的耳鸣指南，突出指南在耳鼻咽喉科领域的作用。这也符合我国以耳鼻喉科医师为耳鸣诊治主体的特点，对我国耳鸣实践有特殊的指导价值。二、该指南是目前为止第一个完全基于循证医学研究成果的耳鸣指南，突出了其严密科学性和普遍适用性的特点，克服了以往耳鸣文献客观性差、标准不统一的弊端。制定指南的总共 23 位项目评估组专家成员中，11 位来自耳鼻咽喉科及耳和耳神经科，12 位分别来自其它 12 个学科（包括听力学、心理声学、放射科学、神经病学、精神病学、内科学，等）。耳鼻喉科专家约占 50%，有代表性地反映了美国耳鼻喉科临床医生对耳鸣的最新认识。评估组学位构成中，MD 为第一学位者 16 人，占 70%；PhD 和其它学位者占 30%，显示评估组成员以临床医生为主，代表临床医生对耳鸣关注的方向。该指南严格按照循证医学规范，所查找文献囊括了全球最知名的 17 个大型数据库，从发表于 2013 年 3 月之前的总共 271 篇指南、621 篇系统回顾和 meta 分析文献中，筛选出 29 篇系统回顾文献；从 4 个大型数据库、2046 篇符合随机对照研究（RCTs）文献中，筛选出 232 篇符合要求的 RCTs 文献用于指南的制定。可见指南对于文献科学性的要求相当严格。

指南强调其针对的群体是慢性且伴有心烦症状的原发性耳鸣患者。在解释适用对象的范围时，指南明确提出了几个耳鸣相关的基本概念。1. 原发性和继发性耳鸣。原发性耳鸣被定义为特发性与听力下降有关或无关的耳鸣，继发性耳鸣是与某些潜在病因（听力下降除外）或明确的器质性因素相关的耳鸣。指南并未提及其它耳鸣分类的概念，如主观性、客观性耳鸣，代偿性、失代偿性耳鸣等。原发性耳鸣概念与我国 2012 年全国耳鸣专家共识会上达成的特发性耳鸣概念是一致的[3,5]。本指南仅采用原发性耳鸣的概念，显示原发性或特发性耳鸣的名称正在被主流的耳鼻喉科医生所接受。需要理解的是，除非有明确的因果联系，很多有可能病因的耳鸣仍会被归入原发性耳鸣，例如慢性化脓性中耳炎伴耳鸣，将其归入继发性耳鸣可能存在争议。尽管如此，原发性和继发性耳鸣仍是目前认识水平上更为合理的命名方法。2. 急、慢性耳鸣。本指南并未明确急、慢性耳鸣的具体病程，但将研究对象的耳鸣病程规定为6个月。这主要是由于符合循证医学要求的文献中，患者病程至少在6个月以上。多数文献中，慢性耳鸣要求症状持续3个月以上。这是由于一般认为耳鸣持续是否超过3个月，预后可能明显不同，病程越短，自然恢复的可能性越大。有研究发现50%的耳鸣患者能在5年内自然缓解。3. 伴有和不伴有心烦的耳鸣。指南指出伴有心烦的耳鸣是指困扰患者，并影响患者生活质量的耳鸣。没有心烦症状的耳鸣，不在此指南的适用范围。以往多数文献中，心烦、焦虑等不良心理反应症状，只作为耳鸣的一个伴随症状来描述，并未用作区分不同类型或程度耳鸣的一个指标。这样明确划分的意义在于指导临床医生针对耳鸣采用正确的干预手段，其价值在今后的临床研究中可能会得到进一步体现。

在明确了上述概念后，本指南基于严格的循证医学方法，对13个命题给出了建议。建议的层次划分为强烈建议、建议、可选择建议、不建议和强烈不建议5类。由于听力学含2个子命题，所以实际命题为14个。指南经循证医学分析，强烈建议命题1项，建议命题6项，可选建议2项，不建议3项，强烈不建议1项，无推荐意见1项。

一、强烈建议（1项）

指南强烈建议将伴有心烦和不伴有心烦的耳鸣患者相区别，依据是耳鸣是否困扰患者并影响患者生活。国内李明很早就建议将就诊的耳鸣患者按是否伴有不良心理反应（躯体不适症状）划分为耳鸣病人和耳鸣人群，认为二者有着根本区别，应采取不同的诊疗策略。耳鸣病人是在耳鸣基础上，伴有明显心烦、焦虑、抑郁等不良心理反应，上述负面心理反应又将加重耳鸣的不适感觉，即耳鸣病人存在一个耳鸣与不良心理反应之间恶性循环的反射弧。反之，耳鸣人群虽有耳鸣，但没有不良心理反应，耳鸣对患者生活不构成明显影响。耳鸣人群中不存在导致耳鸣加重的恶性循环反射弧，从而与耳鸣病人有着根本区

别。这种分类与本指南的建议完全一致。显然,将二者区分符合目前耳鸣治疗的一个基本原则,即治疗不以消除耳鸣为第一目标,而以减轻耳鸣带来的不良心理反应、打断耳鸣与不良心理反应之间的恶性循环、实现对耳鸣的完全适应为首要目标。这一原则强调如何采用正确的手段,使一位耳鸣病人逐渐消除不良心理反应,成为耳鸣人群。同时避免由于不当的医疗干预,使一个原本属于耳鸣人群的就诊者,加重为耳鸣病人。在治疗上,对没有心烦的耳鸣患者以咨询和宣教为主,选择其它干预手段时应慎重,这一点对于医生接待一个初患耳鸣的患者时尤其重要。对伴有心烦的耳鸣患者,则应采用综合治疗手段积极干预。

指南也给出了一些方法来区分耳鸣患者有否伴有心烦,包括直接询问有否心烦感觉,有否影响交流、注意力、睡眠、工作,等,是否经常求医。作为一种相对定量的方法,各种耳鸣评估量表常用于区分患者是否伴有心烦及评估心烦的严重程度,一些量表还对耳鸣影响生活的不同方面分别评估。有些客观检测方法被尝试用于区分耳鸣人群和耳鸣病人,如研究发现脑干诱发电位 P300 的潜伏期在耳鸣人群和耳鸣病人之间可能存在差异,耳鸣病人的潜伏期明显延长。类似检测方法可能是将来最终发现原发性耳鸣根本病因的途径之一。

二、一般建议(6 项)

指南推荐的项目包括建议对患者进行详细的病史询问和体格检查、及时的听力学检查、区分长期持续(≥6 个月)和近期出现的耳鸣、对患者进行宣教、耳鸣的助听器评估和认知行为疗法等。

1. 病史和体格检查有助于区分某些可能治愈的耳鸣或发现潜在病因,从而使这类患者得到及时医治。患者就诊时叙述的病史可能极为简单(仅有耳鸣),也可能非常复杂(除耳鸣外还包含各种主观感受),医师在较短的时间内掌握关键信息非常重要。这些信息包括:耳鸣单侧还是双侧,搏动性还是非搏动性,有无听力下降,有无突发听力下降,新近发生还是陈旧耳鸣,有无噪声暴露,有无耳毒药物暴露,是否伴单侧或非对称性听力损失,有无眩晕,有无焦虑或抑郁,有无认知障碍,等。体格检查的重点包括:客观性耳鸣、心脏或血管杂音、局部神经系统体征、耳漏、外耳或中耳疾病体征、头颈部包块,等。对上述关键症状和体征将使医生更全面快速地掌握一个初诊耳鸣患者的完整信息资料。

2. 助听器评估对于伴有听力损失的耳鸣患者,是推荐的措施之一。理论上讲,不论听力损失程度如何,只要助听器测试阳性(助听器能同时改善听力和耳鸣),佩戴助听器对于耳鸣患者是有益的。助听器测试阳性可能提示耳鸣与听力损失有直接或间接的因果关系。当此类患者通过听觉辅助装置获得足够的外周听觉刺激时,耳鸣本身即得到缓解,这是治疗耳鸣最直接有效的途径。反之,如助听器不能改善耳鸣,或许提示耳鸣病因超出听觉系统相关范畴,可能与边缘系统、自主神经系统等其它中枢异常存在更密切的关联。目前并不清楚为什么有些耳鸣患者可通过助听器获益,而有些不能,正如接受人工耳蜗植入的患者,只有部分耳鸣可得到缓解。

3. 指南认为对耳鸣患者的咨询和宣教对耳鸣有益。由于目前没有有效消除或减轻耳鸣的药物或治疗手段,实现对耳鸣的适应是当前治疗的首要目的。耳鸣适应过程包括感觉适应和反应适应 2 个阶段。通过对患者进行耳鸣知识的宣教,使患者消除对耳鸣的恐惧,减轻耳鸣带来的压力,这是实现感觉适应的过程。通过正确的咨询让患者知道,目前尽管没有方法“治愈”耳鸣,但有很多方法可以缓解症状,减轻患者压力,完全适应耳鸣而成为耳鸣人群,来提高患者对治疗的依从性。对患者宣教的内容包括:告诉患者什么是耳鸣,耳鸣可能的病因,与听力下降的关系,生活方式对耳鸣的影响,噪声和药物对耳鸣的影响,保护听力的方法,随访的必要性,等。通过以上咨询,使患者正确认识和对待耳鸣,清楚耳鸣治疗的目的,增强信心,配合治疗。在日常生活和工作中,主动采取正确措施应对耳鸣带来的不良反应,克服紧张焦虑和沮丧的情绪,对耳鸣康复十分有益。

4. 指南对单侧、伴有听力损失的持续性耳鸣,推荐进行及时的听力学检查。听力学检查对于及时了解耳鸣患者的听力状况,明确耳鸣与听力损失之间的关系,排除突发性聋,以便采取及时正确的治疗措施,是有重要临床意义的。指南并未明确这些听力检查包含哪些内容。由于国内听力学检查基本不会预约,这一问题并不十分突出。

5. 认知行为疗法。指南明确指出认知行为疗法对耳鸣是有效的。多项研究表明,作为心理学的重要方法,认知行为疗法能明显缓解耳鸣患者焦虑、抑郁状态,提高生活质量评分,从而整体上改善耳鸣患者躯体症状。认知行为疗法的另一个优点是可以开展群体治疗及远程(互联网)治疗,治疗效率提高,成本降低,且近远期疗效接近常规治疗。

6. 指南建议区分近期(<6个月)出现和长期持续的耳鸣。这主要由于部分短期出现的耳鸣有自然恢复倾向,且急慢性耳鸣的预后存在差异。这一点在本文前面有关急慢性耳鸣的描述中已提及。

三、可选建议(2项)

1. 常规听力学检查。由于耳鸣与听力下降之间的密切关系,指南认为常规听力学检查对任何耳鸣患者均适用,不论是否主诉伴有听力损失。然而指南不推荐常规进行心理声学测试,认为其对耳鸣诊断、指导治疗、疗效评估无益。但在耳鸣的听力学相关指南中,常规心理声学测试是推荐的内容[1,2]。耳鸣心理声学测试项目繁多,有些测试复杂费时,选择哪些用于常规临床测试各家意见不一。耳鸣响度匹配、音调匹配、最小掩蔽级测试、残余抑制测试4项是较常采用的测试项目。我们的临床实践中使用上述4项作为常规测试,发现心理声学测试对于了解耳鸣的某些特性，区分其潜在的不同病因，指导制定合理的治疗方案，仍然是有益的。例如，如果耳鸣易于掩蔽或残余抑制测试阳性，声治疗是更适宜推荐的措施。

2. 声治疗。指南认为对有心烦症状的耳鸣，可推荐声治疗。声治疗是实现耳鸣反应适应最主要的治疗手段之一。所谓反应适应，就是患者虽然“听”到耳鸣声，但对日常生活已不构成任何影响，不再带来心烦等不适感觉，绝大多数时候已完全“忘记”耳鸣的存在，从而达到对耳鸣的完全适应。这一过程需要声治疗来实现。目前声治疗主要采用的方式有 2 种，即增加环境声和主动聆听。增加环境声能提供更丰富的背景声信息，且不受时间和场所的限制，对听力损失不严重的患者更为适用。主动聆听对各种程度的听力损失都适用，但受时间、场所等条件的限制。主动聆听时患者可自主选择某些频率范围的声音治疗。二种方式结合是最有效的途径。用于声治疗的设备大体分为 4 类，包括各种丰富环境声的装置、助听器、声音发生器（声掩蔽器）和复合装置（兼有助听和发声功能）。患者适用何种装置依个体不同而异。指南明确指出，方法正确的声治疗是安全的，不会对听力造成额外损伤。

四、不建议（3 项）

指南不推荐药物治疗、膳食补充和经颅磁刺激治疗。这些治疗要么是确实对耳鸣无益，要么是缺乏足够的循证医学证据，例如 TMS 治疗。尽管从循证医学角度已经明确，目前没有一种药物，对大多数或某一类耳鸣有肯定疗效，但是否给耳鸣患者一定药物治疗，仍有不同意见。听力学指南通常不推荐药物治疗方案，因听力师不具有处方权。在我国，由于习惯原因患者往往会主动寻求一些药物帮助，包括传统中药，而西方不少医疗机构和个人也会向患者推荐一些神经营养类、维生素类或助睡眠药物。我们的临床经验认为，适当和正确使用助睡眠、抗焦虑或抑郁的药物，并向患者详细解释药物使用的目的，强调药物治疗不是直接为了消除耳鸣，而是缓解因耳鸣诱发的不适躯体症状，从而提高患者依从性，缩短适应耳鸣的时间。这种在充分咨询前提下的药物辅助治疗，对不少耳鸣患者是有益的。

五、强烈不建议（1项）

指南强烈不建议任何以检测耳鸣为目的的临床影像学检查，除非出于研究目的。需要明确的是，指南反对的是用影像学手段检测耳鸣，因为没有任何证据表明耳鸣本身有影像学表现。为了排除其它可能导致耳鸣的病因，针对单侧耳鸣、搏动性耳鸣、有局灶性神经系统异常以及不对称听力下降的耳鸣患者，可以采用MRI、CT等影像学检查。不过此类患者中影像检查的阳性发现通常不高，例如单侧耳鸣患者中，只有2%存在听神经瘤。

指南对针灸治疗耳鸣没有提出明确建议，因为此类文献还有一些不明确和矛盾的地方。就我们的实践经验，在传统取穴模式基础上，增加一些与睡眠、情绪相关穴位，效果优于传统取穴，相关研究仍在进行当中。

文章明确指出，该指南只是为临床医生提供了一个基于循证医学证据的框架，用于对耳鸣临床诊疗提供辅助信息，并不能取代医生的经验和判断，也不是一个必须遵循的临床诊疗方案。这表明该指南仍然是一个较初级的耳鸣临床指导性文献，但并不影响其成为迄今为止最全面和最科学的耳鸣纲领性文献。总之，通过对这篇最新指南的解读，了解美国耳鼻喉科医生在耳鸣临床研究领域做了哪些工作，达到怎样的水平，得到哪些结论性的东西，从而为我国耳鼻咽喉科医师为主体进行的耳鸣临床诊治工作提供有益借鉴，推动国内耳鸣事业的快速发展。

参考文献

1. Audiology AAo (2000) Audiologic Guidelines for the Diagnosis &

Management of Tinnitus Patients:http://www. audiology. org/resources/documentlibrary/Pages/TinnitusGuidelines. aspx#sthash. zfSfxnms. dpuf.

2. Henry JA,Zaugg TL,Schechter MA(2005b)Clinical guide for audiologic tinnitus management I:Assessment. American journal of audiology 14:21-48.
3. 中华耳鼻咽喉头颈外科杂志编辑委员会耳科专业组. 2012耳鸣专家共识及解读. 中华耳鼻咽喉头颈外科杂志,2012,47(9):709-712.
4. Tunkel DE,Bauer CA,Sun GH,et al. Clinical practice guideline:tinnitus. Otolaryngol Head Neck Surg. 2014,151(2 Suppl):S1-S40.
5. 刘蓬,李明,王洪田,黄治物,胡岢. 原发性耳鸣刍议. 听力学及言语疾病杂志,2010,18(2):99-101.

听力学及言语疾病杂志 2010 年第 18 卷第 2 期 99 页

原发性耳鸣刍议

刘　蓬[1]　李　明[2]　王洪田[3]　黄治物[4]　胡　岢[5]

摘要　耳鸣的发生率很高，但临床医生对耳鸣患者的处置一直有待规范化，对耳鸣的传统认识中也存在很多值得进一步探讨之处。本文分析了将耳鸣仅仅当作一种症状的传统认识给临床和研究所带来的困惑，提出了耳鸣既是一种症状、也是一种疾病的新观点，并初次提出原发性耳鸣这一疾病概念，对原发性耳鸣进行了明确的定义，探讨了提出这一概念的实际意义，以期引起有关学者的关注。

关键词　耳鸣；疾病；症状；原发性耳鸣

中图分类号　R764.45　文献标识码　A　文章编号　1006-7299(2010)02-0099-03

虽然耳鸣的发病率很高，但目前对其认识尚不统一。尽管研究耳鸣的文献非常之多，但真正具有临床实用价值的高质量文献尚不多见[1,2]。目前人们对耳鸣的一些最基本的认识依然停留在表面，远没有接触到它的实质。究竟耳鸣是如何发生的？什么治疗方法有效？至今仍是众说纷纭，莫衷一是，以致临床上大量的耳鸣患者得不到妥善的处置。值得注意的是，迄今为止几乎所有的国内文献均强调耳鸣只是多种疾病中的一种症状而非独立的疾病。随着对耳鸣研究的不断深入，这一传统认识已呈现出越来越多的弊端，因此，有必要对其进行重新讨论，为此，本文提出耳鸣既是一种症状、也是一种疾病的新观点，并初次提出原发性耳鸣这一疾病概念，对原发性耳鸣进行了明确

---

1 广州中医药大学第一附属医院耳鼻咽喉科（广州 510405）；2 上海中医药大学附属岳阳中西医结合医院耳鼻咽喉科；3 中国人民解放军总医院耳鼻咽喉头颈外科；4 上海交通大学附属新华医院耳鼻咽喉头颈外科；5 中国聋儿康复研究中心

的定义，抛砖引玉，期望有利于耳鸣的临床和基础研究。

1　症状与疾病的联系和区别

对疾病这一概念，从不同角度考察可以给出不同的定义，如与健康这一概念相对而言，凡人体形态或功能偏离正常范围都可以称作疾病，从这个角度来说，症状与疾病之间并无明显的界限。但在医学界，症状与疾病的概念是有明显区别的，疾病是指有一定的发生原因、发病部位、发展规律并由多种临床表现（包括症状、体征以及各种检查异常等）组成的某种特定的异常生命状态；症状则是主观感觉到的某种不适，是疾病的具体表现之一。同一种症状可以出现在多种不同的疾病中，而一种疾病可以表现出多种症状。疾病反映的是本质，症状反映的是表象，症状依附于疾病。

医生的任务就是要透过患者表现出来的包括症状在内的各种表象，诊断出其患了何种疾病，然后针对疾病来进行治疗。一般来说，疾病治愈了，其相应的症状也就消除了，无需单独对各种症状一一进行治疗。只有在少数情况下，如某一症状特别突出（如剧烈疼痛、高热等）而针对疾病的治疗尚需要一段时间症状才能消除时，才考虑对症治疗（如镇痛、退热等），不针对疾病原因的单纯对症治疗常被认为是治标不治本。

2　目前对耳鸣认识中的困惑

耳鸣指自觉耳内或头颅有鸣响的感觉而周围环境中并无相应的声源。这一定义中有两个要点：一是主观的声音感觉，二是没有客观声源。但目前的很多文献将患者听到的诸如与脉搏搏动一致的血管搏动声、耳部肌肉痉挛发出的声音以及中耳积液流动声等存在客观声源的耳内或头颅鸣响感觉也称为耳鸣，与耳鸣定义不完全相符。对这类声音感觉，找到相应的声源并设法消除后，就可以解决，与没有声源的耳鸣是完全不同性质的问题，不应混为一谈。

真正令人感到困惑而认识不清的耳鸣是那种无中生有的、持续的、单调乏味的声音感觉，这是本文要探讨的主题。它究竟是其它疾病的一种症状还是一种独立的疾病？对这个问题不加深究而草率地定论，是造成目前对耳鸣认识混乱的症结之一。

现今国内文献普遍认为耳鸣是一种症状，并列出了许多可以导致耳鸣这一症状的疾病，如外耳道、中耳、内耳、听神经、脑干、听觉皮层等听觉通路的疾病以及循环、血液、内分泌、消化、泌尿、神经、骨骼系统等全身各系统疾病均可导致耳鸣。根据这种认识，临床医生面对耳鸣患者，应该展开包括听觉系统以及全身各大系统的全面检查，以寻找耳鸣背后所依附的疾病。检查的结果可能出现两种情况：一是发现了一些阳性结果，提示患了某种疾病（如中耳炎、感音神经性聋、高血压、糖尿病等），文献也明确记载该疾病可以出现耳鸣，于是医生便理所当然地将耳鸣这一症状归因于该疾病。从逻辑上来说，只要治好了疾病，其相应的症状自然消除，但有时并非如此，例如：一位耳鸣患者，医师检查发现中耳积液，便告知患者中耳置管排除积液后耳鸣可消除，但两个月后中耳积液消除，其耳鸣依然存在；还有的耳鸣患者，经检查诊断为感音神经性聋，于是采用改善耳蜗微循环及营养神经等方法治疗，治疗后有的患者听力无改善，耳鸣却加重了。临床上类似例子还有很多，值得反思：这些病例虽然可以用目前的某些假说勉强得到解释[3~5]，但检查所发现的疾病与耳鸣之间究竟是否存在因果关系？耳鸣是否另有原因？第二种情况是全面的体检没有发现阳性结果，无法作出诊断，这就使医生面临更加尴尬的局面：如何给患者作出诊断？开始可以写耳鸣待查，可全身检查过后还能这样诊断吗？让患者一辈子都待查吗？这只能使患者怀疑医生的水平，或者认为自己病情严重，从而加重心理负担，并且会认为医生建议的治疗方法没有针对性，因而降低其依从性。目前我国较为流行的神经性耳鸣的诊断就是一个极为模糊的概念，从未有人对这一概念进行过完整的表述和规范，它究竟是一个症状还是疾病，已无从考证，但多数人都把它当作疾病，目前这一概念几乎成了不治之症和医生无奈的代名词，不少患者由于这一诊断而背上了沉重的思想包袱，增加了治疗的难度。临床上对于这种定义不清且有负面影响的不规范概念应避免使用。

目前对耳鸣的研究主要集中在两个方面[6]：一是基础研究，主要通过动物实验以及其它先进手段来探讨耳鸣的发病机理；二是临床研究，主要探讨耳鸣的治疗方法以及与此相关的耳鸣严重程度评估及疗效评估[7]等问题。只要认真思索一下不难发现，如果认为耳鸣是多种疾病的一种症状，而不同的疾病有不同的病因和发病机理，治疗方法也大相径庭，怎么能脱离不同的疾病而将耳鸣这一症状单独抽取出来进行发病机理、治疗方法、严重程度及疗效评估等研究呢？对其它症状（如鼻塞、流涕、咽痛等）并没有进行过这样的研究，因此研究者们实际上是将耳鸣作为一种独立的疾病来看待的，因为只能针对疾病来研究其发病机理、诊断及治疗等问题。

根据现阶段的研究结果，目前对耳鸣患者采用的治疗方法包括心理咨询和心理治疗、习服治疗、掩蔽治疗、药物（中、西药）治疗、针灸治疗、手术治疗、松弛训练、生物反馈治疗等[8]，尽管目前还没有循证医学的证据证实某种方法的确切疗效，但不同患者需要采用不同的治疗方法，只要个体化的治疗措施得当，治疗效果还是比较明显的。如果按照传统的认识，耳鸣是多种疾病中的一种症状，那么治疗就应该针对相应的疾病本质而不是耳鸣症状，这样一来，那些专门针对耳鸣的治疗措施便只能归入治标不治本的对症治疗范畴，这显然欠妥。

3 耳鸣既是一种症状，也是一种疾病

由以上的探讨可见，如果仅仅将耳鸣视为一种症状，临床和研究工作都将陷入困境。但这并不意味着凡是耳鸣都是一种独立的疾病，其它疾病不可能出现耳鸣的症状，而是认为耳鸣既是一种症状，也是一种疾病。

毋庸置疑，许多疾病可以出现耳鸣的症状，如耳硬化症、梅尼埃病、突发性聋、噪声性聋、药物性聋、听神经瘤、鼻咽癌等，因此，对耳鸣患者必须进行全面检查，如果检查发现了可以导致耳鸣的疾病且该疾病可以解释耳鸣现象时，应将耳鸣视为该疾病的一个症状，从而针对原发疾病进行治疗。需要注意的是，绝不能将听觉系统发现的任何异常都不经分析地视为引起耳鸣的原发疾病，尤其对外耳道及中耳异常与耳鸣的关系要审慎判断，至于听觉系统以外的异常（如高血压、糖尿病、甲亢等）与耳鸣之间是否存在因果关系就更须谨慎分析。

不同疾病出现的耳鸣有何不同特点，目前研究不多，因而要准确地判断耳鸣是否为某种疾病的症状实际上非常困难，这是今后研究中值得重视的问题之一。现阶段可以参考的线索是认真分析耳鸣的出现与该疾病其它症状出现的时间是否一致，耳鸣的减轻或加重、消失与该疾病的轻重及痊愈是否相关，如果耳鸣的程度改变与该疾病病情的波动毫无关联，就应该将耳鸣当作独立的疾病来看待。例如，某患者耳鸣的同时又有高血压病，如果血压控制平稳后耳鸣随之减轻或消失，血压升高后耳鸣又出现或加重，就可认为耳鸣是高血压病的一个症状；反之，如果耳鸣的出现远远早于高血压病的发生，或者耳鸣的轻重与血压的高低没有必然联系，则应另当别论。

如果对耳鸣患者的全面检查没有发现明显异常，或者已经发现的异常经过分析不能解释患者的耳鸣，就应将耳鸣视为一种独立的疾病。如听力下降这一症状，可以出现在中耳炎、耳硬化、梅尼埃病等许多疾病之中，而突然发生的、原因不明的感音神经性听力损失，称之为突发性聋，此时它就不是一个症状而是一种疾病了。

调查资料表明，耳鸣的发生率非常高，持续时间超过 5 分钟的耳鸣患者占普通人群的 10%~30% 左右[9]，如果将持续时间不足 5 分钟的耳鸣患者也包括在内，这个数字就更大了，但真正需要医生帮助的耳鸣患者则远远低于这个数字，据估计仅占耳鸣人群的四分之一左右。这就是说,大部分耳鸣患者尽管听到了无中生有的声音,但并未对生活、工作、情绪等造成影响,也没有导致身体的不适,这可能是耳鸣的特点之一。因此,认为耳鸣是一种疾病时,绝不能将所有有耳鸣的人都视为耳鸣疾病的患者。

作为一种独立疾病的耳鸣常常具有以下特点:以耳鸣为第一主诉求诊,耳鸣是患者最大的烦恼,并因耳鸣而导致了不同程度的失眠、烦躁、焦虑、忧郁等症状,对工作、学习、生活、情绪等造成了不同程度的影响,经过全面检查,耳鸣以及由耳鸣引起的这些症状不能用其它疾病进行解释。

4 原发性耳鸣的定义

如果认为耳鸣有时也是一种独立的疾病,那么如何给这种疾病命名?既然耳鸣这个名词已被约定俗成地视为症状,作为疾病的耳鸣必须有一个新的名称。

对疾病命名的一般原则大致有两类方法:一类是病因、发病部位、发病机理明确的,直接按照相应的病因、发病部位等进行命名,如变应性鼻炎、急性鼻窦炎、急性化脓性扁桃体炎等;另一类是病因及发病机制不明确的,命名就复杂一些,或以某个发现该病的学者姓名命名(如梅尼埃病、贝尔面瘫等),或以该病的临床特点来命名(如突发性聋等),或强调其病因未明这一特点而称为原发性病(如原发性高血压病等)。耳鸣属于病因及发病机理不明的一类疾病,建议参照原发性高血压病的命名方式称之为原发性耳鸣。

因此作为一种疾病名称的耳鸣的完整定义是:原发性耳鸣是一种原因不明的以耳鸣为突出症状的疾病,常伴有不同程度的失眠、烦躁、焦虑不安、忧郁等症状,对情绪、工作和生活造成一定程度的不良影响。这个定义包含以下三个要点,可以视作诊断要点:第一,耳鸣是患者最突出的症状而并非附带的症状,这里的耳鸣指为人们普遍接受的耳鸣定义,即无中生有的没有客观声源的耳内或头颅内出现的非搏动性、单调乏味的声音感觉，且持续时间超过5分钟，不包括可以找到客观声源的血管搏动声、耳周或耳内肌肉痉挛的声音、咽鼓管异常开放时呼吸气流进入鼓室的声音以及鼓室内液体的流动声等习惯于称之为客观性耳鸣的情况。也不包括持续时间不足5分钟的一过性耳鸣；第二，耳鸣不是唯一的症状，由于耳鸣还产生了一些继发的症状，如失眠、烦躁、焦虑不安、忧郁等，常常因此而不同程度地影响了患者的情绪、生活和工作等，严重者甚至可导致自杀；第三，原因不明。如同突发性聋一样，原发性耳鸣是一个排他性的诊断，首先应该尽量寻找引起耳鸣的可能原因，对患者进行包括听觉系统和全身其它系统在内的全面检查，对可能引起耳鸣的疾病进行一一排查，只有耳鸣及其相关症状不能用其它疾病进行解释时，才能诊断为原发性耳鸣。

提出原发性耳鸣这一疾病概念具有以下现实意义：首先，可以将真正的耳鸣从混杂在各种疾病背后以及客观性耳鸣中分离出来，名正言顺地独立对耳鸣进行疾病层次上的研究，建立原发性耳鸣的诊断标准、病情严重程度评估标准、疗效评估标准等，有利于开展多中心的临床研究，推动耳鸣的研究走向深入。其次，可以解决临床上长期存在的对耳鸣无法进行诊断的难题，从而避免随意使用神经性耳鸣、感音神经性耳鸣、传导性耳鸣、中枢性耳鸣等似是而非的模糊诊断，因为这类诊断只是沿袭了耳聋的分类诊断，并非找到了耳鸣真正的病变部位，而原发性耳鸣的诊断则承认耳鸣原因未明这一事实，有助于寻找、研究其真正的病因和病变部位。

耳鸣的主观特性使得同样的声音感觉在不同的人身上表现出完全不同的反应，目前还没有可靠的方法能对耳鸣作出客观的检测，也无法判断耳鸣真正的病变部位，这一特殊性使得对耳鸣的研究非常困难。而长期以来人们认为耳鸣仅仅是附属于其它疾病的一个症状，且将患者感知到的各种不同的声音感觉（不论是否有客观的声源）都混在耳鸣的概念中，更增加了认识耳鸣的难度，使临床医生和研究者容易混淆，把握不住诊断要领和研究方向。本文初次提出原发性耳鸣这一疾病概念，希望能引起有关学者的关注和探讨，起到抛砖引玉、推动耳鸣研究的作用。

5　参考文献

1. 王洪田，翟所强，韩东一，等．对我国耳鸣治疗文献的循证医学评价．中华耳科学杂志，2007，5:249.
2. 李辉，李明．国内耳鸣临床研究文献的质量评价．听力学及言语疾病杂志，2008，16:232.
3. 汪轶婷，金晓杰．耳鸣听觉系统重组的畸变产物．听力学及言语疾病杂志，2006，14:153.
4. MahlkeC，Wallhausser-Franke E. Evidence for tinnitus related plasticity in the auditory and limbic system，dem on strated by arg3. 1 and c-fosimmuno-cytochemistry. Hear Res，2004，195:17.
5. Jastreboff PJ，JastreboffMM. Tinnitus retraining therapy：A different view on tinnitus. ORLJ OtorhinolaryngolRelat Spec，2006，68:23.
6. 李欣，龚树生．耳鸣研究进展．中国听力语言康复科学杂志，2006(2)：32.
7. 刘蓬，李明．对耳鸣疗效评价的思考．中华耳鼻咽喉头颈外科杂志，2008，43:710.
8. 王洪田，主编．耳鸣诊治新进展．北京：人民卫生出版社，2004. 186~260.
9. 徐霞，卜行宽．耳鸣的流行病学研究．中华耳科学杂志，2005，3:136.

（2009-06-08 收稿）

附录 2

耳鸣残疾评估量表
（Tinnitus handicap inventory，THI）

姓名：　　性别：　　年龄：　　耳鸣侧别：　　病程：

利手：　　职业：　　日期：　　测试者：

该量表的目的是帮助你识别耳鸣可能给你带来的困扰。请选择是，不，或有时候。不要跳过任何一个问题。

		是	有时	不
1F	耳鸣会让你难以集中注意力吗？	□	□	□
2F	耳鸣声会影响你听他人的声音吗？	□	□	□
3E	耳鸣声会使你生气吗？	□	□	□
4F	耳鸣声会使你感到困惑吗？	□	□	□
5C	耳鸣会让你感到绝望吗？	□	□	□
6E	你是否经常抱怨耳鸣？	□	□	□
7F	耳鸣声会影响你入睡吗？	□	□	□
8C	你是否觉得自己无法摆脱耳鸣？	□	□	□
9F	耳鸣声是否影响你享受社会活动？（比如外出就餐，看电影等等）	□	□	□
10E	耳鸣是否让你有挫折感？	□	□	□
11C	耳鸣是否让你觉得患了很严重的疾病？	□	□	□
12F	耳鸣是否影响你享受生活？	□	□	□
13F	耳鸣是否干扰你的工作或家庭责任？	□	□	□
14E	耳鸣有没有使你易发火？	□	□	□
15F	耳鸣有没有影响你阅读？	□	□	□

16E	耳鸣有没有让你很沮丧?	□	□	□
17E	你是否认为耳鸣让你和你的家人及朋友关系紧张?	□	□	□
18F	你是否很难不去想耳鸣而做其他事情?	□	□	□
19C	你是否认为无法控制耳鸣?	□	□	□
20F	耳鸣是否让你很疲倦?	□	□	□
21E	耳鸣是否让你感到压抑?	□	□	□
22E	耳鸣是否让你感到焦虑?	□	□	□
23C	你是否感到再也不能忍受耳鸣了?	□	□	□
24F	当你有压力的时候耳鸣是否会加重?	□	□	□
25E	耳鸣是否让你没有安全感?	□	□	□

F 功能性评分:　　C 严重性评分:　　E 情感评分:

总分:

如选择“是”,记为 4 分,“有时”记为 2 分,“无”记为 0 分。

附录 3

生活质量量表 SF-36

1. 总体来讲,您的健康状况是:

①非常好　②很好　③好　④一般　⑤差

2. 跟 1 年以前比您觉得自己的健康状况是:

①比 1 年前好多了　②比 1 年前好一些　③跟 1 年前差不多　④比 1 年前差一些　⑤比 1 年前差多了

(权重或得分依次为 1,2,3,4 和 5)

健康和日常活动

3. 以下这些问题都和日常活动有关。请您想一想,您的健康状况是否限制了这些活动? 如果有限制,程度如何?

(1) 重体力活动。如跑步举重、参加剧烈运动等:

①限制很大　②有些限制　③毫无限制

(权重或得分依次为 1,2,3;下同)注意:如果采用汉化版本,则得分为 1,2,3,4,则得分转换时做相应的改变。

(2) 适度的活动。如移动一张桌子、扫地、打太极拳、做简单体操等:

①限制很大　②有些限制　③毫无限制

(3) 手提日用品。如买菜、购物等:

①限制很大　②有些限制　③毫无限制

(4) 上几层楼梯:

①限制很大　②有些限制　③毫无限制

(5) 上一层楼梯:

①限制很大　②有些限制　③毫无限制

(6) 弯腰、屈膝、下蹲：

①限制很大　②有些限制　③毫无限制

(7) 步行 1500 米以上的路程：

①限制很大　②有些限制　③毫无限制

(8) 步行 1000 米的路程：

①限制很大　②有些限制　③毫无限制

(9) 步行 100 米的路程：

①限制很大　②有些限制　③毫无限制

(10) 自己洗澡、穿衣：

①限制很大　②有些限制　③毫无限制

4. 在过去 4 周里，您的工作和日常活动有无因为身体健康的原因而出现以下这些问题？

(1) 减少了工作或其他活动时间：

①是　②不是

(权重或得分依次为 1,2;下同)

(2) 本来想要做的事情只能完成一部分：

①是　②不是

(3) 想要干的工作或活动种类受到限制：

①是　②不是

(4) 完成工作或其他活动困难增多(比如需要额外的努力)：

①是　②不是

5. 在过去 4 周里，您的工作和日常活动有无因为情绪的原因(如压抑或忧虑)而出现以下这些问题？

(1) 减少了工作或活动时间：

①是　②不是

(权重或得分依次为 1,2;下同)

(2) 本来想要做的事情只能完成一部分：

①是　②不是

(3) 干事情不如平时仔细：

①是　②不是

6. 在过去 4 周里，您的健康或情绪不好在多大程度上影响了您与家人、朋友、邻居或集体的正常社会交往？

①完全没有影响　②有一点影响　③中等影响　④影响很大　⑤影响非常大

（权重或得分依次为5,4,3,2,1）

7. 在过去4周里，您有身体疼痛吗？

①完全没有疼痛　②有一点疼痛　③中等疼痛　④严重疼痛　⑤很严重疼痛

（权重或得分依次为6,5.4,4.2,3.1,2.2,1）

8. 在过去4周里，您的身体疼痛影响了您的工作和家务吗？

①完全没有影响　②有一点影响　③中等影响　④影响很大　⑤影响非常大

（如果7无8无，权重或得分依次为6,4.75,3.5,2.25,1.0；如果为7有8无，则为5,4,3,2,1）

您的感觉

9. 以下这些问题是关于过去1个月里您自己的感觉，对每一条问题所说的事情，您的情况是什么样的？

（1）您觉得生活充实：

①所有的时间　②大部分时间　③比较多时间　④一部分时间　⑤小部分时间　⑥没有这种感觉

（权重或得分依次为6,5,4,3,2,1）

（2）您是一个敏感的人：

①所有的时间　②大部分时间　③比较多时间　④一部分时间　⑤小部分时间　⑥没有这种感觉

（权重或得分依次为1,2,3,4,5,6）

（3）您的情绪非常不好，什么事都不能使您高兴起来：

①所有的时间　②大部分时间　③比较多时间　④一部分时间　⑤小部分时间　⑥没有这种感觉

（权重或得分依次为1,2,3,4,5,6）

（4）您的心里很平静：

①所有的时间　②大部分时间　③比较多时间　④一部分时间　⑤小部分时间　⑥没有这种感觉

（权重或得分依次为 6,5,4,3,2,1）

（5）您做事精力充沛：

①所有的时间 ②大部分时间 ③比较多时间 ④一部分时间 ⑤小部分时间 ⑥没有这种感觉

（权重或得分依次为 6,5,4,3,2,1）

（6）您的情绪低落：

①所有的时间 ②大部分时间 ③比较多时间 ④一部分时间 ⑤小部分时间 ⑥没有这种感觉

（权重或得分依次为 1,2,3,4,5,6）

（7）您觉得筋疲力尽：

①所有的时间 ②大部分时间 ③比较多时间 ④一部分时间 ⑤小部分时间 ⑥没有这种感觉

（权重或得分依次为 1,2,3,4,5,6）

（8）您是个快乐的人：

①所有的时间 ②大部分时间 ③比较多时间 ④一部分时间 ⑤小部分时间 ⑥没有这种感觉

（权重或得分依次为 6,5,4,3,2,1）

（9）您感觉厌烦：

①所有的时间 ②大部分时间 ③比较多时间 ④一部分时间 ⑤小部分时间 ⑥没有这种感觉

（权重或得分依次为 1,2,3,4,5,6）

10. 不健康影响了您的社会活动（如走亲访友）：

①所有的时间 ②大部分时间 ③比较多时间 ④一部分时间 ⑤小部分时间 ⑥没有这种感觉

（权重或得分依次为 1,2,3,4,5）

总体健康情况

11. 请看下列每一条问题，哪一种答案最符合您的情况？

（1）我好像比别人容易生病：

①绝对正确 ②大部分正确 ③不能肯定 ④大部分错误 ⑤绝对错误

（权重或得分依次为 1,2,3,4,5）

(2) 我跟周围人一样健康：

①绝对正确 ②大部分正确 ③不能肯定 ④大部分错误 ⑤绝对错误

(权重或得分依次为5,4,3,2,1)

(3) 我认为我的健康状况在变坏：

①绝对正确 ②大部分正确 ③不能肯定 ④大部分错误 ⑤绝对错误

(权重或得分依次为1,2,3,4,5)

(4) 我的健康状况非常好：

①绝对正确 ②大部分正确 ③不能肯定 ④大部分错误 ⑤绝对错误

(权重或得分依次为5,4,3,2,1)

假如对条目7和8均做了回答：

假如条目8的编码为1且条目7的编码为1,那么条目8的积分应该为6分；

假如条目8的编码为1但条目7的编码为2~6,那么条目8的积分应该为5分；

假如条目8的编码为2而条目7的编码为1~6,那么条目8的积分应该为4分;其余的以此类推：

假如条目8的编码为_____且条目7的编码为_____那么条目8的计分为_____分

根本没有影响	1	2至6	6
根本没有影响	1	1至6	5
有一点影响	2	1至6	4
有中度影响	3	1至6	3
有较大影响	4	1至6	2
有极大影响	5	1至6	1

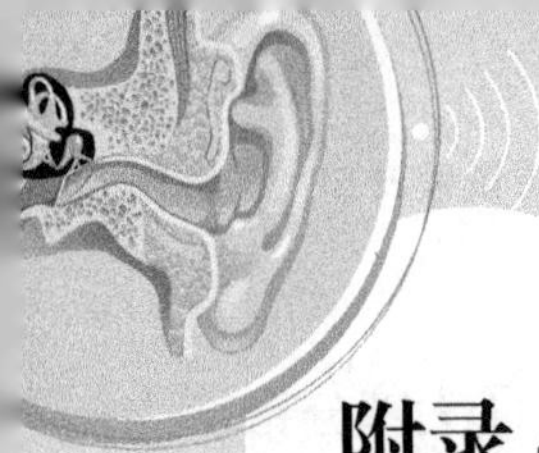

附录 4

耳鸣严重程度评估量表

左耳，右耳，双耳，颅鸣　左，右利手

存在耳鸣吗？否 =0 分；是（回答以下问题）

1. 你在什么环境下能听到耳鸣？
安静环境 =1 分；一般环境 =2 分；
任何环境 =3 分。

2. 你的耳鸣是间歇性或者持续性的？
间歇时间大于持续时间 =1 分；
持续时间大于间歇时间 =2 分；
持续性 =3 分。

3. 耳鸣影响你的睡眠吗？
不影响 =0 分；有时影响 =1 分；
经常影响 =2 分；几乎每天都影响 =3 分。

4. 耳鸣妨碍你的学习和工作吗？
不妨碍 =0 分；有时妨碍 =1 分；
经常妨碍 =2 分；几乎每天都妨碍 =3 分。

5. 耳鸣使你感到心烦吗？
无心烦 =0 分；有时心烦 =1 分；
经常心烦 =2 分；几乎每天都感到心烦 =3 分。

6. 你自己对耳鸣影响程度如何评分？

1	2	3	4	5	6		1	2	3	4	5
1	2	3	4	5	6	总评分					
						耳鸣分级					
						疗效评估					
						日期					

耳鸣评估:1 级:≤6 分;2 级:7~10 分;3 级:11~14 分;4 级:15~18 分;5 级:19~21 分。

耳鸣疗效评估:

痊愈:耳鸣消失,且伴随症状消失,随访 1 个月无复发。

显效:耳鸣程度降低 2 个级别以上(含 2 个级别)。

有效:耳鸣程度降低 1 个级别。

无效:耳鸣程度无改变。

附录 5

国际耳鸣相关网站

1. Tinnitus Association of Canada
   c/o 23 Ellis Park Road
   Toronto ON M6s 2V4
   www.Kadis.com/ta/tinnitus
2. American Tinnitus Associations
   P.O.Box 5
   Poland OR.97207-0005
   www.ata.org
3. Australian Tinnitus Associations
   PO.Box.660
   Woollahra NSW 1350
   Australia
   www.tinnitus.asn.au
4. British Tinnitus Association
   Ground Floor, Unit5
   Acorn Business Park, Woodseats close
   Sheffield S8 OTB
   www.tinnitus.org.uk
5. European Federation of Tinnitus Associations
   www.eutinnitus.com

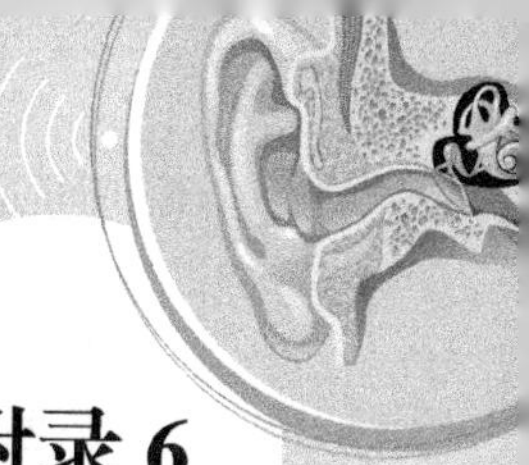

附录 6

听觉过敏问卷

问卷包括两个部分：

第一部分 3 个问题用于了解患者基本听力和噪声暴露情况。

您是否有噪声暴露史？

您比以前更不能忍受噪声吗？

您是否有听力下降？如果有，是何种疾病？

第二部分每个问题根据选项评分：否（0 分），有时（1 分），经常（2 分），总是（3 分）。

下面的问题请在选项里打勾：

不（　）有时（　）经常（　）总是（　）

1. 是否曾使用耳塞或者耳机来降低外界声音？
   不（　）有时（　）经常（　）总是（　）
2. 是否对日常生活环境中的某些声音尤其敏感？
   不（　）有时（　）经常（　）总是（　）
3. 是否在有噪声或者稍微吵闹的环境里不能进行阅读？
   不（　）有时（　）经常（　）总是（　）
4. 是否在噪声环境很难集中注意力？
   不（　）有时（　）经常（　）总是（　）
5. 是否很难在噪声环境里与人进行交谈？
   不（　）有时（　）经常（　）总是（　）
6. 是否有人曾告诉你对噪声或是某些特殊声音不能忍受？
   不（　）有时（　）经常（　）总是（　）
7. 是否对马路上的噪声尤其敏感或者心烦？

不( )有时( )经常( )总是( )

8. 是否对某些特殊场合的声音感到不愉悦(如酒吧、音乐会、烟火、俱乐部等)?

不( )有时( )经常( )总是( )

9. 当有人邀你参加某项活动(如看电影、逛街、听音乐),你是否第一反应为去忍受噪声?

不( )有时( )经常( )总是( )

10. 是否曾经因为噪声而拒绝外出或别人的邀请?

不( )有时( )经常( )总是( )

11. 噪声或某些特定的声音是否在安静环境比稍微吵闹的环境更使您心烦?

不( )有时( )经常( )总是( )

12. 压力和疲惫是否使您不会注意到噪声?

不( )有时( )经常( )总是( )

13. 在每天将近结束时,是否不能察觉到噪声?

不( )有时( )经常( )总是( )

14. 噪声和某些特定声音是否会使您压抑和易怒?

不( )有时( )经常( )总是( )

索 引

G

H

J

K

L

M

N

P

Q

R

S

Y

Z